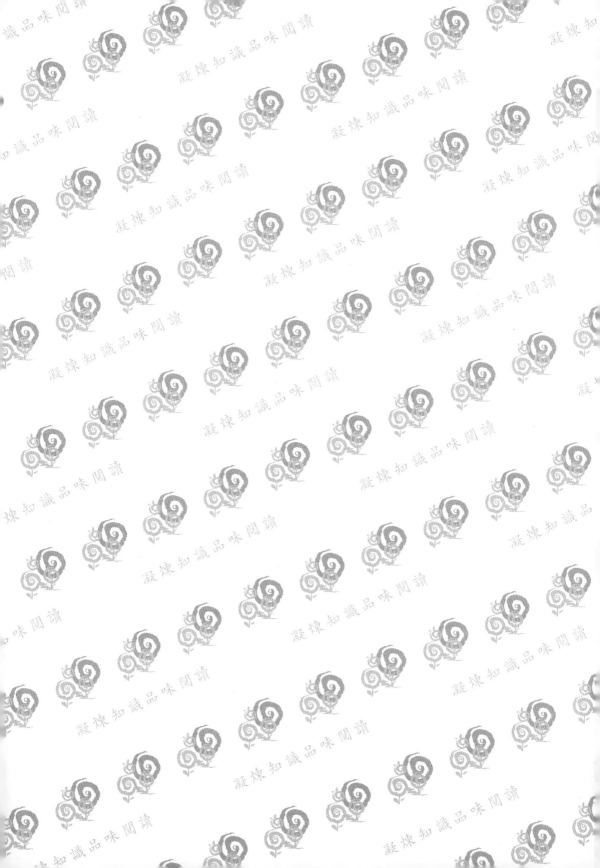

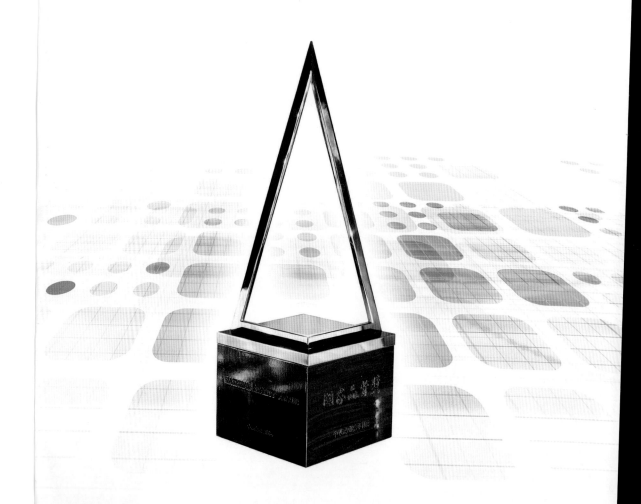

# QUALITY MEDICAL CARE

# 醫療品質

## 邁向國家品質獎之路

## 北醫附醫深耕品質卓然有成

臺北醫學大學創立於 1960 年，50 年來培育超過 3 萬名醫界人才，發展成為具有 3 家附屬醫院，包括 1976 年成立北醫第一間附屬醫院——北醫附設醫院，1997 年成功經營公辦民營的市立萬芳醫院及 2007 年成立全國第一家 BOT 的署立雙和醫院，建立目前總計三千餘床的醫療體系，在大臺北地區建構了完整的健康網絡，進一步邁向對健康促進的醫療服務品質的全面精進。

北醫是一個沒有財團背景的醫療體系，要在競爭激烈的環境中發展，除了滿足社會大眾的期待外，更要注入新活力，設定目標不斷挑戰，對卓越品質的堅持與追求，正是北醫醫療體系持續成長的關鍵。

北醫醫療體系致力全面品質的改善與提升，從理論到實務，一步一腳印，走出自己的路。首先北醫附醫及萬芳醫院，遵循著北醫對品質的堅持，運用多重品管工具理論、導入 Total Quality Management（TQM），先後成立醫療品質審議委員會並成立品管圈，使北醫醫療體系開始與國際醫療品質接軌。目前三家附屬醫院皆全面完成 ISO 標準化作業流程及企業社會責任（CSR）認證，並通過 JCI（Joint Commission International）國際醫院評鑑，北醫附醫進而挑戰象徵國家品質最高榮譽的國家品質獎，並於 2011 年 4 月獲頒第廿一屆國家品質獎——機關團體獎之殊榮。

北醫附醫並不以此自滿，在獲獎後緊接著挑戰第一屆國家訓練品質獎，進一步優化訓練系統，加值人才資本，在紮實的品質基礎下追求更卓

越的創新突破。北醫附醫爲了讓推行品質提升的組織分工完備，設立了醫療品質部，從領導者到全體員工，皆落實對品質堅持的組織文化，體現以病人爲中心的服務，以「品質」作爲北醫附醫永續經營發展的根基。先後獲得 ISO 9001、環保 14001、資訊 27001、社會責任 AA 1000 暨 GRI G3、新制醫院評鑑、JCI 等多項驗證。北醫附醫的多元發展，讓醫療品質札根深廣，對於提升精進也有莫大助益，爲醫學教育及醫療品質的發展過程，寫下重要的里程碑。北醫附醫追求卓越品質的精神，爲醫界樹立了良好典範，現在將多年推行品質提升的經驗與心得集結成冊，向各位分享，闡述醫療品質的概念及國家品質獎如何在醫療機構中推行，值得各界先進拭目以待。

　　醫院肩負守護民眾健康的責任，更站在配合推動國家衛生政策的最前線，醫療品質的良窳對民眾健康的影響是全面且深遠的。北醫附醫身爲臺北醫學大學第一家附屬醫院，走過 35 個年頭稱職地扮演教學研究基地的角色，且進一步滿足社會大眾的醫療需求，2007 年在第三醫療大樓啓用後，發展成爲臺北市東區的醫療重鎮。濟世利人，安民於患難之中，這是醫療人員的責任也是義務，要善盡這項社會責任，必須從全面提升醫療品質著手，唯有不斷精進，提供最優質的醫療服務，讓民眾認同與信任，才能讓醫者精神發光發熱。

　　北醫附醫致力品質提升，靠著各種外部驗證爲醫療品質扎根，一步一步向卓越經營邁進。我欣然樂見北醫附醫將邁向國家品質獎八大卓越經營標準如何落實在醫院全面品質管理的歷程與經驗付梓，與各界分享。再次祝賀北醫附醫的傑出成就，深耕品質，卓然有成。

行政院衛生署署長　邱文達

## 榮耀里程碑的下一步，邁向標竿學習之路

美國《News and World Report》曾刊載，位於明尼蘇達州（Minnesota）連續 20 年被評選為醫療品質優良標竿醫院的 Mayo Clinic，以「病人至上」、「強調團隊醫療品質」、「投注高比率資源（約 40%）於醫療研究開發」等三大項為經營核心價值，如該院的老年人保險給付僅為同儕醫院的 54%、採取醫師固定薪資制度等經營方法，不僅絲毫不影響其醫療服務的量與質，更達到低成本且高品質的成就；同樣被列入醫療品質優良標竿醫院的 Johns Hopkins Hospital 則秉持「以客為尊」的理念，採用護理人員向院內提出的「家人參與照護計畫」，安排時間讓家屬進入加護病房陪伴與照護病人，讓病人不再因進入加護病房治療而感到孤獨，而病人在受到家屬照護後，恢復速度有顯著的突破，這些例證都充分展現經營品質理念與組織文化落實的成效。

雖然美國醫療體制與我國有所差異，但卓越經營的精神文化卻是不變的，從服務哲學與理念、管理模式、品質品牌創造、服務價值延伸與保護，以及核心價值觀建立與落實，都需要用心經營並付諸具體行動，畢竟醫療服務業是高道德、高標準的良心事業，每一位成員手裡所掌握的都是尊貴的生命，其所提供的醫療服務與品質絕對不可輕忽，醫療機構推動全面品質管理，除可創造卓越經營績效外，亦能達成為大眾提供安全無虞服務之目的。

我國為促使企業追求卓越經營，行政院於 1990 年設立國家品質獎，

初期原僅限製造業申請，爲使卓越經營擴大示範效益，「國家品質獎評審委員會」於 2000 年 12 月決議自 2001 年起開放增列醫療、教育、金融、保險、貿易、水電燃氣、工商服務、財團法人、社團法人等政府單位以外之機構申請國家品質獎，全面擴大參與，充分展現政府推動卓越經營模式之決心。自 2001 年以來，國內醫療院所參與程度相當積極，造就了臺灣醫療服務產業之經營品質與服務水平在亞洲地區之領先地位。

打造卓越經營品質絕非一朝一夕可完成，本書以臺北醫學大學附設醫院追求卓越品質歷程紀實與經驗分享爲出發點，詳細描述該院從 1996 年開始導入品質管理的概念，透過品管手法，不斷修訂品質方向，爲該院之經營品質奠定基礎；而 2008 年，在歷經十多年的努力後，挑戰我國經營品質最高殊榮「國家品質獎」，並榮獲評審的一致肯定獲獎，驗證其經營品質與醫療品質已具備深厚實力。最後，如同書中末章所言，卓越經營的精神尙須永不間斷地持續落實，而追求品質精進是一條永無止息的道路，期盼臺北醫學大學附設醫院能持續秉持著「追求卓越、永續經營」之精神，成爲我國醫療團體的標竿典範，並藉交流分享發揮典範學習之效，協助我國醫療產業提升國際競爭力。

經濟部工業局局長
第廿一屆國家品質獎工作小組召集人
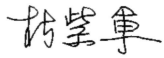

# 推薦序三

## 國品獎桂冠，見證北醫附醫醫療品質深耕有成！

國家品質獎是政府爲了讓國內企業能夠精進品質、永續發展，提升競爭力，並禁得起國際化考驗而特別設立的評量機制。這個獎項已推動21年，從著力在製造業開始，逐步推展到商業服務業、學術機構及醫療院所，堪稱國內卓越經營績效的最高榮譽。而醫院評鑑爲提升醫療服務品質，奠定分級醫療之基礎，促進醫療機構在人員、設備、儀器和服務品質不斷提升，對病人、社會和醫院人員都具有正面意義與長遠影響，其目的正與國家品質獎的立意精神不謀而合。

醫療院所是提供疾病治療及健康照護的場域，醫療品質良窳關乎民眾健康照護品質，影響甚鉅。因此，醫療產業爲提供優質服務，莫不紛紛改善流程並著手推動品質提升，這從醫院紛紛導入 Total Quality Management（TQM），參與國內外醫療品質評鑑即可看出端倪。相對地，社會大眾對於醫院提升醫療服務品質的期待日益高漲，醫院所要面臨的是日趨嚴峻的競爭環境，以顧客需求爲導向，進一步達到超越顧客的期待，因此，如何提供一個優質的醫療服務以守護民眾的健康，不僅是醫院發展歷程中必須正視的課題，亦是世界先進國家醫療發展的共同趨勢。

臺北醫學大學附設醫院在臺北醫學大學校方、現任陳振文院長及歷任院長的領導下，積極推動參與醫療品質提升，具體實踐以病人爲中心的服務，朝向卓越、優化的醫療品質爲目標，國際化水準爲標竿，卓然的績效和口碑各界有目共睹。繼臺北醫學大學獲第廿屆國家品質獎後，附設醫院

亦於第廿一屆國家品質獎取得桂冠榮獲肯定，見證北醫醫療體系深耕品質的努力成果。

　　落實對品質堅持的組織文化，從領導者的決心，到全體員工的認同與參與，進而建立完善的品質架構，是獲得肯定的重要因素。醫院經營團隊凝聚員工共識，貫徹 PDCA 流程，今將多年推動全面品質精進提升的心得、手法集結出書，深入淺出的闡述各項全面品質經營的概念、範例，正可作為社會及醫療機構的學習標竿，本人欣見此書付梓，樂於為之撰序，推薦給所有持續往卓越經營邁進的醫療先進與社會各界參考。

醫院評鑑暨醫療品質策進會董事長

# 推薦序四

## 卓越——永無止境的追尋

永遠保持對新世界的熱情，就是不同凡響的最大動力。

——賈伯斯

上述這一段序眉是臺北醫學大學附設醫院在獲得行政院頒發「第廿一屆國家品質獎」殊榮後出版《醫療品質——邁向國家品質獎之路》的具體描述，這本書闡述臺北醫學大學附設醫院團隊如何熱情擁抱「病人中心」的核心價值，深耕全面品質管理，包括：全球第一家通過 ISO 9001：2008 全院驗證醫院、ISO 14001、ISO 15189、ISO 20000、美國 JCI 國際醫院評鑑、企業社會責任 AA 1000 暨 GRI G3 雙認證、國際安全社區、衛生署 HACCP 食品安全、行政院英語服務金質標章認證……等。

「進步」來自變革，臺北醫學大學附設醫院在歷任院長帶領下，全員啟動「人際互動引擎」，不停的蛻變，邁向卓越。卓越的本質不只是風格、知識與專業，而是深度的價值承諾與利他態度。組織文化的深層影響與組織價值的深耕與詮釋才是追求卓越的關鍵。成功者並非因為因應危機而被造就出來的，而是將平常醞釀培育的成功特質，在危機中漂亮地展現。每一次危機即包含著導致失敗的根源，卻又孕育著成功的種子：發現、蛻變、培育，從而收穫這個潛在的成功機會。

臺灣醫務管理學會理事長

## 從品質觀點看醫療照護產業的卓越經營

　　「品質」為所有身處高度瞬息萬變環境下的企業組織獲致競爭力的重要關鍵，而企業對於品質的觀念也逐步提升，從工業革命時期品質的範圍僅限於產品品質與生產流程，至 1980 年代開始，主流的全面品質管理（TQM）理論全面拓展品質的範圍至企業的整體營運，並轉化為一項重要的管理工具。

　　近年來，隨著全球經濟環境及產業結構的轉變，現今的品質觀點已全面轉變成一系統性的知能，除了運用基礎的單一改善工具與手法外，更導入卓越經營的概念，強調系統性的思考、智慧型的創新與高附加價值的創造，透過運用系統化的管理工具，掌握組織為有機體之觀念，員工共同致力於產品、服務、流程及經營模式的創新，進而創造出高度的顧客滿意。除了品質觀點的改變，卓越經營模式的運用，也從製造業全面擴展至各產業。以鼓勵推動經營品質提升為目標而設立的國家品質獎，亦從第十二屆起全面開放所有行業申請，近 10 年來已帶動諸多醫療照護產業致力於推動卓越經營。

　　醫療照護產業是一具備高度獨特性，動輒攸關生命的產業，其面對醫病（顧客）間資訊不對等所造成的認知差異、醫療資訊透明化程度較低、醫療護理人員（員工）身處高風險工作環境及醫療服務本身即與生命緊密連結等特殊性衍生的醫療品質議題，其對於品質的重視，更應審慎而確實；因此，如何結合病人的安全與醫學倫理，共同達成醫病雙贏的目標，

是醫療照護產業最重要的課題。近期社會亦發生許多令人遺憾的醫療疏失，此亦給予醫療產業一重要之警訊，品質必須時時刻刻、每一環節、每一步驟，嚴密把關，才能提供病人安心且安全的服務。一個卓越的組織，其對於品質的重視必然如同 DNA，根深蒂固，形成一種長存與習慣的組織文化！

　　臺北醫學大學附設醫院為第廿一屆國家品質獎機關團體獎之得主，本書內容詳實記載其追求醫療品質提升之過程，該院自 1996 年基礎的 QCC、ISO 9002 導入開始，歷經 3 個時期，獲得包括 JCI 國際醫院認證、CSR AA 1000 暨 GRI G3 等諸多醫院認證，最後透過挑戰國家品質獎，作為醫療品質改善成果之重要里程碑；本書之內容可予追求醫療品質提升之醫療照護業者一重要之學習標竿。

　　品質之路永無止境，期許臺北醫學大學附設醫院能在品質的道路上，以國家品質獎作為磐石，持續改善，精益求精，追求卓越。


財團法人中衛發展中心董事長
第廿一屆國家品質獎評審小組召集人　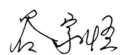

## 卓越品質為病人安全，建立紮實基礎

社會、經濟環境迅速變遷，廿一世紀的產業競爭優勢取決於品質。醫療服務產業背負著病人的健康與生命，其責任更為重大，更應該站在病人的角度，加入病人安全的思維，以維護病人之權益。「以病人為中心」的核心價值是醫療服務產業，在全球化競爭日益激烈的廿一世紀，能夠站穩腳步、永續經營的關鍵。許多先進國家，如：美國、英國、澳洲、日本等，皆成立專責機關，從病人安全的角度來提升醫療服務品質，由此可見，追求卓越品質不再是企業界的專屬，包括醫療服務產業，甚至教育機構日益重視，紛紛投入品質深耕與精進。

臺北醫學大學附設醫院一直非常重視「品質」，在現任陳振文院長的帶領及歷任院長的努力下，導入多項品管工具及活動，積極推動國際標準化，如：ISO 9001、ISO 14001、ISO 27001、ISO 20000，並通過美國 JCI 國際醫院評鑑、新制醫院評鑑等國內外最高等級評核，以及 CSR 社會責任認證等。一路走來，從醫療專業、管理流程到服務層面，為全面化的品質管理奠定了堅實基礎。北醫附醫追求品質，一步一腳印實踐「以病人為中心」的精神，今獲得第廿一屆國家品質獎殊榮，可謂實至名歸，足堪做為醫療同業標竿學習的對象。

今欣見陳振文院長帶領北醫附醫團隊著書立說，詳細陳述全院品質札根行動，與國家品質獎卓越經營架構之核心價值和實踐歷程，乃至於將推動全面品質管理的經驗公諸於世，無私的與社會各界分享交流，體現身

為醫界一份子之社會責任，足堪嘉許。此書將「以病人為中心」的服務價值，以深入淺出的方式，善舉諸多實例作呈現，替醫院打造深耕品質，樹立卓越經營的全新形象，堪為楷模，特之為序。


臺灣醫院協會理事長　　楊漢泙

## 多元品質發展，打造國際水準的醫療服務

　　廿一世紀是一個快速變化的年代，這個世代的醫療照護所追求的是一個以病人為中心、即時、有效率且安全的服務系統。醫療機構的管理者與醫療專業提供者的使命，除了須掌握醫療的本質外，更需要深刻體會醫療機構存在的意義。面對未來更加多變的醫療環境，除了須快速適應以外，更須有彈性及創新的思維去回應。近年來，全球經濟情勢及社會環境瞬息萬變，企業組織若要於國際市場占有一席之地，必須具備強而有力的國際競爭力及追求高品質的決心，於是，各國及聯合經濟共同體也發展出自己國家的品質獎項，以鼓勵企業組織提升品質，以增進其競爭力。

　　我國、日本、美國、歐洲皆設有國家品質獎，其激勵企業組織致力卓越經營的根本精神，就是期望各類企業組織均可透過自我評鑑的模式，建立一個最高的品質管理典範，讓整體企業界均能夠觀摩學習，同時透過實地評選的過程，清楚的將這套管理典範，成為企業強化體質及增加競爭力的指標。品質是經營根基，而社會責任是永續發展的關鍵，品質的扎根必須一點一滴累積，唯有將根基扎得穩固，組織才能走得穩健，永續發展。

　　本書著重於醫療品質的重要性，以國家品質獎的方向，具體闡述臺北醫學大學附設醫院全面投入品質管理的歷程，包含全球第一家通過ISO 9001：2008 全院驗證醫院、ISO 14001、ISO 27001、ISO 15189、ISO 20000、美國 JCI 國際醫院評鑑、企業社會責任 AA 1000 暨 GRI G3 雙認證、國際安全社區、衛生署 HACCP 食品安全、行政院英語服務金質標章認證

等，乃至挑戰第廿一屆國家品質獎，均是醫院推動品質多元化發展、向上提升的具體實踐，藉此淬煉出創新卓越的組織文化。讀者可藉由本書追求醫療品質之路——從企業的角色出發，透過實際品質扎根行動、多元品質發展實務及心得分享，期許邁向全面卓越，打造國際水準的醫療環境與服務，本人樂於推薦。

中華民國區域醫院協會理事長
臺灣私立醫療院所協會理事長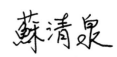

## 卓越品質是醫療服務的核心價值

　　世界快速地成長，資訊大量且迅速流通，民眾的意識也日漸高漲，面對瞬息萬變的社會環境，醫療機構必須為鉅變的時代做好準備。長久以來醫護人員在社會上享有崇高社經地位，但也因為醫界的知識共通性太高，讓醫界自成一個世界，久而久之就與外界產生距離感。醫療救護工作，最重要的是獲得民眾的信賴，因此一份對醫療專業的堅持與回饋的精神，才是醫界能夠受到社會肯定的關鍵，而追求卓越的醫療品質就是這份堅持的最佳體現與實踐。

　　臺北醫學大學附設醫院身為臺北醫學大學附屬醫療體系之旗艦醫院，充分體認醫療品質必須不斷精進提升，提供高品質的服務，不單是回應社會對我們的期待，更是在鉅變時代中能夠永續經營的關鍵。北醫人都具備追求卓越的堅持，向來勇於面對挑戰，「以病人為中心」的品質內涵是醫院的核心價值，北醫附醫創立 35 年來，不斷自我要求，激發員工的思維及視野，並發揮團隊合作的智慧與執行力，追求全面品質的提升。

　　卓越的品質是經營根基，是永續發展的關鍵。近年來，北醫附醫多次獲頒來自公部門與國際專業驗證機構的獎項，進而獲得第廿一屆國家品質獎的肯定，深耕品質，卓然有成。我期待北醫附醫能持續提升醫療品質，以提供全球華人最高服務品質的實踐者自許，全體同仁共同樹立典範，創造永續發展新格局！

臺北醫學大學董事長　李祖德

## 突破創新，追求卓越

面對全球競爭日趨激烈的時代與環境，高品質的產品或服務，已成為提高市場競爭力的利器，無論是製造業、服務業，甚至是大學教育事業，無不積極投入品質改善與提升，其中爭取獲得國家品質獎，就是對品質要求與實踐的最佳肯定。

國家品質獎是政府為了讓國內企業能夠精進品質、卓越經營，禁得起國際化的考驗而特別設立的最嚴格評量標準，過去 20 年來，最先從製造業開始，逐步推展到商業服務業、醫療院所及學術機構，它已成為全國相關產業在展現經營績效及優質服務的最高榮譽。

現任衛生署長、臺北醫學大學前校長邱文達教授，過去十多年來，一直致力醫療品質與教育品質的提升，他除了獲得國家品質獎個人獎外，萬芳醫院、臺北醫學大學也在他卓越的領導下，先後榮獲國家品質獎機關團體獎。這些得來不易的榮譽，除了邱署長身先士卒，勇於開創外，北醫體系員工們不斷努力、持續改善，也是突破創新的最大動力。

如今，北醫附醫榮獲第廿一屆國家品質獎，並且將邁向國家品質獎的心路歷程與經驗，集結成書出版分享，可喜可賀，顯示北醫醫療體系長期關注與投入品質精進與追求卓越，從領導者的決心、到全體員工的參與、完善的品質架構，都是獲得國家品質獎的關鍵因素，令人欣慰。我踏出校門 29 年後再回到母校服務，期望與北醫體系全體同仁站在一起，為提升更高的品質與服務奉獻心力，卓越創新，邁向國際。

臺北醫學大學校長　閻雲

## 淬煉品質，從醫療卓越邁向全面卓越

　　提供一個讓民眾安心、優質的醫療服務，是醫院存在的價值，也是北醫附醫致力追求的目標。2007 年第三醫療大樓啟用，增設軟硬體設備，引進醫療新技術，持續延攬培育各科醫療專才，在醫療照護與預防醫學上與時並進。2010 年成立癌症醫院大樓及基因定序中心，讓癌症從篩檢、治療、追蹤、照護一次到位，成為整合性且個人化治療時代。近年來，社會各界已能感受到北醫附醫的成長與成熟，因此高品質的公益型醫院已然是本院的自我定位。

　　誠如北醫李祖德董事長所說：「卓越品質是經營的根基，是永續發展的關鍵」，然而品質的精進絕非一蹴可及，品質的扎根必須是一點一滴的累積，唯有根基扎得穩固，組織才能走得穩健。北醫附醫自 1996 年成立醫療品質審議委員會，持續推動對品質管理的改善與提升，多次獲得來自公部門及國際專業驗證機構獎項，如通過：ISO 9001、ISO 14001、ISO 27001、ISO 20000、企業社會責任 AA 1000 暨 GRI G3 雙認證、美國 JCI 國際醫院評鑑、衛生署醫院評鑑特優醫院，進而獲得第廿一屆國家品質獎的肯定。這些得來不易的成就，為品質管理紮下穩若磐石的基礎。

　　品質是一條永無止盡的路，獲得第廿一屆國家品質獎不是劃下圓滿的句點，而是一個嶄新挑戰的開始。品質的提升，必須是全面推動、全員參與，而且以最嚴格的標準來要求。當病人將健康及生命交託在我們手上時，我們也當以最嚴謹的態度來面對。北醫附醫藉由國家品質獎的洗禮，

淬煉出卓越品質的組織文化，為拋磚引玉，喚起各界對品質管理的重視，特將一路走來的歷程與經驗彙集成冊，希望全國醫界攜手努力，讓民眾能享有健康的就醫環境和服務。

臺北醫學大學附設醫院院長　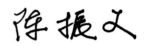

# 目錄

# 第一章　醫療品質的重要性

　　在各行業中，我們不難發現今天品質管理的重要性已居首要地位，也已邁入高品質管理之領域。品質與管理之重要性更是企業公司、生產製造業、服務業等工作行業之永續經營的關鍵所在。因此醫療服務也不例外，沒有品質，談不上服務；不追求品質，將喪失病人的信任與忠誠度，整個醫院的經營也將隨之受到極大的影響。

## 一、醫療品質的源起與發展

　　品質是人類自古以來一直就面臨的問題，人們在實踐中獲得的品質知識一代一代地流傳下去。當人類社會的核心從家庭發展為村莊、部落，產生了分工，出現了市集，產品的品質由人的感官來確定。隨著社會的發展，產生了「商業」新的行業後，新的發明又產生了，這就是品質規範，亦即產品規格。緊接著，簡易的品質檢驗方法和測量手段也相繼產生，這就是在手工業時期的原始品質管理。由於這時期的品質主要靠手工操作者本人依據自己的手藝和經驗來把關，因而又被稱為「操作者的品質管理」。十八世紀中葉，歐洲爆發了工業革命，在工廠進行的大量生產，帶來了許多新的技術問題，如零件的互換性、標準化和測量的精密度等，這些問題的提出和解決，催促著品質管理科學的誕生。因此，到了二十世紀便產生了品質管理的科學。在過去整整一個世紀中，可說是工業化時代的品質管理，其大致經歷了三個階段：

### ㈠ 品質檢驗階段

　　品質檢驗是在成品中挑出廢品，以保證出廠產品品質，這是事後檢驗

把關，且百分之百的檢驗，增加檢驗費用。生產規模進一步擴大，在大量生產的情況下，其弊端就凸顯出來了。

### ⏥ 統計品質控制階段

1924 年，美國的休哈特（Shewhart）成功地創造了「控制圖」，把數理統計方法引入到品質管理中，使品質管理推進到新階段。除了事後檢驗，且能在發現有廢品生產的先兆時就進行分析改進，從而預防廢品的產生，但卻使人們誤認為「品質管理是統計專家的事」。使多數人感到高不可攀、望而生畏。同時，它對品質的控制和管理只侷限於製造和檢驗部門，忽視了其他部門的工作對品質的影響。

### ⏦ 全面品質管理階段

最早提出全面品質管理概念的是美國通用電氣公司品質經理菲根保姆（Feigenbaum）。1961 年，他發表了《全面品質管理》乙書，強調執行品質職能是公司全體人員的責任，提出：全面品質管理是為了能夠在最經濟的水平上，並考慮到充分滿足用戶要求的條件下進行市場研究、設計、生產和服務，把企業各部門的研製品質、維持品質和提高品質活動構成為一體的有效體系。

接著隨著國際貿易的迅速擴大，產品和資本的流動日趨國際化，相伴而產生的是國際產品品質保證和產品責任問題。由於許多國家和地方性組織相繼發布了一系列品質管理和品質保證標準，制訂品質管理國際標準已成為一項迫切的需要。為此，歐洲理事會成員國多年醞釀，國際標準化組織（ISO）於 1979 年單獨建立品質管理和品質保證技術委員會（TC176），負責制訂品質管理的國際標準。1987 年 3 月正式發布 ISO 9000～9004 品質管理和品質保證系列標準。該標準總結了各先進國家的管理經驗，將之歸納、規範。發布後引起世界各國的關注，並予以貫徹，適應了國際貿易發展需要，滿足了品質方面對國際標準化的需求。

　　這段期間對品質管理有深遠影響的人物，除了上述 Shewhart 及 Feigenbaum 外，值得一提的還有：

　　W. Edward Deming：在 1950 年代引發日本的「品質與生產力革命」，其品質哲學結合了製程管制和管理學的行為學派思想。他提出最有名的 P-D-C-A（戴明循環），進而發展出管理上的「14 點管理原則」。其最重要的理念是企業對品質的持續改善，另也一再告訴企業領導者，組織效率不彰或品質不佳是因為系統與管理，而不是員工所造成的。

　　J. M. Juran：也是對戰後日本品質改善的重要人物之一，提出顧客導向的重要性，要能夠滿足顧客的需求。他的觀念跳脫了品質只是在工程與製造的範疇，而影響後來的學者。他認為品質問題是由管理不良所引起的，公司所有機能部門之間必須積極的互相配合，透過品質規劃、品質管制、品質改善等三部曲（Qulity Trilogy）持續運作才能達成品質需求。

　　P. B. Crosby：率先提出以「零缺點」的工作標準來要求員工，以產品「不合格標準的代價」來衡量品質，標準要清晰明確且要求第一次就對。提升品質應事前預防而不是事後檢驗，以產品作為衡量品質成本的指標，不是以量化的比率來衡量品質。

　　石川馨：結合了 Deming 的統計品質管制技術、Juran 及 Feigenbaum 的品質管理觀念，加上日本特有的觀點及人性面的考量，而形成日式的全公司品管（Company-Wide Quality Control, CWQC）。倡導「品管圈」（Quality Control Circle, QCC）。特別強調高階管理者的領導、員工的教育訓練，熟練改善問題的簡單手法，所追求不單只是「產品品質」、「服務品質」，更重要的良好的「工作品質」

　　醫療界引入品質管理的概念，美、英、澳及加拿大為先驅，引進各種品管手法，並各成立不同的組織，以推動執行各項醫療品質內容。臺灣醫療品質的發展，除 1978 年開始進行醫院評鑑，1998 年於衛生署下設置

「國家醫療品質委員會」，負責提升醫療品質的工作、推動醫療品質研究發展計畫及規劃教育訓練等工作。另於 1999 年成立了「財團法人醫院評鑑暨醫療品質策進會」，專職全國醫療品質的推動，引進 IQIP 指標系統，委託執行醫院評鑑，並於 2000 年起辦理全面醫療品質提升競賽活動的醫療品質獎。個人方面，最早由前彰化基督教醫院黃昭聲院長引進全面品質管理與實證醫學的概念與作法；現任衛生署署長更是在醫療品質的推動上不遺餘力，帶領專家學者發展本土化的醫療指標系統（THIS），除個人獲第十一屆個人實踐部分的國家品質獎外，更帶領臺北醫學大學附屬醫院萬芳醫院及附設醫院得到國家品質獎 —— 機關團體獎。

## 二、品管方法

㈠ 成效的測量：國內有 TCPI（Taiwan Clinical Performance Indicator）、THIS（Taiwan Healthcare Indicator Series），另還有健保相關指標、癌症核心指標等，一般分爲結構面、過程面及結果面的測量。

㈡ 品管圈（Quality Control Circle, QCC）：適用於改善個別工作站或生產線上之問題，格局較小，用於 TQM 活動的暖身動作，以培養員工的參與感和向心力。

㈢ 標準化：建立標準化的流程，如 ISO 系列。

㈣ 臨床路徑：針對某一疾病的診斷或處置，設計醫護人員介入照護的最佳排序流程與時間點，可降低照護延遲，控制成本，得到最佳醫療照護品質。

㈤ 實證醫學：以流行病學及統計學的方法，從龐大的醫學資料中過濾出值得信賴的部分，嚴格評讀、綜合分析，將所能獲得的最佳文獻、證據，與醫護人員的經驗（Experience），及病人期望

（Expectation）的結合，以應用於臨床工作中。

(六) 5S：整理（Seiri）、清掃（Seiso）、整頓（Seiton）、清潔（Seiketsu）及教養（Shitsuke）。

(七) 標竿學習（Benchmarking）。

(八) 六標準差（Six Sigma）：以流程爲導向，財務績效爲評量準則，進行系列改善活動使顧客滿意。

(九) 平衡計分卡：運用財務、顧客、內部作業流程、學習與成長四構面，用於建立及溝通管理之重要因果關係。

(十) 品管七手法：流程圖、散布圖、直方圖、管制圖、查核表、柏接圖、魚骨圖。

(十一) 新品管七手法：親和圖、關聯圖、系統圖、矩陣圖法、矩陣數據分析、過程決策圖、箭線圖。

## 三、評鑑與認證

前項所描述之各種品管方法，其均屬內部的品質改善工具。除了內部有動力、有方法可牽引個別向度品質的改善外，爲了驗證改善的成效，爲了引發醫院全面的品質管理，就需要有外部的認證或評鑑，除了同樣扮演牽引的力量外，同時形成煞車的力量，讓品質的提升不致下滑。

評鑑除了國內醫院及教學醫院定期評鑑外，尙有各項專科、癌症醫療品質、母嬰親善醫院、健康促進醫院、急救責任醫院、衛生局督考、教學補助計畫等諸多的評鑑，幾乎均屬政府規定必評的。除了國內各項評鑑，尙可尋求國際的評鑑，如美國的 JCI、加拿大的 AC-international、澳州的 ACHSI 及英國的 CHKS 等，以追求國際的接軌。

認證部分，首推準化的 ISO 系列，是建立醫院標準化服務及稽核的基礎，更是邁向各種評鑑必備的基石。另外，臺灣訓練品質評核系統

（Taiwan TrainQuli System）、企業社會責任驗證、食品安全管制系統（HACCP）驗證、服務品質驗證等均是醫院一步步向上提升的機會。

　　值得一提的是，代表國家最高經營管理榮譽的「國家品質獎」，其核心價值在追求卓越領導、顧客為重、重視員工、創新與速度、持續改進、全員參與、著重事實管理、專注過程與成果、發展合作夥伴關係及善盡社會責任。因此，醫院在推展各種品質改善活動後，挑戰國家品質獎是值得一試的，除了了解自己努力的程度外，就是得了獎，更會讓醫院戰戰兢兢，為了榮譽，須時刻提醒不斷超越自我，「精益求精、追求卓越」。

## 四、結語

　　品質是一種文化、一種習慣，是不斷改進的移動目標（Quality is a moving target of continuous improvement-Deming）。因此，追求品質是一條永無止境的旅程，它並不是另一項工作。醫院追求品質，必須將之成為工作的一部分，所有的成員將品質視為一種尊嚴、一種榮譽，並使之養成為習慣，因而形成機構的文化。那麼醫院追求品質的卓越就不是一件難成的事了。

# 第二章　國家品質獎對企業組織的意義

　　全球經濟情勢及社會環境瞬息萬變，企業組織若要於國際市場占有一席之地，必須具備強而有力的國際競爭力，提升品質即為企業組織能否繼續成長及獲得競爭能力的主要關鍵，包括從經營管理、生產製造、產品研發、行銷服務……，涵蓋各個層面的全面品質管理。「日本戴明獎」為最早提倡品質重要性的國家獎項，也使注重產品品質的日本在二次大戰後，經濟能夠快速復甦，成為經濟工業強國，而後許多國家也陸續採用，繼而衍生出 ISO 9000、ISO 14000、QS 9000 等國際品質驗證，各國及聯合經濟共同體也發展出自己國家的品質獎項，鼓勵企業組織提升品質以增進其競爭力。

　　我國、日本、美國、歐洲皆設有國家品質獎，其激勵企業組織致力卓越經營的根本精神一致，但著眼點與注重的品質特性略有不同，茲簡扼介紹如下：

## 一、中華民國國家品質獎

　　我國國家品質獎的設立係依據行政院於 1990 年核定的「行政院頒發國家品質獎實施要點」來執行，強調全員參與、持續改善與創新、顧客導向，是以品質為核心，包括八大經營構面的全面管理。旨在獎勵推行「全面經營品質管理」具有卓越績效的企業、組織團體及個人，同時透過評選過程，將這套品質管理典範，作為企業組織強化體質、增加競爭力的指標及期使品質文化的塑造與內化，並鼓勵得獎者成為標竿學習的典範。

　　我國國家品質獎的評審過程分為，1. 資格審查：係先由企業組織提送申請表及基本資料，經資格審查合格後進入初審；2. 初審（書面審查）：需提出申請書及財務報表，通過評審小組委員書面審查、類組委員會議、類組召集人聯席會議後進入複審；3. 複審（現場評審）：評審小組委員赴企業組織現場進行複審，實際深入了解企業組織的營運狀況評定分數，並通過類組主審會議、類組召集人聯席會議、複審會議後，由委員確定決審候選名單；4. 決審：召開「國家品質獎評審委員會」會議進行決審，議決該屆得獎名單再簽報經濟部核轉行政院核定國家品質獎得獎名單，之後舉行頒獎典禮頒發得獎企業組織及個人「國家品質獎」證書及獎座。

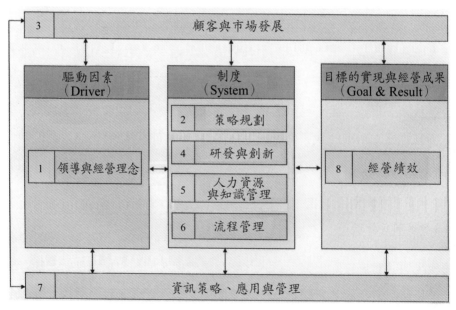

圖 2-1　中華民國國品獎之卓越經營架構

表 2-1　「中華民國國品獎」評審要項及權重

| 評審項目 | 權重 | 評審項目 | 權重 |
|---|---|---|---|
| 1.領導與經營理念（160） | | 5.人力資源與知識管理（130） | |
| 　1.1 經營理念與價值觀 | 25 | 　5.1 人力資源規劃 | 20 |
| 　1.2 組織使命與願景 | 25 | 　5.2 人力資源開發 | 20 |
| 　1.3 高階經營層的領導能力 | 35 | 　5.3 人力資源運用 | 20 |
| 　1.4 全面品質文化的塑造 | 35 | 　5.4 員工關係管理 | 30 |
| 　1.5 社會責任 | 40 | 　5.5 知識管理 | 40 |
| 2.策略管理（90） | | 6.資訊策略、應用與管理（90） | |
| 　2.1 整體策略規劃 | 30 | 　6.1 資訊策略規劃 | 30 |
| 　2.2 經營模式 | 30 | 　6.2 網路應用 | 30 |
| 　2.3 策略執行與改進 | 30 | 　6.3 資訊應用 | 30 |
| 3.研發與創新（90） | | 7.流程（過程）管理（90） | |
| 　3.1 研發與創新策略及流程 | 30 | 　7.1 產品流程（過程）管理 | 40 |
| 　3.2 研發與創新的投入 | 30 | 　7.2 支援性活動管理 | 25 |
| 　3.3 研發與創新成果衡量 | 30 | 　7.3 跨組織關係管理 | 25 |
| 4.顧客與市場發展（100） | | 8.經營績效（250） | |
| 　4.1 產品（服務）與市場策略 | 30 | 　8.1 顧客滿意度 | 40 |
| 　4.2 顧客與商情管理 | 35 | 　8.2 市場發展績效 | 30 |
| 　4.3 顧客關係管理 | 35 | 　8.3 財務績效 | 30 |
| | | 　8.4 人力資源發展績效 | 30 |
| | | 　8.5 資訊管理績效 | 30 |
| | | 　8.6 流程管理績效 | 30 |
| | | 　8.7 創新及核心競爭力績效 | 30 |
| | | 　8.8 社會評價（品質榮譽） | 30 |

## 二、日本戴明獎

第二次世界大戰後，日本民生凋敝，振興經濟成為最大課題。對缺乏資源的日本而言，擴展對外貿易、改善商品價廉質劣的形象，成為刻不容緩的任務。為了使品質管理能夠普及，日本科學技術聯盟聘請美國統計品質創始人之一，也是推行品質管理先驅的戴明博士前來日本指導「統計品質管制」，對當時日本的品質管理帶來極大影響。為了紀念戴明博士的貢獻，同時推動品質管制的發展和提高其水準， 1951 年日本科學技術聯盟故常務理事小柳賢一提案，經聯盟理事會決議創設「日本戴明獎」（Deming Prize）。

戴明獎大致可分成「個人獎」和「實施獎」。「個人獎」是授與對日本的品質管制、統計方法有極大貢獻的個人。「實施獎」則頒給企業組織。每年實施獎委員會多位品質管制專家，訪查各事業所、分店、總公司，實地調查全公司品質管制，特別是「統計品質管制」的實施狀況，並予以評分。合格者獲頒刻有戴明博士像的金牌和獎狀。

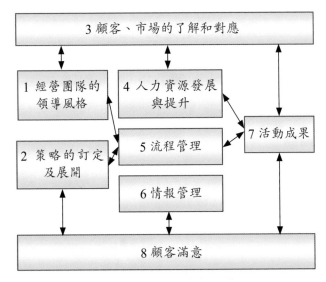

圖 2-2　日本戴明獎之卓越經營模式

### 三、美國國家品質獎

越戰失敗與石油危機迫使美國在七〇年代面臨經濟困頓。當時日本的經濟發展依循戴明獎（Deming Prize）的品質管理模式而大放異彩。許多國家的領導人開始警覺，置身於日益激烈的全球競爭市場中，品質已成為企業經營的重要關鍵。

美國國家品質獎的誕生肇始於 1983 年美國生產力與品質中心（American Productivity and Quality Center; APQC）向政府提出訴求；同年白宮生產力會議（White House Conference on Productivity）亦提出呼籲。有了總統與國會的支持，美國國家品質獎終於在 1987 年正式設立，並以當時的商務部長 Malcolm Baldrige 為名，表彰他催生該獎項的貢獻。

美國國家品質獎（Malcolm Baldrige National Quality Award, MBNQA）由美國國家標準技術局（National Institute of Standards and Technology; NIST）管理，該獎項除了鼓勵各企業組織角逐最高榮譽外，更重要的是它汲取全面品質管理的精神，並且制定一個完整而跨業別的評審標準

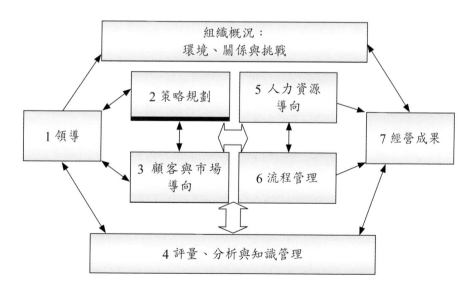

圖 2-3　美國國品獎之卓越架構

（Baldrige Criteria for Performance Excellence）和方法論，推動企業組織以卓越經營績效作爲競爭力的重要元素及躍升世界級品質殿堂的依歸。

## 四、歐洲卓越獎

1988 年 9 月 15 日歐洲委員會於比利時布魯塞爾簽署批准成立歐洲品質管理基金會（European Foundation for Quality Management; EFQM），1991 年歐洲品質管理基金會在歐洲委員會的支持下設立歐洲品質獎（European Quality Award, EQA），成爲歐洲最具聲譽的品質獎。歐洲品質獎吸取日本、美國及其他國家品質獎之優點，爲歐洲組織建立歐洲全面品質管理模式（European Model for Total Quality Management），鼓勵企業組織採用此模式從事經營管理改進活動，使各組織在顧客、員工滿意度、社會影響與經營績效均有優異表現，在全球競爭中贏得勝利。

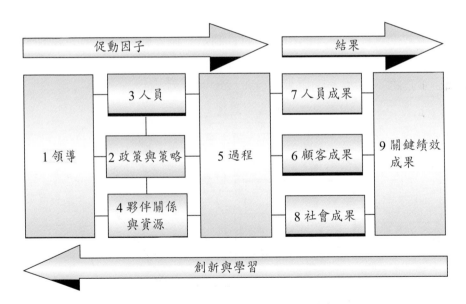

圖 2-4　歐洲卓越獎之卓越模式

　　歐洲品質獎後來改名為「歐洲品質管理基金會卓越獎」（the EFQM Excellence Award, EEA），來表現一個成功的企業組織，能在各方面的 EFQM 卓越模式中，展現其永續的經營與發展。

## 五、臺北醫學大學附設醫院　卓越品質的洗禮

　　臺北醫學大學附設醫院（簡稱北醫附醫）很榮幸獲得「第廿一屆國家品質獎」的肯定，此為北醫附醫全體同仁戮力以赴的成果。透過國家品質獎嚴謹的申請、審查到公布，期程近一年的時間，整個組織要全員參與、持續改善、最終獲致顧客滿意的過程，不啻經歷一場卓越自評的洗禮，加上外部評審委員的指導及建議，讓北醫附醫再次成功挑戰並超越自己。

　　卓越的品質是經營根基，而社會責任是永續發展的關鍵，「品質」與「社會責任」是北醫附醫的核心價值，品質的扎根必須一點一滴累積，唯有根基扎得穩固，組織才能走得穩健，獲得國家品質獎，不是劃下句點，而是另一個挑戰的開始。北醫附醫對醫療品質的維護，是以最嚴格的標準來審視與要求，「當病人將健康及生命交託在我們手上時，我們也當以最嚴謹的態度來面對」陳振文院長如是說。北醫附醫挑戰國家品質獎，經過國家最高品質管理標準的洗禮，淬煉出創新卓越的組織文化，實踐「以病人為中心」的理念，終能自醫療卓越邁向全面卓越！

## 六、「第廿一屆國家品質獎」評審委員總評

　　臺北醫學大學附設醫院創立於 1976 年，1988 年升格為區域醫院。從最初的創業維艱，至今積極透過各項外部評鑑與國際認證持續提升醫療品質，著手組織文化改造，將「病人為中心」的核心競爭力融入組織文化，朝東區急症醫療中心及醫學中心的方向努力。

　　㈠在推動臨床教學、強化院際研究合作、拓展國際醫療服務、建構社區醫療防護網的組織使命及多項創新醫療服務，包括中西醫結

合對癌症之照護、無線化行動護理站等表現都值得肯定。

㈡ 重視研發與創新，建立專利及技轉成效列入升等計分的制度；生殖醫學中心為國內外生殖醫學之臨床及研究重鎮，是亞洲第一例冷凍 13 年精液解凍雙胞胎活產。

㈢ 在教學、研究及醫療服務之成果績效卓著，並注重社區共生再造、社會弱勢關懷及海內外醫療奉獻與人道救援，善盡企業社會責任。

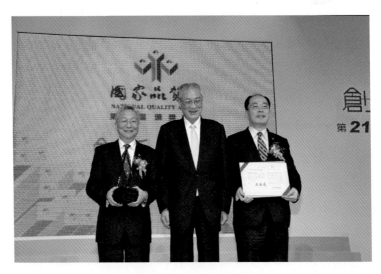

圖 2-5　繼臺北醫學大學獲第廿屆國家品質獎，附設醫院承續榮耀獲第廿一屆國家品質獎。李祖德董事長（左）、李飛鵬前院長（右），接受行政院吳敦義院長頒獎表揚。

# 第三章 《品質扎根》──臺北醫學大學附設醫院推動多元化品質發展紀實

## 第一節 美國 JCI 國際醫院評鑑

JCI（Joint Commission International）是美國 Joint Commission 的附屬機構 Joint Commission Resources（JCR）下的一個國際性部門。J.C.I.A 為「Joint Commission International Accreditation」的縮寫。Joint Commission 是美國最大的醫療評鑑機構，全美約 80% 的醫院受其評鑑。JCI 自 1999 年來開始擴展其國際性的醫院評鑑業務，並在 2007 年獲 ISQua 的驗證。至 2011 年 6 月底，全球業有 47 個國家共 429 家醫院獲其評鑑驗證。JCI 的任務是藉由教育及諮詢服務的提供與評鑑驗證，持續促進國際間醫療照護的安全與品質。

### 一、JCIA 的精神與特色

(一) 以病人為中心。

(二) 以適應個別文化為導向。

(三) 主要評鑑方法，分為：Interviews（訪談）、Conferences（討論）、Document and Record Review（文件與紀錄審查）及 Observations（觀察）等，並在 2006 年正式將追蹤方法學（Tracer Methodology）導入整個評鑑過程。

(四) Tracer Methodology（追蹤方法學），以病人為中心的追蹤概念，

從病患就醫的過程中，探討各專業間的溝通與合作、全程照護品質（含出院準備）、病人的權益及隱私受保障的程度、環境整潔度及感染控制等，這種評鑑方法約占整個評鑑過程 60%。

## 二、參加 JCIA 的價值

㈠提升醫院的競爭力。

㈡因強調病安與醫品可增強民眾對醫院的信心。

㈢協助保險業、學協會、企業老闆及其他與醫院有來往的關係企業加強對醫院的認同。

㈣提供安全有效率的環境可增加員工滿意度，有助於醫院招聘員工。

㈤協助醫院整合與強化所有改善的努力。

㈥增強醫院院對員工的訓練。

㈦增強醫院對風險的管理。

㈧增強醫院建構團隊服務的技巧。

## 三、JCI 醫院評鑑內容

㈠ JCI 評鑑之期程別

1. Initial Survey：第一次申請評鑑，需準備最近 4 個月的資料。

2. Regular Triennial Survey：針對通過評鑑者每 3 年評鑑一次，探實地不定期訪查，評鑑資料依各項要求為最近 1～3 年的資料。

3. Random Unannounced Survey：通過後 9～30 個月間會隨機抽樣 5%進行評鑑追蹤。

㈡ JCI 評鑑之類別

1. Ambulatory Care.

2. Clinical Laboratories.

3. Primary Care Center.

4. The Care Continuum (home care, assisted living, long term care, hospice care).

5. Medical Transport Organization.

6. Hospital.

7. Clinical Care Program Certification (CCPC).

㈢ 醫院評鑑（Hospital Accreditation）條文

2011 年起適用的版本（第四版），分爲「以病人爲中心的標準」及「醫療照護機構管理的標準」二個部分，共 14 章，各章節如表 3-1：

表 3-1　2011 年起適用的醫院評鑑版本（第四版）各章節內容

| Section I : Patient-Centered Standards | | |
|---|---|---|
| chapter | standards | measurable elements |
| International Patient Safety Goals (IPSG) | 6 | 24 |
| Access to Care and Continuity of Care (ACC) | 23 | 105 |
| Assessment of Patients (AOP) | 44 | 184 |
| Care of Patients (COP) | 22 | 74 |
| Anesthesia and Surgical Care (ASC) | 14 | 51 |
| Medication Management and Use (MMU) | 21 | 84 |
| Patient and Family Education (PFE) | 7 | 28 |
| Patient and Family Rights (PFR) | 30 | 103 |
| Section II：Health Care Organization Management Standards | | |
| Quality Improvement and Patient Safety (QPS) | 23 | 88 |
| Prevention and Control of Infections (PCI) | 24 | 83 |
| Governance, Leadership, and Direction (GLD) | 27 | 98 |
| Facility Management and Safety (FMS) | 27 | 92 |
| Staff Qualifications and Education (SQE) | 23 | 99 |
| Management of Communication and Information (MCI) | 28 | 109 |
| Total | 319 | 1222 |

## 四、北醫附醫 JCI 評鑑實戰經驗

### ㈠ JCI 評鑑時程圖

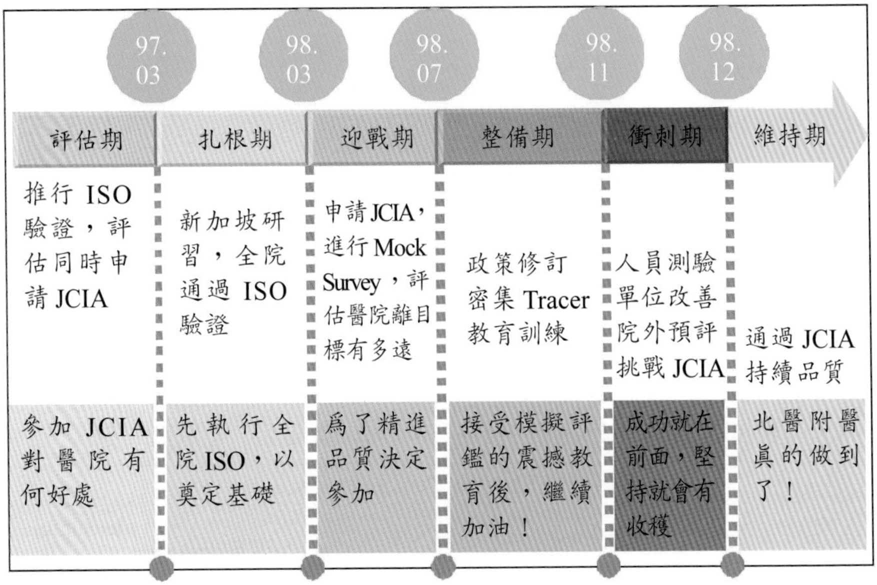

| 97.03 | 98.03 | 98.07 | 98.11 | 98.12 |

| 評估期 | 扎根期 | 迎戰期 | 整備期 | 衝刺期 | 維持期 |
|---|---|---|---|---|---|
| 推行 ISO 驗證，評估同時申請 JCIA | 新加坡研習，全院通過 ISO 驗證 | 申請 JCIA，進行 Mock Survey，評估醫院離目標有多遠 | 政策修訂密集 Tracer 教育訓練 | 人員測驗單位改善院外預評挑戰 JCIA | 通過 JCIA 持續品質 |
| 參加 JCIA 對醫院有何好處 | 先執行全院 ISO，以奠定基礎 | 為了精進品質決定參加 | 接受模擬評鑑的震撼教育後，繼續加油！ | 成功就在前面，堅持就會有收穫 | 北醫附醫真的做到了！ |

圖 3-1　JCI 評鑑時程圖

### ㈡ 參加 JCI 新加坡研習

　　2008 年 4 月，JCI 在新加坡舉辦五天的評鑑研習會，為了解 JCI Standards 的內容、意義與精髓、評鑑程序，認識 JCI 相關的 Consultants 以為未來相關諮詢鋪路，並實地參與 Survey Simulation 了解評鑑的過程。爰派關醫、護、醫事、品管及行政人員共 10 人參加，以汲取經驗。

### ㈢ JCI 評鑑的啟動

　　1. 組織

　　⑴ 專案小組：由參加新加坡研習的 10 人組成，任務為條文研讀、翻譯、解釋及諮詢，並擔任與 JCI 諮詢委員的聯繫窗口。

⑵評鑑工作委員會：負責條文分配、進度規劃，以及實務的整備、
執行、追蹤與協調。

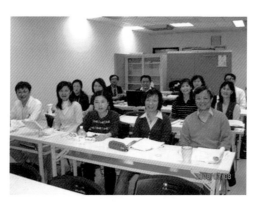

圖 3-2　專案小組讀書會

表 3-2　北醫附醫 JCIA 工作委員會

| | 協調中心 | 醫療組 | 護理暨社區組 | 管理組 |
|---|---|---|---|---|
| 負責人 | 醫務副院長 | 醫務部主任 | 社區副院長 | 行政副院長 |
| 聯絡窗口 | 醫品部執行長 | 醫務秘書 | 護理部主任 | 祕書室主任 |
| 推動代表 | JCI 專案小組（10人） | 內外科主任、急診主任、加護病房主任、感管主任、藥劑主任、精神科主任 | 護理部副主任、督導、護理長 | 總務主任、勞安主任、人資主任、資訊主任、計工主任、醫事室主任 |
| 推動單位 | 醫療品質部 | 臨床科部、檢查單位、實診科、放射科、藥劑部、病理科、感管室 | 護理部、社區醫學中心、教研部 | 總務室、勞安室、祕書室、人資室、醫事室、資訊室 |
| 相關單位 | （全院性）感管室 | 教研部、營養室、醫品部、人資室 | 護理各單位、營養室、社工室 | 會計室、醫品部 |
| JCI 主導章節 | IPSG、QPS、PCI | ACC、AOP、COP、ASC、MMU | PFR、PFE | GLD、FMS、SQE、MCI |

## 2. 制訂政策與文件

JCI 條文中，共計有 117 MEs 要求需有 Policy & Procedures，每一章節及 ME 負責人需逐步確認醫院現行規範中，是否有相符的 policy，以及內容是否符合 ME 要求。再配合本院 ISO 文件系統，訂定或修訂本院作業規範、作業程序書或工作指導書，進行「標準化」作業。

## 3. 全院的誓師共識大會

邀集全院醫療、醫事、護理、行政三級以上主管，召開全院 JCIA 誓師共識大會，會中進行 JCIA 及其各章節重點簡介，邀請已通過 JCIA 之醫院專家分享參與 JCI 評鑑經驗，並由院長帶領全院主管於 JCI 宣誓樹簽下必勝決心。

## ㈣ JCI 評鑑的整備

### 1. 編印教戰手冊

含醫院宗旨、願景與目標、各章節重點、全院性的重要政策、常問問題集錦……等。

### 2. 教育訓練與演習

含各部門、住院／實習醫師、志工及外包人員（傳送、清潔、警衛等）的教育，特別著重在病人辨識、品質、病安及院內感染防制的

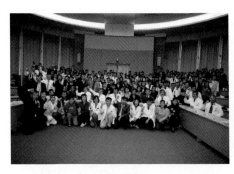
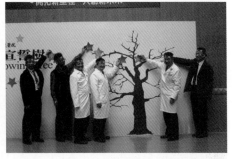

圖 3-3　全院誓師共識大會　　圖 3-4　院長、副院長帶頭貼上誓言

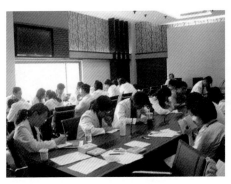

圖 3-5　醫師訓練

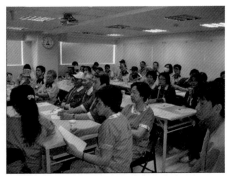

圖 3-6　外包人員訓練

教育。並舉辦全院火災、急救等之
演習。

　　3. 進行醫療人員的測驗

　　各單位內自行舉辦之教育訓
練後，由院方統一針對醫療科人員
進行抽考。由副院長、醫療科部主
任與護理部主管共同擔任稽核主考
官，歷經二次抽考活動，共計抽考

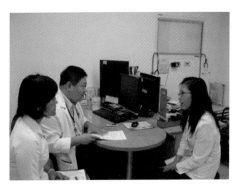

圖 3-7　醫師抽考

120 名醫療人員，於全院主管會議中公布各醫療科抽考結果，責成單位主
管加強改善。

　　4. Tracer

　　運用 Tracer Methodology（追蹤方法學），定期進行全院的 Tracer，
以檢視各部門、每個人員對相關政策的熟悉度與遵從度，挖掘缺點，不斷
進行改善。但由於病人的追蹤訪查者必須對所有條文全知且融會貫通，此
等人才難以培養甚多，因此醫院採用聘請外院專家協助外，另由較專精之
醫療科部及護理部門主管擔任；另又責成病房主任協助對住院中病歷進行
審查，人力資源室及總務主任負責對人員資格驗證進行審查，行政主管

分組對環境與設施進行訪
查，護理長則對病房進行
交互訪查。

　　5. 資料夾準備與 QPS
　　　主題之選取

　　針對條文準備佐證之
資料夾；針對 QPS 條文之
要求，選取 PDCA 改善具
成效之主題，練習口頭發
表，並印製海報。

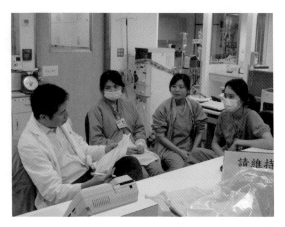

圖 3-8　Tracer 活動

　　6. 模擬預評（Mock Survey）

　　爲了解醫院準備的完備度，矯正對 JCIA 條文錯誤的解讀，得到專家
的諮詢與指導，並讓全院有臨場的模擬經驗，喚起全院的重視與投入的意
願，北醫附醫向 JCI 申請模擬預評，約在正式評鑑前半年執行。JCI 派三
位專家進行 7 天的預評，共找出了 195 項需改進的缺失。

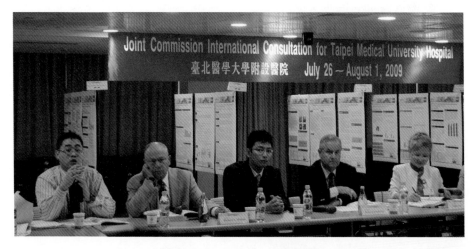

圖 3-9　Mock Survey 專家群

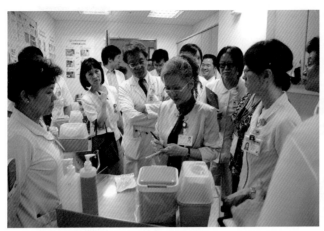

圖 3-10 專家實地訪查

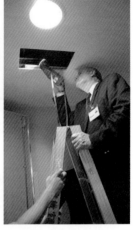

圖 3-11 環境的查核

㈤ JCI 評鑑的衝刺與迎戰

在得知正式評鑑日期時已剩兩個月，醫院能做的重點工作如下：

1. 更密集的 Tracer：找出遺漏或潛藏的缺點，盡力執行改善的工作。

2. 發行 JCIA 電子快報：保證全院人員均詳知重要政策。

3. 了解評鑑委員的專長：對委員專長項目做更精進的準備。

4. 遴選醫院的特色：特色單位更完整的準備，並予主動呈現。

5. 全院人員面對委員之應對訓練。

6. 口譯人員之遴選與預先的參與。

7. 政策的翻譯：依照評鑑指引要求的及模擬評鑑委員建議的文件，進行英文翻譯的工作。

8. 評鑑日程的安排：正式評鑑 JCI 派三位委員執行共天的實地訪查，了解委員之抵達與離開時間，安排動線、場地、接待、陪同人員、委員用餐及休息等事宜。

9. 照表操課、得到 JCI 金質驗證標章、劃下完美的句點。

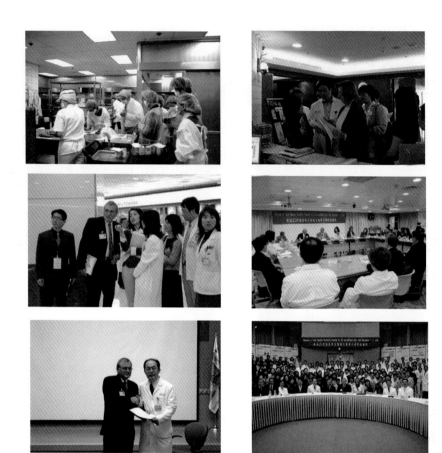

圖 3-12　JCI 正式評鑑過程

## 五、結語

　　經過 JCI 評鑑的洗禮，領悟出僅為了評鑑而評鑑或準備是無法達到其標準的，JCI 的精神係在將標準融入日常的活動中，維持醫療照護的一致性，讓醫院的品質隨時處在一定水準之上，讓病人放心地將自己交給醫院，並信任醫院的處置。因此，雖為了 JCIA 所費不貲，但全

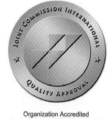

Organization Accredited
by Joint Commission International

圖 3-13　通過 JCIA 之金質標章

院員工所學習到的理念與文化卻是無價的。

## 第二節 ISO 9001：2008 驗證

國際標準組織（International Organization for Standardization; ISO）於 1987 年正式公布 ISO 9001 品質管理系統標準，截至目前，全球已超過 175 個國家，近百萬個機構或組織取得 ISO 9001 的驗證通過證書。這是國際標準組織（ISO）歷年來所制定及發布的所有國際標準中最成功，也是最普遍為全球企業或組織所採用的國際標準。ISO 9001：2008 品質管理系統標準於 2008 年 11 月 13 日正式修訂公布，此為 ISO 9001 最新版次。

醫院在屬性上屬於服務業性質，因此，國內有愈來愈多的醫療院所積極尋求驗證，期待藉由 ISO 9001 的協助，建立正式且合理的工作流程，並將服務標準化，免除因服務人員不同所產生的差異，以提升病患對醫院的認同及滿意。此外，透過公正的第三方驗證機構代為稽核品質系統之合理性、評估醫院的服務及設計，可提升醫院行政管理效率，並進而落實醫院的品質政策及目標。

### 北醫附醫導入 ISO 9001：2008 之經驗

北醫附醫於 2000 年即通過 ISO 9000 驗證，不過當時由於 ISO 9000：1994 版次文書作業繁複，以致難以推展全院，故僅限於部分檢查單位及行政單位參與。2007 年醫院擴建，隨著服務的量體增加，管理者深覺「建構有效率的整體性品質管理系統」之重要，故再次於全院導入 ISO 9001，期望藉由 ISO 9001 的理念架構，統一全院的品質系統及解決部門間的溝通問題，將各項作業流程予以標準化和書面化，並將規範用於教育訓練上，使新進人員儘速熟悉工作內容並融入醫院之文化中，以提高經營管理的效率。

　　2008 年初，北醫附醫開始進行全院性 ISO 9001 之導入，設定推動時程如下圖：

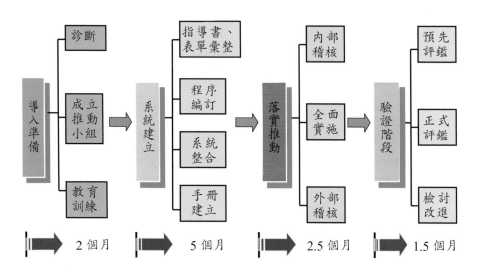

**圖 3-14　ISO 9001 系統推動時程**

（一）導入期

　　首先，由院長授權醫務副院長擔任 ISO 9001 的管理代表，指定醫療品質部為推動統籌單位及文管中心，再由各單位推派 ISO 負責人員，透過密集的教育訓練讓所有人員熟悉 ISO 9000 的條款要求和專有名詞，主要目的為強化管理系統的上下縱向連結，除了讓品質政策與品質目標下達，同時也讓執行單位針對品質議題表達與回饋意見，全院共計 85 個單位全程參與。

　　在一面教育訓練的同時，另一面則依醫院主要服務流程：門診、急診、住院、健檢和行政作業進行流程分析、檢討，並全面盤點全院現有的文件規範及各式表單。由於流程是跨部門的進行，藉由流程分析可加強服務管理系統的平行單位橫向溝通，使服務流程的運作更為順暢。確認

了服務流程的範圍和考量實際情境後，才能付諸白紙黑字，進入 SOP 的編寫。

許多人往往誤以爲把工作拆分成一個個步驟寫下來就是 SOP。事實上，在書寫標準化文件前，應該先確認服務流程中的每個步驟該由誰做，明確劃分每個職務的職權（authority）、職責（responsibility）與責任範圍（accountability），以消弭工作流程交接上的灰色地帶。事實上，每家醫院各服務流程的權責劃分不盡相同，相關單位的責任釐清需要經過多次的溝通、協調與裁決，前提是以「病人爲中心」的顧客導向爲重點。

### (二) 系統建立期

此期間主要爲依據檢討及確認後的改善流程，建置各項服務作業標準的書面文件，並施行文件管理制度。一直以來，提到品質管理系統，總會想到令人頭痛的 paper work，文件化其實不僅僅是爲了驗證評鑑，主要是爲了促進組織內所有人員意向的溝通及行動的一致性，文件化不應被視爲無意義的負荷，而是一項附加價值的活動。

*標準化文件的編寫與實施步驟*

步驟一、撰寫前準備：在標準化文件撰寫前，由文管中心先確認並公告文件格式、書寫方式、各階層文件的審查者與核准者的層級，以及文件公告與宣布的程序。

步驟二、文件撰寫：SOP 是設計出來的作業程序，當服務流程已經過分析、檢討與確認，明訂每個工作的步驟、做法、標準，清楚劃分工作權責之後，就可以由主管指派參與服務流程的人起草撰寫。若牽涉跨部門的服務流程，則由參與流程中主要部分（或大部分）的單位負責撰寫，之後再會辦相關單位認可。

撰寫重點有三：

1.編寫過程中，書寫者在書寫過程中，要反覆核對既有的內外部規

範，必須考量病人、工作人員及組織系統三方面。

2. 簡單明瞭的敘述工作程序，盡可能畫出流程圖，使每個步驟都能以簡潔易懂的方式說明。

3. 檢核各程序間的作業是否縝密結合，以符合流程運作的有效性與品質要求，同時盡量結合醫院評鑑的要求，使工作同仁於日常作業中即依據醫院評鑑的要求進行相關作業和記錄，這樣在醫院評鑑的準備上就輕鬆許多。

北醫附醫為了輔導第一線人員書寫 ISO 文件，舉辦多場教育訓練；並由醫務副院長、醫療品質部人員及輔導顧問組成訪談小組至各單位現場，協助院內 56 個單位釐清作業程序與文件架構的連結與展開，以建立單位的文件目錄初稿。醫院主要服務流程及全院性規範的文件則於初稿完成後，召開「全院性 ISO 文件」宣讀大會以凝聚共識，全院各主管及 ISO 負責人員均參與此會。

步驟三、審閱及核准：標準化文件完成後是要在院內施行的，因此需要得到高層的簽核批准，才能發揮強制執行的效力。北醫附醫的 ISO 文件審核流程係透過公文簽核方式，文件經由院長、副院長的核准後方能頒布。

步驟四、公告實施與分發：北醫附醫利用公文系統的公布欄來公告 ISO 文件的核准通過，同時間文管中心將公告的文件置於知識管理資訊平臺，醫院所有同仁隨時都可上知識管理系統查詢院內 ISO 文件的最新版本。系統依閱覽及上傳等不同需求，設定各使用者的權限，此系統不只可以作為文件管制平臺，亦可作為單位內溝通及內部管控平臺，提升使用者的便利性，也增進文件管理上的效率。

## (三) 落實推動及驗證期

ISO 文件經過公告後即進入施行階段，ISO 9001 的運作機制是以 PDCA 循環爲基礎，在系統內設定了諸多的回饋機制，讓組織內部的品質能持續向上。PDCA 即爲 Plan、Do、Check、Act，其實除了品質事務，所有的活動都可以用這個循環來闡明順暢運作的道理。爲了確保業務的實際運作符合承諾之政策、作業程序規定及顧客或法規要求，醫院必須定期執行內部稽核。內部稽核在各項管理系統推動時，是 PDCA 管理循環中的 C，主要目標是依據組織政策、目標與產品要求對流程及產品進行監督與衡量並報告結果。

北醫附醫將內部稽核視爲 ISO 9001 最重要的一環，內部稽核人員是督促組織內部人員在執行品質活動的重要角色。內部稽核人員由每個單位推派，從資格的審查、課室及現場的教育訓練，到模擬情境的紙筆測驗，經過重重考驗成功培訓合格的內部稽核員，共達 131 人。

在內部稽核執行方面，醫院每半年執行全院性 ISO 內部稽核。稽核方式一開始是以「遵循稽核」爲主，查核組織人員是否「說寫做一致」，是否遵循現行書面規定執行作業和填寫表單紀錄，此時稽核的重點放在 4.2.3 文件管制和 4.2.4 紀錄管制上，以強化組織人員依標準作業程序的意識和觀念爲主；當然品質文件和紀錄是否完整正確，是否須修訂檢討亦是稽核的重點項目之一。至民國 98 年下半年，ISO 9001 品質管理系統已實施一段期間，作業流程已趨穩定。此時稽核的重點則放在 5.5.3 內部溝通和 7 產品實現各章節，依「流程導向」的觀點和要求，查核醫院內部各項作業流程各部門間的配合是否流暢和有效。

內部稽核除了查驗是否符合標準及規劃與執行是否相符外，更要發現整個組織及管理系統運作是否尚有改善空間，以提供高階管理者審查管理系統執行及維護狀況的參考。管理審查會議召開於每半年內部稽核活動

結束後，此為整合全院性相關品質監控機制，由各單位主管參與，討論包括：品質目標、內外部稽核事宜、病患抱怨及滿意度調查等全院性品質系統攸關事項。藉由「發現問題、解決問題」的過程與結果，透過管理系統的機制及手段，使管理系統的效能愈來愈好，進而提升整個組織的管理績效，這正是「稽核」用以改善管理績效的功能。

當完成上述程序後，即可選擇信譽良好的驗證公司進行驗證。北醫附醫於 97 年 12 月通過全院性 ISO 9001 品質管理系統驗證，成為 ISO 9001：2008 版次公告施行後全國第一家全院性驗證通過的醫院。從籌備至驗證歷時約一年時間，由於全員的參與與投入，一步一腳印，也奠定了北醫附醫之後於一年內順利通過 ISO 14001 與 ISO 27001 驗證的基礎。

## 第三節　ISO 14001：2004 驗證

近年來北醫附醫致力於建立符合環境保護理念的綠色醫院，透過醫院醫療及行政體系資源，結合各行政及醫療單位透過環境改善專案的設計與實施，使能源資源耗用量降至最低、廢棄物、廢水等汙染物排放量減至最低，目的在建立醫院良好環境，進而為綠色地球發展近一份心力。

### 一、規劃期

成立 ISO 14001 執行推動小組，以總務室為聯絡窗口，延聘顏志展顧問擔任輔導老師，成立推動小組，包含：勞工安全室、醫品病安中心、祕書室、營養室等相關單位，其任務為建立完整 ISO 14001 系統架構，草擬環境政策及訂定年度改善專案，並將相關作業程序文件化。訂定標準作業程序，使全體工作人員可依據標準作業程序執行各項作業，醫品病安中心之文件管理中心則協助各單位建立全院標準化 ISO 文件。在聯絡窗口總務室的推動下，由各相關單位指派專人負責各單位內部之籌畫工作，參與

單位包含行政單位及醫療單位。

## 二、執行期

　　北醫附醫過去工務單位雖已對環境汙染防制投入不少心力，但是面對 ISO 14001 全新環境系統的導入，仍感到非常生疏，尤其如何將環保作業及管理系統結合，北醫附醫並無相關的經驗，因此在顧問的帶領下展開一連串的教育訓練課程，從 ISO 14001 架構及條文的介紹、環境考量面評估及執行方法、內部及外部法規之查核及鑑別及內部稽核等訓練，共舉辦 5 場教育訓練約 200 人次參與相關訓練，除觀念之建立外，在實務推行方面，推動小組在顧問的帶領下進行環境考量面評估、法規查核及鑑別及內部稽核等方面的實做輔導，在團體輔導及個別指導下，逐漸將 ISO 14001 的架構及內容建立。

　　在全院環境考量面的鑑別，全院各單位進行清查，對於廢氣、廢水、廢棄物、毒化物質及噪音產生等方面，對於直接及間接的影響都需要加以評估，因此從廚房的排放廢水及廢氣、生物醫療廢棄物、一般廢棄物、毒化品的使用及丟棄、噪音的產生、油、電瓦斯等能源耗用皆在調查評估的範疇，此為推動 ISO 14001 環境系統之重要步驟，藉由對環境影響之評估及鑑別，調查出是否對環境有重大衝擊，進而訂出改善方案、監督管理機制，藉由定期的內部調查及評估，發現問題，再藉由 PDCA 循環進行問題改善，不斷提升醫院的環境安全措施。在評估過程中，發現單位內仍有多項可改進的工作，如單位內化學物品的儲存方式並無統一的規範，MSDS 表未建立確實，部分廢水的排放仍有改善的空間等。因此推動 ISO 14001 第一年就訂出三大改善專案，以及多項管理提升工作，另外北醫附醫也將節能減碳的綠色環保工作列入北醫附醫環保政策內，竭力節省用電、用油及用水，藉由降低自然能源耗用，不僅達到綠色環保的理想，也

讓醫院能源耗用成本得以降低,一舉兩得。

環境影響鑑別工作在告一段落後,緊接著推動各單位 ISO 文件的建立,北醫附醫在堆動 ISO 14001 環境安全系統前,已全院建立 ISO 9001 品質系統,在醫品中心的大力協助下,在原有建置的程序書及工作指導書進行新增、修改或重整,讓 ISO 14001 環境安全系統文件與 ISO 9001 品質系統文件完全結合,成為全院共通作業文件,在文件發行後隨即進行內部稽核,藉由內部稽核制度定期查核各單位作業是否落實,同時也查核是否有品質上的缺失,經過內部稽核後,在針對稽核的缺失進行改善,或進行文件內容之修整,讓初次建立的 ISO 14001 系統更完整及符合實際作業。

## 三、驗證期

當完成所有的文件及內部稽核作業後,選擇優良驗證機構進行驗證工作,北醫附醫於 2009 年 7 月進行實地驗證工作,在全體員工的努力下,順利通過 ISO 14001 環境安全系統驗證,繼 2008 年通過 ISO 9001 驗證後,再一次將北醫附醫的品質水準再次提升,北醫附醫不僅在醫療品質提升,也將環境安全品質一起提升,北醫附醫再通過 ISO 14001 驗證後,隨後也在 2009 年順利通過 JCI 國際醫院評鑑、2010 年通過 CSR 認證及綠色採購標竿醫院等榮譽,北醫附醫認為品質提升是責無旁貸,也是未來不斷努力的方向。北醫附醫為醫學大學附設醫院,須兼負起成為社會標竿的責任,也深深了解保護環境的重要,因此投入相當多的人力及資源進行各項提升工作,過去的努力也獲得外界的肯定,這是身為附設醫院人的榮耀,也讓附醫人更確定所追尋的目標及理想是正確的。

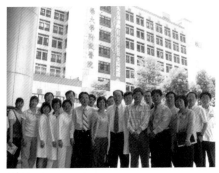
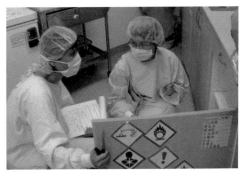

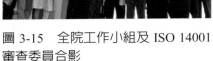

圖 3-15　全院工作小組及 ISO 14001 審查委員合影

圖 3-16　ISO 14001 審查委員實地訪查

## 第四節　ISO 27001 及 ISO 20000 驗證

### 一、ISO 27001 驗證

北醫附醫爲落實「國際一流大學附屬醫院」之願景，承諾以防止資料外洩、保護資訊資產、控管異常事件及持續改善之精神，恪遵法規，致力建立安全、便捷、永續之資訊醫學中心。

尚未推動 ISMS（Information Security Management System）之前，資訊室就已經有委請內部資訊安全人員編寫的資訊安全作業管理規範，確保中心資訊服務作業的機密性、完整性與可用性，明訂資訊安全各項規範及權責，並以 PDCA 的流程，持續不斷檢核修正。

#### 導入 ISO 驗證制度

爲達順利推動電子病歷，必須能夠充分確保資訊安全，以維護民眾隱私及權益，資訊室率先提升資訊安全管理系統，獲行政院衛生署遴選爲參加 ISO 27001 國際資訊安全管理制度之醫院，驗證範圍，包括：資訊機房維運、HIS 及 PACS 系統。ISO 27001 是用以檢驗資訊安全管理系統（Information Security Management System, ISMS）的國際標準，也是國際

上最廣泛使用且最完整的 ISMS 資訊安全管理系統的標準。

北醫附醫依據 BS 7799、ISO 27001 精神建立了 57 項稽核流程及項目,透過 ISO 27001 LA 驗證合格的資訊安全人員,於每週、月、季、年辦理內部稽核,針對有缺失部分亦持續維護改善,缺失總數由最初的每月 35 次減少為每月 2 次,機房管理缺失由每月 22 次減為每月 1 次以下,成效顯著。除了固定時間的稽核之外,從 2010 年開始對各項服務系統實施「資訊安全管理系統年度有效性量測指標」計畫,發展測量系統安全維護有效性之標的,評估各安全管理維護之有效性,於每月資訊安全管理會議,提出相關的報告與建議。透過這樣的機制,了解目前機制的有效性,而資安人員能更加了解系統問題及未來可能改進的方向,同時亦建立更好的溝通及管理機制。

北醫附醫資訊安全委員會每季例行性專案會議皆由副院長主持,各單位一級主管也一同與會,每項議題逐一作詳盡討論,主管對跨部門且複雜的議題也會當場裁示,提高工作效率。茲舉風險評鑑為例,在評估各項資產的價值及風險值時,除了各組組長積極參與討論資產價值與風險外,主管還主動關心並指示召開廠商維護檢討會議,藉由維護廠商經驗快速蒐集各資產之脆弱點,加速專案進行進度。每年舉辦數十場教育訓練及資訊安全線上學習課程,主管除到場聆聽之外,為增加同仁的參與感,線上課程應用最新線上互動學習技術將實際的案例於虛擬課堂上即時分享,加強同仁資訊安全的意識與警覺,同仁也因此意識到資訊安全的重要性,確實將資訊安全觀念深植於心。

## 二、ISO 20000 驗證

除例行性的資安維護工作更積極強化資料防護架構。規劃執行資料外洩防護系統 Data Loss Prevention(DLP)成為醫界唯一採用 DLP 資料外洩

防護架構首家醫院。另外為能達到有效資訊整合，積極推動 ISO 20000 透過資訊技術（Information Technology, IT）服務標準化來管理 IT 問題，即將問題歸類且整合問題的內在網絡，然後依據服務標準協議進行計劃、推行和監控，並強調與使用著的溝通。導入 ISO 20000 中的 IT 服務管理架構使北醫附醫資訊系統由原先的支持性角色轉變成積極的增值服務提供者，為醫療界的嶄新創始。

## ㈠ IT 服務量化，及時改善服務品質

導入 ISO 20000，不僅把日常的資訊服務流程活動，融入 ISO 20000 的資訊服務管理流程，資訊室整體的服務與流程，也有關鍵績效指標以具體量化，如此，可以根據數據結果分析狀態，進而找出可以改善資訊服務品質的方法。

以現階段來說，北醫附醫關鍵績效指標，是以過去一年的達成率作為基礎，再依據不同情況進行微幅調整。以線上問題排除來說，目前醫院雖然只有 3 位專職人員負責處理 1,000 多位使用者的線上問題，但是，只要使用者端提出線上需求，就必須在 3 天內完成 85% 問題排除，5 天內達成 95%，這樣的關鍵績效指標，都是後續改善資訊服務品質的檢視基礎。目前資訊室已開發相關的應用工具，如「資訊需求服務平臺」，對於資訊服務、流程等相關事件與問題處理的追蹤統計平臺。

取得 ISO 20000 最大的好處，就是所有的資訊服務與流程都必須文件化、標準化、制度化，不僅讓所有資訊服務都建立明確的關鍵績效指標，也將有助於爭取資訊預算。因為關鍵績效指標的訂定，都會取得校方董事會高層的認可，而高層長官一致認為績效指標越高越好，為了提供更好的資訊服務品質，相關的 IT 資源投入也是相對合理的。

## ㈡ 領先同業通過雙 ISO 驗證

ISO 27001 是一套完整的資訊安全管理機制，詳細規範組織、程序、

通報、升級處理等流程與作法，而 ISO 20000 的 IT 服務管理中也有資訊安全的規範，偏重在記錄及分析事件，以降低再度發生機率。不論導入時間的先後，兩者都有整合上的挑戰需克服。

北醫附醫資訊室在 2009 年通過 ISO 27001 驗證，爲因應兩大驗證的稽核，北醫附醫平均每 3～6 個月就要接受一次稽核，如果再加上內部稽核，可能每 1～2 個月就要稽核一次，對於資訊人員來說，稽核太過頻繁也會形成很大負擔，若能適當整合兩者，例如：風險管理評鑑作業程序、資安事件處理通報流程、營運復原程序作業等，不論 ISO 20000 或 27001 皆可適用。以範圍較大的 ISO 20000 作爲最大的管理框架，對於資安事件管控加上 ISO 27001 的管理深度，就可以兼顧降低風險及提升績效。北醫附醫排除萬難並且獲得管理高層的認同，垂直水平整合 ISO 20000 及 27001，領先同業率先取得 ISO 27001 資訊安全與 ISO 20000 服務雙驗證，爲醫界資訊系統樹立嶄新的里程碑。

## 第五節　ISO 15189 認證

### 一、何謂 ISO 15189：2007 認證

ISO 15189 認證是針對醫學實驗室的品質和能力作出具體規範要求，是由國際標準化組織 TC-212 技術委員會經過 7 年的時間研發出來的有關臨床和診斷的認證體系。ISO 9001：2000 版的基礎增加對特殊部門要求，及 ISO 17025：1999 中檢驗與核准實驗室的一般要求。其規範表述更適用於醫學實驗室，同時在相關的章節中還添加對醫學實驗室有關技術方面的附加要求，包括：檢驗單的申請、病人的準備、病人的識別、檢體的收集、臨床檢體的運送、儲存、檢體的處理與檢驗及後續結果的確認、解釋與報告等。

憑藉這個通用的國際標準，醫學實驗室專業將提升其品質形象和信

譽。標準中的要求是綜合性的，可用於醫學實驗室的各部門。醫學實驗室實施 ISO 15189 可產生以下的效益：

- 醫學實驗室可用此標準為管理，建立品質體系並管理多方面的運作。
- 為評估和認可醫學實驗室能力，包括：技術能力、專業服務及員工有效管理等方面提供重要的參考。
- 該標準有助於推動醫學實驗室常規品質管制及從病人的準備、確認到蒐集和檢驗樣本的所有操作程序的管控。
- 提供實驗室更有效的整合與協調工作，並幫助實驗室滿足客戶要求、改進為病人的服務。

歐盟認可合作組織（EA）和國際實驗室認可協會（ILAC）以 ISO 15189 為標準來認可醫學實驗室，雖然目前允許實驗室在 ISO 15189 和 17025 之間作選擇，但 EA 實驗室醫學工作組最近堅持 ISO 15189 作為首選。這個聲明非常重要，因為它承認醫學實驗室有別於其他實驗室，因而需要有不同的檢驗要求。在 EA 和 ILAC 的體系內，建立認可實驗室檢驗結果相互認可的共同多邊協議（MLAs）。這些 MLAs 是根據認可 ISO/IEC 17025 實驗室檢驗結果而設的。目前尚未建立起適用於 ISO 15189 的 MLAs。然而，由於 ISO 15189 同時遵循 ISO、IEC 17025 的要求，形成了事實上的認可。

財團法人全國認證基金會（Taiwan Accreditation Foundation, TAF）為臺灣本土化國際驗證組織，其運作係依據 ISO、IEC 17011：2004，對醫學實驗室認證規範係依據 ISO 15189：2007 之條文、亞太實驗室認證聯盟的相互承認協定（APLAC MRA）與國際實驗室認證聯盟的相互承認協定（ILAC MRA）等相關要求，使 TAF 認可實驗室所出具報告，可為全球五大洲接受。

TAF 醫學領域認證啓於 2000 年除獲得醫學同儕間認同，也獲得臺灣權責機構，如衛生署疾病管制局與衛生署國民健康局等採認 TAF 認可醫學實驗室或外勞指定醫院資格，至 2010 年 10 月底，已有醫學認可實驗室達 144 家以上，認可外勞指定醫院達 58 家。ISO 15189 供醫學實驗室用於發展品質、行政及技術系統以支配其作業。醫學實驗室客戶、法規主管機關及認證機構可應用 ISO 15189 來確認或承認醫學實驗室之能力。

## 二、北醫附醫通過 ISO 15189：2007 醫學實驗室認證經驗

2004 年 9 月北醫附醫實驗診斷科通過 89 項 ISO 15189：2003 中華民國實驗室認證，與世界 34 國 42 個認證組織互相承認，確定醫院檢驗品質符合國際標準。2007 年 11 月以跨組織再造的經營理念與企業合作成立全實驗室自動化中央實驗室，自 2009 年起重新導入新版 ISO 15189：2007 國際醫學實驗室認證規範，並於 2010 年 2 月通過 110 項國際醫學實驗室認證。

2004 年北醫附醫實驗診斷科第一次參加 CNLA ISO 15189 認證，那時須將檢驗流程標準化，並用文字撰寫成標準作業程序，除了符合說、寫、做一致外，條文的解讀與撰寫各階文件皆是一大工程。一切歷程實驗室雖已先歷練過，然而 2009 年 3 月醫院實驗診斷科因組織改造與檢驗儀器設備變更，故重新申請 ISO 15189：2007 國際醫學實驗室認證。因有近 1/3 新進同仁未參與過 TAF（ISO 15189）醫學實驗室認證，一連串開會、上課對於 ISO 條文解讀與文字化，皆爲了讓同仁了解標準化與制度化管理之建立。

2010 年 10 月 7 位評審委員至醫院進行爲期二天之實驗室各組檢驗作業流程管制與檢驗技術之認證，評估實驗室內品質系統及各項檢測作業系統實施和遵循的有效程度。參與認證可提供醫學實驗室改進品質系統的機

會，對技術專家所建議不符合事項（NCR）經彙整開會討論改善措施並進行改善，以確保實驗室檢驗品質系統運作成效，並落實品質文件的執行要求。

驗證與認證之間有何差別？ISO 15189 與 9001 之間條文相關性為何？醫院檢驗部門是否只要通過 TAF（ISO 15189）醫學實驗室認證就可以在國內新制醫院評鑑中拿到豁免權？許多的疑問一直存於醫學實驗室人員心中。驗證（Certification）：針對機構作業流程符合規範和要求予以驗證，例如：ISO 9001、GMP、HACCP 等。認證（Accreditation）：權責機關針對某一人或機構能力予以認證。例如：ISO 15189、17025、17020 等。

不管驗證或認證對醫院都是一項將醫療對病人服務的品質保證，實驗室是醫療體系中最早導入 ISO 標準化管理之部門，因此，對條文解讀、文件撰寫與資料彙整都常成為各評鑑中的學習標竿。

驗證或認證的歷程可被比喻成父母對待孩子，驗證或認證的準備是孕育期，有辛苦與喜悅，過程中凝聚了加班努力為醫院付出同仁的向心力；通過是順產期，前一夜的緊張會讓人徹夜失眠，瞬間的喜悅與驕傲會令人感動；通過後須付出更多心血與努力持續「說、寫、作」一致之精神，如同教導孩子以身作則與無怨無悔的付出。

通過 TAF（ISO 15189）醫學實驗室認證，是實驗室醫療服務的品質保證。藉由對醫學實驗室的各種評鑑認證，達到實驗室符合國際標準與品質及技術提升之目的。在如此的共識下，北醫附醫實驗診斷科從最基本的 ISO 15189 再出發，同仁依此一步一腳印的堅持與努力，奠定了北醫附醫之後於一年內高規格通過 JCI 國際醫院評鑑與 2010 年新制醫院評鑑特優。下一步實驗診斷科將申請美國病理學會（CAP）實驗室認證，通過美國病理學會（CAP）實驗室認證，是讓醫學實驗室達到實驗室符合國際標準與品質，及技術提升之更上一層肯定與保證。

# 第六節　HACCP 廚房建置與評鑑

北醫附醫營養室於 2010 年 5 月接受行政院衛生署餐飲業食品安全管制系統（HACCP）衛生評鑑，在新竹食品工業發展研究所組成的 6 位評鑑委員小組嚴謹的查核下，順利通過評鑑。此次衛生評鑑，是根據 2009 年 12 月最新發布的餐飲業食品安全管制系統衛生評鑑標準著手準備相關資料與籌備事宜，使醫院成為新制 HACCP 衛生評鑑臺北市第二家驗證通過的醫院。

HACCP（Hazard Analysis Critical Control Point，危害分析重要管制點）食品安全管制系統已為世界各國認定為最佳食品安全控制方法，為確保國民飲食衛生安全，國內自 1998 年 7 月至 2009 年間，政府是以先期輔導方式輔導業者落實執行食品安全管制系統，期間 HACCP 在我國餐盒食品業及餐飲服務業已奠下良好基礎，該項輔導工作之進行更為產官學合作立下最佳典範。從 2010 年起已正式改為衛生評鑑，期以主動積極的態度，要求食品餐飲業者對飲食衛生安全之重視。

營養室以提供病人高品質安全的飲食，於 2009 年度工作計畫即編列 HACCP 廚房整建預算計畫，包括：人員訓練、顧問費用、HACCP 廚房工程設置、靜電式抽油煙機與截油槽等設置，以期能讓廚房合乎衛生標準。實際上，廚房於 2007 年度時，即已編列預算，進行整個天花板、燈光、地面與排水溝的整置工程。2009 年度預算經全院預算審核通過後，於 10 月經招標聘請實踐大學陳德昇教授為 HACCP 計畫執行之顧問，對一個從未做過 HACCP 廚房建置計畫的機構而言，顧問的介入與諮詢是非常重要的。因每個廚房的空間大小、隔間、設備均不相同，因此 HACCP 廚房的建置，是依 HACCP 的規範與精神，彈性地建置於現有的廚房環境，因此需要一位經驗豐富的顧問，與機構不斷討論修正後，設計出一個最佳符合食品安全管制系統的廚房環境與工作流程。

除編列整建計畫外，同時進行人員訓練，當時派兩名營養師與一位廚師，參加衛生管理人員訓練與資格驗證。在整個計畫執行前段，與顧問、工程部，討論確認廚房改建計畫是非常重要的，如完整繪製廚房平面圖，並且不斷地在現場確認平面圖，包括：物流、人流、水流與氣流的隔間與動線管制，如何避免交叉汙染，一直到工程招標，甚至施工前、中、後，仍持續進行確認。廚房施工應該是所有營養師的夢魘，因仍需提供住院病人餐點，首先需找到一個可以做簡單烹調的場所，以及一家可以供應餐點的便當公司，臨時廚房中水、電、瓦斯的提供與安全設施，是需要諸多聯繫協調後，才能順利運作的。不過歷經了數次廚房施工，也使營養師們練就了一身隨時應變的功夫。

施工完成後，即進行廚房工程驗收，並確認隔間與動線管制是符合物流、人流、水流與氣流的要求。對廚房員工做新廚房規範訓練與監督，讓廚工熟悉新的衛生管理規範，一切都要按照規範去落實執行。當廚房整建工程完成後，即開始進行 GHP 程序書文件資料的建立，首先先建立衛生管理標準作業程序書及製程品質管制標準作業程序書，兩者為最重要的食品衛生安全的標準，之後也陸續完成倉儲管制、運輸管制、檢驗與量測管制、客訴管制、成品回收管制、文件管制及教育訓練標準作業程序等九大標準作業程序書。

依申請作業程序的規定，先成立 HACCP 管制小組，編寫 HACCP 計畫書，建立危害分析（HA）工作表與重要管制點（CCP）監測紀錄表，進行表單記錄與檢討。廚房於民國 99 年 2 月完成硬體改善及軟體資料建立，向臺北市衛生局提出 HACCP 衛生評鑑驗證計畫書，且依規定須正式運轉至少 45 天，確實落實監測與表單記錄，過程中也透過實際運作及不斷修正，期間營養師們與顧問的溝通討論，是學習最多的一環，針對執行過程中，產生的問題與疑義，均一一克服解決之，才能有高水準的表現，

順利通過衛生評鑑。

北醫附醫向以病人為中心，提供高品質的健康照護與服務為目標，期許給予病人更多安全保障，深信唯有不斷地自我要求與鞭策，才能不斷提升服務品質。由於營養室全體員工的努力，讓食品安全管制系統（HACCP）能落實到廚房管理中，並達到卓越的水準，北醫附醫將持續於品質改善，為提供健康安全飲食再接再勵。

## 第七節　推動安全社區認證

「安全社區」的概念早在 1970 年代就已萌芽。「安全社區」是指一個社區能在社區民眾的共識下，結合社區內所有資源，共同為減少各種意外或故意性的傷害、營造更安全的環境、促進人際和諧、增進每個人身體、心理與社會全面的安適而不斷努力的運動。

### 一、安全社區簡介

㈠ 1970 年代，瑞典 Falkoping 等三個社區，嘗試以社區的力量來推動事故傷害防制 工作，經過三年的努力，事故傷害發生率降低 27%。

㈡ 1989 年，世界衛生組織（World Health Organization; WHO）於瑞典斯德哥爾摩召開第一屆事故傷害國際研討會，與會代表於會上共同發表宣言——〈全人類同享有健康與安全的權利〉，揭櫫 WHO 推廣安全社區計畫的決心。

㈢ 1989 年，WHO 於瑞典皇家醫學院設立 WHO 社區安全推廣協進中心（WHO Collaborating Centre on Community Safety Promotion; WHO CCCSP），並任命當初在 Falkoping 等社區推動事故傷害防制的學者 Leif Svanstrom（溫斯朗）教授擔任中心主席，積極在全

球展開社區安全推動工作。

㈣為了彰顯社區以「安全」為標竿的努力，WHO CCCSP 訂定了「安全社區」的努力準則，以公開認證的方式標示，以推廣社區安全促進的理念，並形成世界性的「安全社區網」。

## 二、安全社區的六大準則

㈠安全社區必須具備一個基於夥伴和合作關係、負責推動社區安全促進工作的跨領域團體來指揮的基礎架構。

㈡安全社區計畫必須是長期性和永續性的，計畫內要涵蓋所有性別、所有年齡層，所有環境和所有情況。

㈢安全社區必須要有以高危險群和高危險環境為目標對象的計畫，以及對易受傷的族群推廣安全的計畫。

㈣安全社區必須有一個能將當地傷害事故的頻率與導因進行記錄分析應用的機制。

㈤安全社區必須有對計畫內容執行過程及改善效果的評估。

㈥安全社區必須能持續性的參與國內和國際的安全社區活動。

信義區是臺北市重要的市政中心、商業區、百貨商圈、國際金融中心聚集區，臺北 101 更是世界第二高的摩天大樓，是國內外人士往來頻繁的「國際都會區」。為能在臺北市信義區建立起一種安全與健康的文化，讓安全與健康的意識深植每個人的心中，成為大家心目中最適合居住、工作及休閒娛樂的地方。

為配合現任的臺北市長郝龍斌的施政白皮書，建構臺北市為安全健康的城市，爭取通過國際安全社區認證中心之認證，以民間組織的方式加入國際組織，使臺灣與世界接軌。臺北市信義安全社區於 2008 年開始推動，在信義健康服務中心前主任王美玉積極拜訪邀約，及專家學者白璐教

授、李宗勳教授指導下，尋求信義房屋周俊吉董事長及楊秀娟副總經理、前臺北醫學大學邱文達校長（現任衛生署署長）、前臺北醫學大學附設醫院吳志雄院長（現任雙和醫院院長）、新光保全總部林伯峰總經理、信義社區大學張豫偉校長及施立民主任祕書、中國信託勞工安全衛生管理中心高梓桑經理、臺北市錫瑠環境綠化基金會李中原組長、公部門、社區里長、宗教團體及志工等代表，迅速聚集一群來自學界、產業界，以及在地社區熱心公益的夥伴，一起投入先期工作。

　　爲提升民間組織的行動力與永續性，由上而下，致力於推動信義安全社區，朝向籌組一個非政府組織之團體而努力，結合「產、官、學、民」來自各種不同領域的力量，針對兒童就學安全、校園安全、居家安全、老人安全、休憩場域安全、交通安全、腳踏車行道安全等，透過醫院端統計到院緊急事故傷害，分析各個面向的資料，提供相關單位參考，以期藉由民間組織力量有效發揮督促公私部門推動執行安全議題。共同發展並推動安全與健康的策略，有效降低社區各類事故傷害事故，及連結世界安全社區網絡，營造更安全與健康的生活文化環境。於 2010 年通過世界衛生組織社區安全推廣協進中心（WHO CCCSP）認證，將信義區社區安全健康的推動成果發表於國際，達到「立足信義，放眼國際」的願景及目標。

## 三、信義安全社區願景

　　本著「建立安全健康的社區環境；善用社區資源，促使社區共同參與；致力於弱勢個人、家庭、族群的協助；持續有系統地推動安全與健康之理想文化價值，建構安全、安心、安適之健康生活環境」爲宗旨，建立一個產、官、學、民共同合作的夥伴關係，攜手共創安全又健康的社區，將信義社區安全健康的推動成果發表於國際，達到「社區安全・樂活生活・全民健康在信義」的願景及目標。

# 第八節　企業社會責任（CSR）認證

　　企業社會責任（Corporate Social Responsibility, CSR）為企業承諾持續遵守道德規範，為經濟發展做出貢獻，並且改善員工及其家庭、當地整體社區、社會的生活品質。企業社會責任為未來重要趨勢之一，傳統下多數人認為企業本身就為單純獲利組織，而社會責任則是由政府出面承擔。這是很傳統且常態下的思考模式。不過近幾年在穩定成長下的大公司為能突破、蛻變，紛紛投入社會責任的行列。

## 一、企業社會責任 AA 1000 與 GRI 現況及未來發展

　　企業社會責任是一種產於哲學思軸下的產物，它沒有遊戲規則，亦無確切的執行目標。近年來，全球國際化下各企業競爭激烈，相對的社會大眾對於環保意識的抬頭及社會責任要求也逐漸提高。因此各企業積極推動整合經濟、環境、社會因應而生的永續發展報告書，以降低因環保、勞動、人權因素，對企業所產生的損失問題。此報告書除展現企業管理績效與形象品牌的提升外，亦可在企業經營過程遇上勞資糾紛、環境維護等相關問題時，作為因應溝通的管道。

　　永續發展報告書在國際化競爭激烈變革下迅速發展，但快速發展下的產物往往水準好壞不一，各企業對報告書內文論述及其作為常避重就輕，或較著墨於環境、人權或是整體績效表現，反而忽略利害關係者部分的重要性，故制定永續發展報告書標準化的綱領，在這股風潮推波助瀾之下，由最具影響力的環境責任經濟聯盟（Coalition for Environmentally Responsible Economies; CERES）與聯合國環境規劃署（UNEP）共同成立全球報告協會（Global Reporting Initiative; GRI），該協會於 2002 年 6 月成為一個獨立的國際性組織。由全球報告協會設計和推行用於編制可持續

發展報告的指導性綱領《可持續發展報告指南》，現已成爲企業經濟、社會和環境績效報告的國際標準。

經過國際間多年籌組的世界永續會議上，企業公開出版環保、永續經營績效報告書已成爲常態，雖企業皆以 GRI 既定綱領來做撰寫，但爲取得利害關係者更高的「信任」及報告書的可信度，故國際間逐漸發展出經由專業的驗證團隊，來確立報告書內容中的公信力，待查驗結果屬實，再發予獨立保證意見聲明書（Assurance Statement）。由英國 AccountAbility 組織（以下稱 AA 組織）擬定 AA 1000 的查證標準，獨立保證意見聲明書沿革從 2003 年開始公開揭露企業對社會責任的獨立保證審查作業，至現階段 2009 年 AA 1000 查證標準爲包容性、重大性與回應性三項原則，其審核內容主要以公司治理、反貪汙、人權、行爲倫理等方面來做揭露。

企業永續發展報告的角色是搭起社會大眾與企業間的橋梁，目前臺灣企業永續發展報告書的發展有如雨後春筍般冒出，除依據 GRI 及 AA 1000 查證標準外，臺灣永續能源研究基金會自 2008 年也設立臺灣企業永續報告獎，藉以鼓勵企業組織發表永續發展報告書，促進企業實踐永續發展、友善環境及對社會公益的投入，提升永續發展資訊透明度，並藉由各企業組織的永續發展報告書，作爲觀摩學習的平臺。

## 二、北醫附醫推動 AA 1000 與 GRI 過程

北醫附醫成立迄今已走過 35 個年頭，秉持著提供「以病人爲中心」的核心價值運作，醫院提供醫療服務是基本的社會責任，面對民眾對於醫療服務的不同需求、時代的變遷考驗醫院的應變能力，要做到與社會同步成長，不僅是對社會責任的實踐，更是永續經營的關鍵，讓北醫附醫深耕品質、邁向卓越。

北醫附醫於 2010 年 3 月完成〈永續發展報告書 ── 2009 年社會責

任報告〉，由 CSR 推行小組之負責單位秉持審慎與實事求是的態度，編列醫院自 2008 年初迄 2009 年底，完整兩年期間之永續發展報告。報告書的內容架構，以目前廣為全球企業所採用的全球永續性報告第三代綱領（GRI G3）作為依據。報告書公布的所有資訊與數據，皆依據 AA 1000：2008 查證標準及當責性三原則即包容性、重大性及回應性進行查證。

報告書的編撰與推行過程分成以下四個階段：

## ㈠ 建構基礎

成立 CSR 推行小組，集結全院各處室召開會議，來分析北醫附醫對於企業社會責任內外部的具體作為，並研擬主要報告書的內容架構、各章節與各相關處室的分配，並評估永續發展與醫院價值之間的現況與重要性，內容撰寫以考量報告書對於閱讀對象、目的及意義，整合利害關係者、指標、核證需求，報告展現方式來做切入撰寫，並在院長及副院長的帶領下共同公開宣示推行 CSR 決心。

## ㈡ 編撰程序

報告書依章節分為醫院概況與醫院治理、利害關係人之鑑別與溝通、和諧職場、社會參與、環境安全管理及永續發展創新經營等主題。其中於社會參與之社區服務與社會關懷章節中，除提供獨居長者的送餐服務，並培訓志工隊提供社區服務，邀請各科醫師至社區演講推廣衛教活動，結合癌症醫療籌組病友聯誼會給予病人及家屬適時的鼓勵及關懷。在環境安全管理方面，持續綠色服務、綠色政策執行、綠色信譽三大面向推展，如：與資策會合作首創「雲端運算系統」，機房導入「虛擬主機」，降低設備成本、機房空間，節省電力和空調耗能；亦獲得臺北市政府「綠色採購標竿企業」等殊榮，並依照 GRI 指標透明化揭露於報告書中。除具體實踐既定目標，亦持續檢核績效，並設定改善方針，並且從中學習經驗，持續改善。

㈢ **審查程序**

依據報告書目標，規劃資訊揭露類型、彙整方式、數據方式等，撰寫彙編完成後進入審查程序，接受 SGS（瑞士通用檢驗公證集團）嚴謹查證，依據 AA 1000：2008 查證標準及包容性、重大性、回應性等當責性三原則，加上以 GRI G3 作爲依據，分別進行書面審查、現場查證程序，通過驗證後獲頒「獨立保證意見聲明書」（Assurance Statement）。

㈣ **回饋效應**

2010 年 4 月通過企業社會責任 AA 1000：2008 暨 GRI G3 雙國際認證後，北醫附醫建立公開報告書之管道，主動讓目標讀者與利害關係人了解，並將讀者之意見回饋納入未來持續改善之基礎。同年並參與臺灣永續能源研究基金會所舉辦之「臺灣企業永續報告獎」評選，很榮幸以「永續發展報告書」榮獲「2010 臺灣企業永續報告獎」非營利組織特別獎殊榮，爲全國唯一獲獎醫院。在環安管理方面，北醫附醫持續綠色服務、綠色政策執行、綠色信譽三個面向都拿到傑出成績，連續蟬聯《數位時代》雜誌「2010～2011 年綠色品牌大調查」醫療服務類榜首，並連續於2009～2011 年獲得臺北市政府「綠色採購標竿企業」。當責時代來臨，北醫附醫將持續積極、主動地承擔社會責任，實踐永續發展使命，爲醫療品質持續深耕，爲社會樹立典範，打造醫界新格局。

## 第九節　國際化及國際社會責任

政府深知臺灣醫療產業之競爭力有賴於以國人健康爲發展前提，長年來，政府的施政重心即放在積極規劃及建立健全的醫療照護體系，以照顧民眾健康爲執行重點。在歷年衛生署短、中、長期之政策配套下，臺灣醫療照護體系已逐漸成長茁壯。臺灣所提供之完整醫療照護已逐漸揚名

全球，在 2000 年英國經濟學人公布的「世界健康排行榜」，臺灣為全球第二名，僅次於瑞典。2003 年美國 ABC 新聞以「健康烏托邦」為標題報導臺灣的健康保險制度及醫療完整度；2007 年瑞士洛桑管理學院之「世界競爭力評比」，臺灣醫療保健基礎建設為全世界第 13 名（共計有 55 個國家受評）；2009 年諾貝爾經濟學家克魯曼公開稱讚臺灣健康保險制度全球最好。另外根據行政院主計處於 2006 年的統計指出，我國服務業的產值已達 2,655 億美元，占整體 GDP 的 73.4%，就業人數所占比重則高達 58.2%，上述的各種數據皆已說明我國的經濟結構已轉化為以服務業為主體；而醫療產業亦屬於服務業，具有創造高度經濟價值的特性，近年來隨著歐美各國醫療費用高漲，醫療服務國際化之發展已蔚為世界潮流。

近年來，為因應全球化的衝擊，創造臺灣獨特的競爭利基，及政府的「深耕臺灣、布局全球」的新世紀國家經濟發展戰略，國家現階段的發展重點計畫策略規劃，旨在掌握國際網路與分工的趨勢，凸顯在地化、主體性與不可取代性，創造臺灣特有的利基。「全球接軌、在地行動」的策略理念，也是「深耕臺灣、布局全球」的具體實踐之一。在「全球接軌」上，秉持宏觀全球的視野，積極推行軟、硬體建設齊頭並進，培育具備世界觀與國際對話能力的新世代，打造能與全球同步的典章制度、企業經營與生活環境；在「在地行動」上，善用臺灣知識化的優質人力、多樣化的地理環境、多元化的人文特質等利基，發揮高科技、觀光旅遊、文化創意等產業的雄厚潛力，創造臺灣特有的競爭力優勢，營造具地方特色的現代化社區。

為響應政府的策略及提升醫療產業國際間之競爭，自 2005 年起北醫醫療體系於邱文達前校長（現任衛生署署長）擔任臺灣私立醫療院所協會理事長任內即積極與政府多方討論，將醫療服務國際化列為醫療產業升級轉型四大策略之一，以市場觀念注入服務業、以創新方式提高服務業價

值、以服務產業的發展來增進我國生活品質，及以服務業來創造國內就業機會。

行政院自 2007 年始推動「2015 經濟發展願景第一階段三年衝刺計畫」，將「醫療服務國際化旗艦計畫」列爲我國重點發展項目；同時於 2009 年「健康照護升值白金方案」中，將國際醫療服務產業列爲六大新興產業之一，以「高品質、中價位」爲核心概念，透過持續性與計畫性的行銷宣導措施，塑造我國特有醫療服務品牌印象。2007 年正式成立「醫療服務國際化專案管理中心」協助政府擬定醫療服務國際化推行政策及方向，邱文達前校長爲該管理中心之協同主持人，北醫附醫朱子斌副院長擔任副執行長，凝結 20～30 家有志一同醫療院所共同參加試辦計畫，並協助醫界之橫向及縱向連結。

除了協助政府政策推行之外，北醫附醫身先士卒成立「國際醫療中心」積極落實醫療服務國際化之概念，以打造國際水準之旗艦醫院爲己任，並以兩大策略、五大面向全方位推行，其推行架構如圖 3-17：

爲順利推行醫療服務國際化，促使醫療資源達到最大效益，臺北醫學大學成立「北醫大國際醫療服務中心」及「管理發展中心」整合其三家附屬醫院資源，北醫附醫以院長爲召集人主導「新事業發展部」及整合跨部門相關專責單位，全面導入落實推行，相關權責單位職掌工作如圖 3-18 所示：

在推行主軸方面，響應政府醫療產業升級轉型三年計畫「醫療走出去，顧客走進來」之理念，共同打造臺灣醫療國際品牌，北醫大附設醫院以外交醫療及國際醫療爲二大推行主軸。

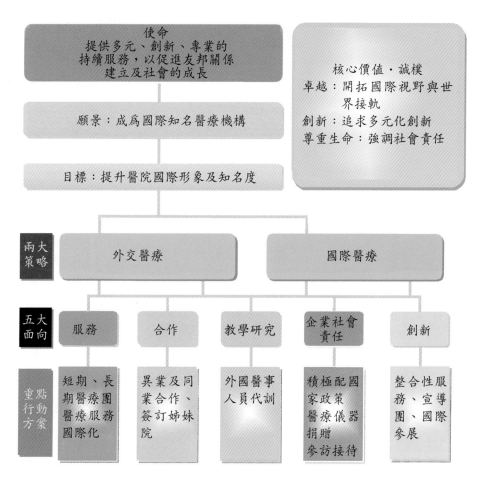

圖 3-17　「國際醫療中心」的兩大策略、五大面向及其推行架構圖

　　醫療外交部分，主要以善盡國際社會責任，協助政府維持友邦情誼為核心理念，共同打造臺灣國際醫療服務國際品牌，其推行原則，包含：人道救援醫療物資捐贈、友邦醫事人員醫療品質提升、醫療外交援助據點延伸，執行內容包含短期醫療團服務、長駐醫療團深耕經營、醫療儀器設備捐贈、提升友邦國家進行醫療及管理核心專業能力、協助當地醫療品質提升等，以達到醫療走出去之目標（圖 3-19）。

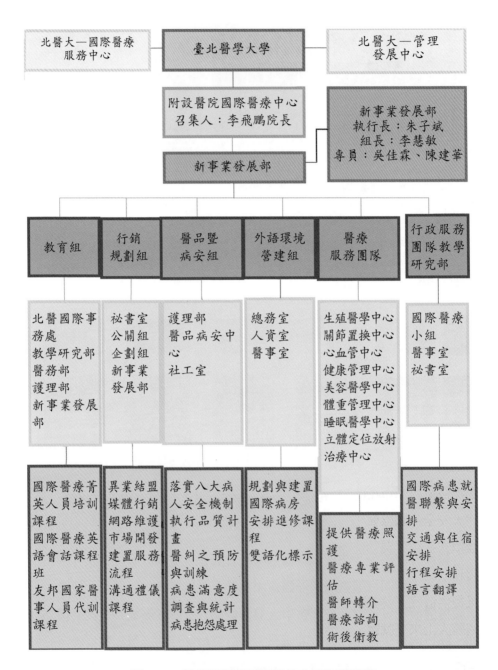

圖3-18　跨部門相關專責單位之工作職掌圖

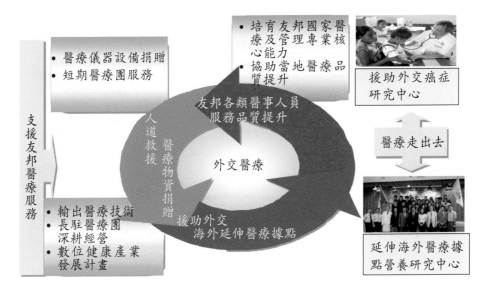

圖 3-19　北醫附醫醫療外交服務示意圖

　　國際顧客服務部分，為增進國際顧客走進來，促使臺灣醫療產業全方位升級晉身為國際化產業，北醫附醫參閱國際各大醫院之推行成果，建置 Medical Tourism 的成功模式（圖 3-20），並依據其各項要點及以病人為中心之思維，擬定試辦「國際醫療醫院驗證輔導訪查」機制，針對醫院推行國際醫療目標市場的評估、各項出版品、表單文件的翻譯、中英文網站、病人安全、國際醫療品質確保、國際病房，以及異業合作等構面，計 115 條項次進行專業評估，實際了解醫院推行國際醫療之準備成熟度及其醫療服務價值鏈建構情況，評審委員以 A～E 給分方式表達其滿意度，評分結果提供醫院了解其醫療服務國際化之推行成果及改善事項，未來亦可作為國際人士來臺就醫之參考依據及準則（表 3-3）。

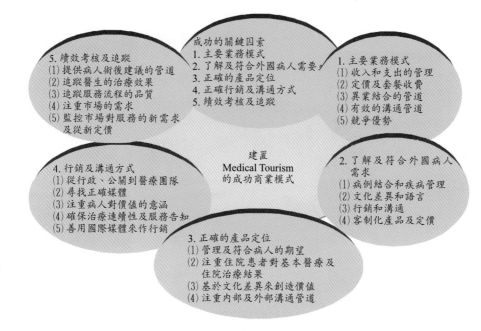

**圖 3-20　建置 Medical Tourism 的成功模式圖**

資料來源：行政院衛生署醫療服務國際化專案管理中心。

**表 3-3　國際醫療醫院認證輔導訪查之基準及配分**

| 評審標準 | 權重 |
|---|---|
| 1.1 目標市場的評估 | 20 |
| 1.2 出版品及各項文件翻譯 | 30 |
| 1.3 外語網站（中文以外之網站，英語為主） | 30 |
| 1.4 國際病人聯絡中心 | 40 |
| 1.5 國際醫療品質與國際病人安全機制 | 30 |
| 1.6 醫療糾紛之預防及保險機制 | 50 |
| 1.7 國際病房 | 50 |
| 1.8 最適價格及服務價值鏈 | 20 |
| 2.1 異業結合的程度 | 25 |
| 2.2 其他類（非五大項）產品特色及組合 | 45 |
| 2.3 專業及非專業行銷通路 | 20 |
| 2.4 五大項的疾病專業評估 | 30 |
| 2.5 成果評估 | 30 |

資料來源：行政院醫療服務國際化專案管理中心。

　　長期參與衛生署醫療服務國際化專案旗艦計畫之大型醫療院所，在專案管理中心之輔導訪查項目中各有其強項，也不斷配合醫療服務國際化專案管理中心設立標準持續改善。北醫附醫依據此架構成立國際醫療專責單位，推行以病人為中心之理念，促使醫療產業全方位國際化，透過外語化服務、接待與安排、海內外經驗交流、界定醫療服務特色、異業合作等循環來精進服務流程與內容，其全方位國際化提升建構循環詳如圖 3-21：

　　北醫附醫積極與國際接軌，除了參與多項國際評鑑認證外，也持續打造友善的就醫環境，將醫院整體環境標示全面雙語化，通過行政院研考會「英語服務標章認證」，以接近滿分榮獲「金質級」獎章，於設施標示、服務措施、英語能力、網站資訊、專責服務及其他整體服務項目等構面均符合評核標準。

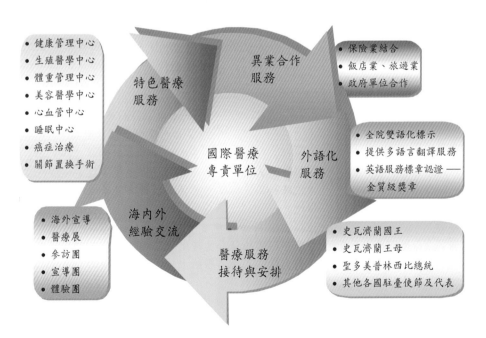

**圖 3-21　國際顧客走進來──產業全方位國際化提升建構循環圖**

資料來源：醫療服務國際化專案管理中心、北醫附醫。

表 3-4 英語服務標章認證之基準及配分

| 評核項目 | | 配分 | 內容 |
|---|---|---|---|
| 通則 | 設施標示 | 50 | 係指規範英語服務標章認證業者於設施標示、服務措施、英語能力與網站資訊四部分之雙語化程度與水準，以提高外籍人士之滿意度。 | 設施標示「雙語化」與「符碼化」，讓外籍消費者一進到業者營業場所，即能清楚了解營業場所所有之設施標示與動向規劃。 |
| | 服務措施 | 50 | | 服務措施主要是希望讓國外消費者進到店家之後，對於店家所提供之「服務與產品」能有更進一步的認識與了解，透過雙語化之「簡介／文宣品」、「目錄／標價說明」與「員工識別證」，使國外消費者對於購物消費環境更加放心與安心。 |
| | 英語能力 | 50 | | 服務人員應具備「基本英語溝通能力」，例如：問候語、詢問價格、產品介紹、成交結帳等，以符合外籍人士之基本需求。 |
| | 網站資訊 | 50 | | 可讓國內外消費者到店家之前，就可先行了解店家營運內容，搭配上應有之「公司簡介說明」、「產品／服務介紹」與「業者聯絡資訊」，以利外籍人士了解認證業者所提供之產品服務。 |
| 專則 | 專責單位 | 120 | 係指相關商業服務業者除應符合通則規定之外，亦以個別行業其專業需要及產業特性發展，訂定以提升業者之服務品質與服務水準，並提高外籍人士的顧客滿意度。 |
| 整體服務品質與創意 | 整體服務 | 80 | 係指相關商業服務業者除應符合通則、專則規定之外，亦應積極符合業者之服務品質規範，並提供有創意或差異性之雙語服務，提高雙語水準。 |

備註：
1. 評核成績滿分為 400 分，業者評核總分須達（含）280 分以上，始通過英語服務標章認證。
2. 評核總分為 360～400 分，頒發「金質」級英語服務標章認證；評核總分為 280～359 分，頒發「銀質」級英語服務標章認證。

資料來源：行政院研究發展考核委員會。

北醫附醫重視醫院治理，透過持續創新、以病人為中心積極提升就醫品質。無論病人來自何方，都盡最大努力創造病人最大利益價值，以期達到醫療服務無國界，朝向國際一流醫學大學附屬醫院邁進。

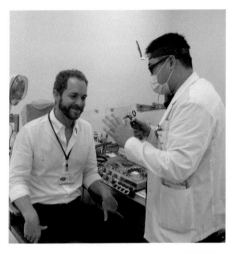

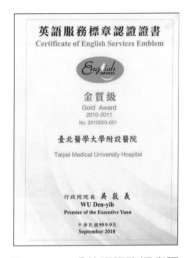

圖 3-22　行政院英語服務標章認證外籍評核委員實地訪查

圖 3-23　「英語服務標章認證──金質級獎章」證書

## 第十節　醫學臨床教育研究

### 一、教學國際接軌

美國心臟學會（American Heart Association; AHA）2010 年公布了新版心肺復甦術和心血管緊急照護指引後，北醫附醫於同年 10 月 21～24 日四天和美國心臟學會、挪度國際培訓中心與臺灣急診醫學會共同針對各大醫院急診中心培訓種子導師。新版心肺復甦術（CPR）步驟大幅簡化操作流程，其內容最大幅度更動為二：一是將原本「確認呼吸道暢通、呼吸、胸部按壓」的步驟調整為「胸部按壓、確認呼吸道暢通、呼吸」；二是建議

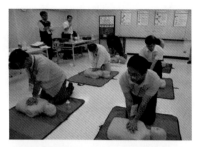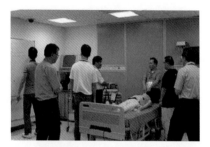
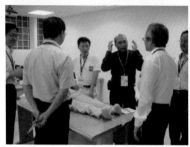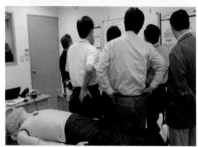

圖 3-24 　新版心肺復甦術（CPR）種子教師培育

未經專業醫療訓練的民眾施行只有胸部按壓的心肺復甦術。北醫附醫與臺灣急診醫學會邀請 AHA 研究發展部門總監 Jerry Potts 2010 年 10 月 23 日親自來臺，說明新舊版之差異。李飛鵬院長表示，急重症一直是北醫附醫發展的方向及目標，共同協辦新版心肺復甦術培訓活動，希望儘速推廣至各級醫院，提供更完善的醫療服務。

　　此外，北醫附醫也舉辦多場臨床教學訓練及國際性醫學教育研討會，2009 年邀請 DxR 軟體原著教育專家 Hurley Myers 來院示範教學，2007 年及 2010 年邀請國際醫學專家 Professor Harrison G. Weed 指導臨床技能中心種子教師，充實醫院教學師資。

## 二、教學創新成果

　　北醫附醫一般醫學科、實證醫學中心提出「全腹膜外內視鏡腹股溝疝氣修補手術之人工網膜固定改善專案」，是外科進行內視鏡腹股溝疝氣修

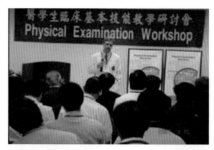

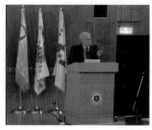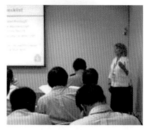

圖 3-25　臨床教學訓練及國際性醫學教育研討會

補手術時，以細管深入腹膜前以灌氣的方式，在腹膜與皮下脂肪間撐出一個空間，以利進行修補手術。修補後以人工網膜加強腹壁，並減少以打釘固定網膜。這項計畫從 2009 年 3 月開始進行，並邀請亞東醫院陳國鋅主任指導，並發現病人術後大為減輕疼痛感，復元情況也很良好；而且病人因減少打釘，更加有效降低醫療成本並提升醫療品質。此項專案參加財團法人醫院評鑑暨醫療品質策進會「第十屆醫療品質獎 HQIC」，獲得金獎，並獲得世界知名期刊《World Journal of Surgery》刊登研究結果（圖 3-26）。

　　北醫附醫秉持持續人才培育政策來提升教學與研發創新。實證醫學中心主任在 Oxford EBM Center 學習新的實證教學方法後，即於全院推行顏色卡教學，施行數月的教學成果得到很大迴響，並將教學成果發表於 2010 Cochrane 年會（2010 Joint Colloquium of The Cochrane &Campbell Collaborations Keystone, Colorado, USA）（圖 3-27）。

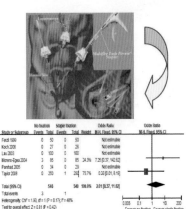

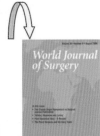

內視鏡腹股溝疝氣修補手術

醫策會第十屆
醫療品質獎

榮登
知名期刊

系統回顧及統合分析

**Outcomes of Staple Fixation of Mesh Versus Nonfixation
in Laparoscopic Total Extraperitoneal Inguinal Repair:
A Meta-Analysis of Randomized Controlled Trials**

Ka-Wai Tam · Hung-Hua Liang · Chiah-Yang Chai

圖 3-26　全腹膜外內視鏡腹股溝疝氣修補手術之人工網膜固定改善專案

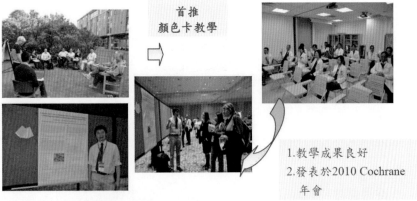

首推
顏色卡教學

1.教學成果良好
2.發表於2010 Cochrane
　年會

**2010 Joint Colloquium of The
Cochrane &Campbell Collaborations
Keystone, Colorado, USA**

圖 3-27　顏色卡教學

## 三、人文涵養

北醫附醫承襲校方重視醫事學生醫學人文教育理念，1972 年 4 月 18 日成立社會醫療服務隊第一隊，為全國最先成立的醫療服務隊。1974 年更成立「口腔醫療服務隊」幫助偏遠地區做學童口腔衛生教育推廣及簡易治療（圖 3-28）。

近年來除了首創楓林人文教育，讓典範人物啓迪後進「有爲者亦若是」的承諾與擔當外，正當民眾逐漸懷疑醫德沉淪之時，北醫附醫仍然相信臺灣有一群年輕人願意以「不求回報」的精神，投入行醫的行列。醫院也相信，除了教導精湛的醫術外，「追隨典範」可以成爲良醫。因此率先全國醫學院開辦「跟隨典範腳蹤」校外教學，來增加倫理判斷的智識、激發服務的熱誠，並體驗弱勢族群生命歷程中的重擔。而醫療奉獻獎舉辦 20 屆，其中 15 位得主更是出身於北醫這個臺灣重要的醫界人才搖籃。

## 四、多元化教學

北醫附醫醫學生臨床技能考評除了醫學教育專家張念中主任率先全國引進客觀性結構式臨床評量（Objective Structured Clinical Examination, OSCE）方式外，鑑於 2011 年 OSCE 已列入國家醫事人員之必要專業考試，爲深化對 OSCE 的學習，減少 OSCE 成本時間負擔，醫院臨床技能

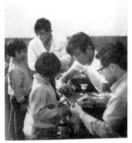
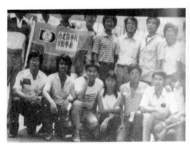

圖 3-28 社會醫療服務隊及口腔醫療服務隊

■ 追隨典範腳蹤

2008年起正式實習前
蔣渭水墓園立志

「你的終點、我的起點」

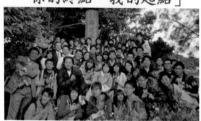

探訪淡水
馬偕故居

2008年(921級)　2009年(931級)

■ 楓林人文

啟迪後進「有為者亦若是」
的承諾與擔當

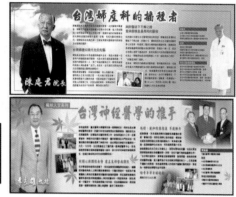

圖 3-29　首推楓林人文及追隨典範腳蹤

中心研發 Mini-OSCE 以利學生重複深化學習，而臨床技能中心設備完善也榮獲國家考場認證。此外，為豐富教學的多元性，更首家採用 DxR 虛擬病人軟體，促進住院醫師的臨床思維能力，同時於 2009 年邀請軟體原著教育專家 Hurley Myers 蒞院示範教學（圖 3-30）。

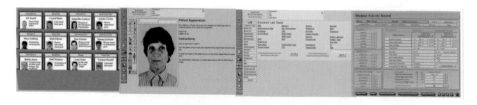

圖 3-30　首創醫學生模擬臨床思維能力考評

# 第十一節　第一屆國家訓練品質獎

## 前言

　　北醫附醫遠景是成為國際一流的大學醫院，訓練承諾的中心目標是以培育國內外優秀醫事專業人才為根本，並落實以病人為中心的組織文化，因此在 2008～2010 年導入 TTQS 訓練品質管理系統，依據教學、研究、服務、社區四大策略發展，擬定短程年度四大訓練主題，分別為國際醫療、臨床師資培育、醫療品質與病人安全、醫事專業教育，在多層次與各專業訓練之下，訓練策略為穩固醫療、醫事、護理和行政四類人員基礎醫療知識，進而強化醫院年度四大專業訓練主題，並積極邁向標竿醫院與回饋社會、善盡社會責任來達成國際一流大學醫院之宗旨。

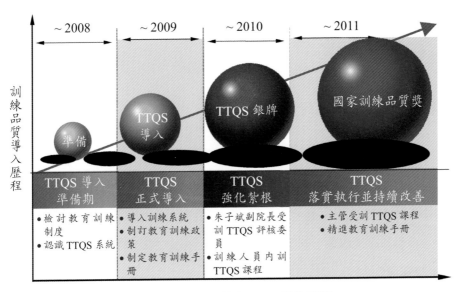

圖 3-31　北醫附醫 TTQS 導入歷程

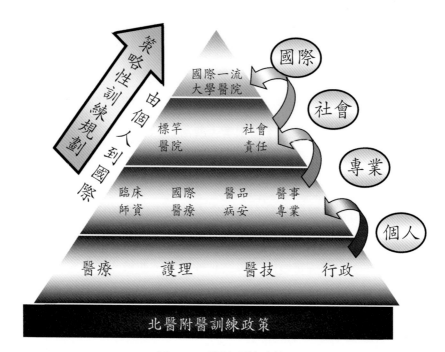

圖 3-32　醫院訓練政策

## 北醫附醫 TTQS 各階段運作

### 一、計畫（Plan）

　　醫院訂有完整營運計畫書，並清楚闡述短中長期營運發展目標，進而擬定全院性教育訓練政策，且相關教育訓練委員會皆由高階主管擔任主任委員，並參與訓練政策、制度的訂立與規劃全院教育訓練體系，詳述如下：

### ㈠ 醫院發展與訓練承諾

　　北醫附醫營運計畫書與營運報告書，詳細記載宗旨、願景，擬定四大教學、研究、服務、社區策略與短中期計畫，以及診斷年度四大訓練主題，即國際醫療、臨床師資培育、醫療品質與病人安全、醫事專業教育，

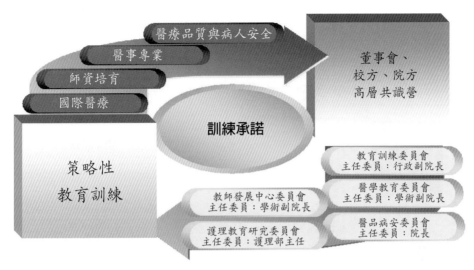

圖3-33 訓練承諾與高階支持

並執行策略性教育訓練，各訓練主題之下，皆有教育訓練計畫與各項質性與量性績效指標，以衡量組織整體績效達成。

(二) 完整教育訓練體系

醫療服務的專業訓練含括多個層面，因此在北醫附醫訓練體系下依據人員類別、專業職別、階級別、通識教育、專業教育、院外訓練等層面來區分教育訓練領域，建構完整教育訓練體系。此一訓練體系更細緻的依據人員訓練需求的不同，分別規劃新進人員所需的完整職前訓練、在職人員每年依規定須接受攸關基本核心能力之通識課程訓練，並不斷強化各醫療專業訓練，及對基層優秀人員與現任主管施行的人才培育課程，建立北醫體系黃埔軍校，並延續人才培育不間斷之精神。

(三) 高階主管參與

北醫附醫具有全院性教育訓練委員會及其他訓練主責委員會，如醫學教育委員會、護理教育研究委員會、教師發展委員會，統籌全院性教育訓練。委員會皆由高階主管（院長、副院長）擔任主任委員，並由相關單位

主管組成委員，共同研擬訓練制度，因此兼具訓練發展責任，經由高階主管領導之下決定全院性相關訓練政策。

| 培育課程結構 | 對象 | 目標 | 辦理形式 | 年度規劃 |
|---|---|---|---|---|
| 校／院核心主管共識培訓 | 董事長、校長、總顧問<br>副校長、學院院長<br>三附屬醫院院長<br>管發中心主任<br>事業發展部主任 | 共識及價值觀凝聚 | 座談會（依特定議題／時事訂定主題） | 不定期舉辦 |
| 校／院高階主管培訓 | 1.現任中高階主管<br>2.各單位推派培育人選 | 1.領導能力及價值觀強化<br>2.儲備主管培育 | 課程（以 EMBA 課程為母體） | 隔週舉辦<br>3 小時/堂 |
| 校／院基層主管培訓 | 校／院基層員工 | 1.實務執行力及溝通管理能力培訓<br>2.儲備主管培育 | 課程（著重實務及技術面） | 1～2 次/月 |
| 共同通識課程／專家演講 | 一般 | | | 1～2 次/月 |
| 新進人員 | 全校、全院 | | | |

圖 3-34　人才培育課程設計-1

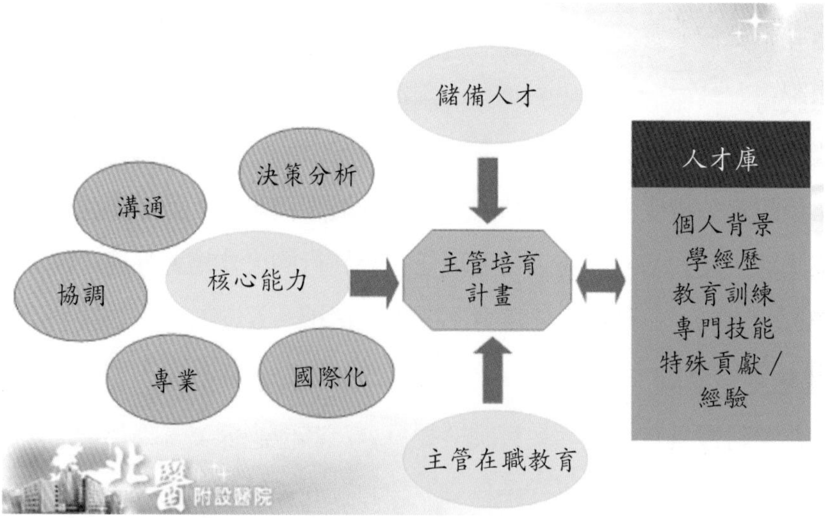


圖 3-35　人才培育課程設計-2

　　此外，亦具有全院性《教育訓練品質管理手冊》，記載全院整體性訓練政策與目標、訓練架構、訓練體系、訓練計畫、課程執行與查核及成果評估，且各類人員具有教育訓練程序書（ISO 文件）、教學訓練計畫書與特殊訓練計畫書、師資培育相關辦法等，以供單位辦訓人員據以執行訓練計畫，達成醫院年度目標。

## 二、設計（Design）

　　北醫附醫依據法規要求、高層支持、主管共識、員工期待制定訓練政策與發展訓練方案，並由職能分析六大構面制定員工專業職能，據以落實提升員工專業能力，說明如下：

### ㈠ 訓練發展方案

　　依據醫院總體目標與訓練主題，持續辦理核心通識課程，維持同仁基本醫療知識，並提升醫療專業能力。在訓練策略下，依訓練類別之不同擬定訓練計畫書，再依課程目標設計訓練方法、決定課程時間與講師遴選、教材設備選擇。最後，在設計成果評估方面，醫院在醫療科訓練計畫書中擬定完整訓練方案設計，內容包括訓練目標、員工職能分析、課程設計、成果評估。

### ㈡ 職能分析

　　醫院屬醫療服務業，在衛生主管機關相關法規的規範之下，各類醫事專業職能具有一定的特殊性，因此職能分析主要以外部評鑑規定、醫事人員法規、人員進階制度、員工遴選遷調辦法、工作說明書、醫療執行業務說明書等六大構面制定各員工之訓練職能。

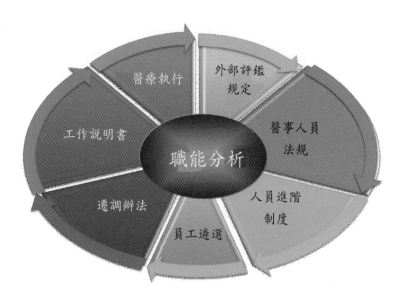

圖 3-36　職能分析六大構面

## (三) 利益關係人參與

　　北醫附醫屬策略性教育訓練,因此利益關係人的參與過程相當多元且完整,主要可區分為主管機關、高階主管、訓練單位、受訓員工、單位主管五大類型,簡述如下:衛生主管機關制定醫療法規要求專業人員須受訓課程與時數,高階主管親自擔任全院性層級之教育訓練委員會主任委員,帶領各單位主管共同參與研擬教育訓練政策,並於內部重要會議中公告訊息;而所有同仁參與訓練課程後,透過課後滿意度調查,以及每年進行的全院員工滿意度調查中有關訓練課程滿意度之項目,提出對訓練計畫及課程的建議、回饋,供課程承辦單位知悉,作為未來課程規劃的參考。

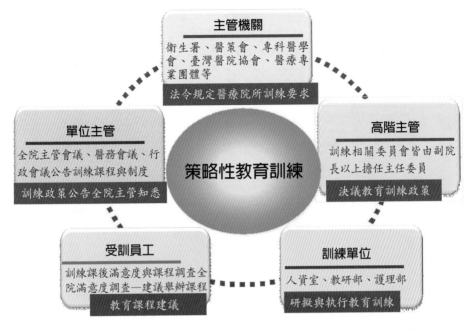

**主管機關**
衛生署、醫策會、專科醫學會、臺灣醫院協會、醫療專業團體等
法令規定醫療院所訓練要求

**單位主管**
全院主管會議、醫務會議、行政會議公告訓練課程與制度
訓練政策公告全院主管知悉

**高階主管**
訓練相關委員會皆由副院長以上擔任主任委員
決議教育訓練政策

**策略性教育訓練**

**受訓員工**
訓練課後滿意度與課程調查全院滿意度調查—建議舉辦課程
教育課程建議

**訓練單位**
人資室、教研部、護理部
研擬與執行教育訓練

圖 3-37 教育訓練利益關係人概念圖

## 三、執行（Do）

醫院落實各類訓練計畫執行，並有效追蹤訓後成果移轉，將受訓同仁學習之專業知識有效擴散，再加上醫院具有完整教育訓練系統與知識平臺，以資訊化方式存放訓練相關 ISO 文件與受訓紀錄，在管理制度面上可隨時查核全院訓練成果，並適時依外部評鑑要求提供快速且完整資訊，詳述如下：

### ㈠ 訓練成果移轉

北醫附醫教育訓練成果的移轉，在策略性教育訓練下，依據法令要求、實務需求、發展，由院外衛生主管機關來文訓練資訊與單位主管提出之訓練要求，經訓練單位審核並外派人員受訓。受訓完成後，同仁回到醫

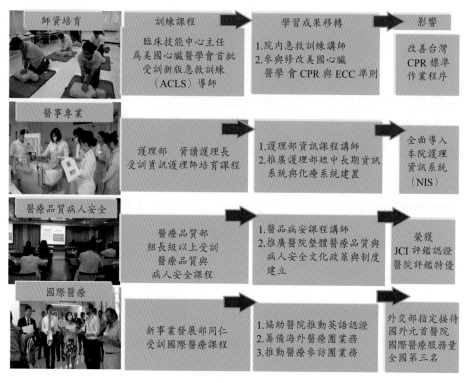

圖 3-38　訓練成果移轉範例

院需繳交受訓心得報告，報告內容包括建議北醫附醫改善內容，且心得報告皆須呈核副院長。此外，受訓同仁依據受訓性質將成為院內種子講師，並推廣教學，進而修改相關業務流程、衛教單張等與執行籌備院方政策。

㈡訓練資料管理系統

　　北醫附醫訓練資料的保存與電子化相當完整且安全，分為學習書面歷程及電子資訊系統。其中，學習書面歷程主要是護理人員、醫療人員、醫事人員學習書面資料與護照；電子資訊系統則主要區分為 TMS 教育訓練系統、BIKM 知識管理平臺和院內 Portal 網頁等知識資料庫，且 TMS 教育訓練系統同時也屬於線上學習系統，包含線上公告課程、學習、測驗、

統計學習成效，並同時設有受訓心得報告分享平臺，同仁可以簡易以客制化的方式區分學習時間、課程類別、課程通過狀況、院內訓練時數規定修課狀況，查詢自己訓練歷程，掌握訓練成果。訓練報表每月由人力資源室定期查核全院教育訓練建檔完整性，每季將教育訓練指標於教育訓練委員會報告，並依據外部各項評鑑及專案所需搭配教育訓練系統，完整且迅速地提供教育訓練分析記錄與資料。此外，BIKM 知識管理平臺和院內 Portal 網頁屬於存放院內所有 ISO 標準文件之知識平臺，使全院同仁能在最短時間內得到最正確的資訊，提升工作效率與正確率。

## 四、查核（Review）

北醫附醫之教育訓練相關委員會定期檢視訓練成果，並有課程異常矯正標準處理程序，針對所發現之異常立即進行改善，並作為未來課程辦訓參考，詳述如下：

### ㈠ 定期教育訓練評估與成果報告

醫院於每月、每季、每年定期辦理教育訓練之評估暨成果報告，意即在每月單位會議、每季相關訓練委員會會議、每年共識營均進行教育訓練之檢討追蹤，每年並以製作營運報告書、各委員會成果報告書、訓練成果報告書方式來呈現年度訓練成果報告，內容針對訓練回饋、需求、目標、方法進行檢討，並作為未來訓練規劃之參考。

### ㈡ 課程異常矯正處理程序

醫院訓練課程多樣化，當訓練過程中發生異常，承辦單位將紀錄提至相關訓練委員會議檢討與改善，修正為未來訓練課程。另外，醫療品質部每半年均透過內部稽核，檢視教育訓練 ISO 文件是否符合現況實務作業，以確保訓練課程品質。

## 五、成果（Outcome）

北醫附醫針對訓練成果進行多元評核，依據各類專業訓練設有 L1～L4 之評估方式，將訓練成果反應於組織成果，進而檢核訓練成效是否達成預期效益，詳述如下：

### ㈠ 成果評核多元性與完整性

各類醫療專業的訓練評估方式具多元性與完整性，訓練評估方式從最基本的 Level 1 課後滿意度調查、Level 2 的課後測驗、專業訓練筆試，至 Level 3 實務查核、臨床技能評量、護理技術指導再至 Level 4 對應組織成果，如：醫療服務量、醫事證照國考通過率、企業責任、醫院評鑑特優、論文研究發表數等。Level 1～Level 4 的完整訓練評核，使北醫附醫更能掌握訓練成效，以下為其作業細項：

反應評估（Level 1）：廣泛使用線上課後滿意度與課後測驗調查機制，經由訓練資訊系統自動統計功能，節省人工建檔成本與錯誤率，並定期於相關訓練會議報告，作為下次辦訓參考。

學習評估（Level 2）：建立完整線上測驗與紙本測驗機制，並定期於相關訓練會議報告與檢討。

行為評估（Level 3）：依據課程計畫建立完整實務查核機制，並定期於相關訓練會議報告與檢討。

成果評估（Level 4）：訓練成果反應醫院整體組織成效，如：醫院年度營運指標、教學研究指標、外部評鑑成果、社會責任與公益形象，皆有衡量指標與評鑑檢核表。

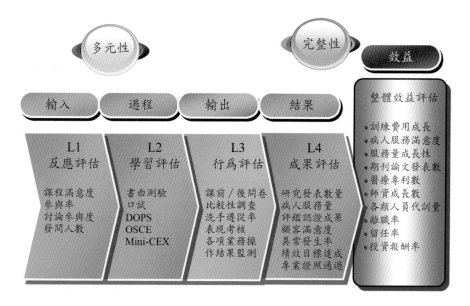

多元性　完整性　效益

輸入　過程　輸出　結果　整體效益評估

・訓練費用成長
・病人服務滿意度
・服務量成長性
・期刊論文發表數
・醫療專利數
・師資成長數
・各類人員代訓量
・離職率
・留任率
・投資報酬率

| L1 反應評估 | L2 學習評估 | L3 行為評估 | L4 成果評估 |
|---|---|---|---|
| 課程滿意度<br>參與率<br>討論參與度<br>發問人數 | 書面測驗<br>口試<br>DOPS<br>OSCE<br>Mini-CEX | 課前/後問卷<br>比較性調查<br>洗手遵從率<br>表現考核<br>各項業務操<br>作結果監測 | 研究發表數量<br>病人服務量<br>評鑑認證成果<br>顧客滿意度<br>異常發生率<br>績效目標達成<br>專業證照通過 |

圖 3-39　成果評核示意圖

## (二)訓練成果與組織績效

在策略性教育訓練之下，北醫附醫年度訓練主題成果指標皆不斷提升，提升指標如下：醫事專業教育部分，期刊論文發表、各項醫療專利數、專科護理師國考通過率、N2 以上護理人員占率皆持續成長；臨床師資培育部分，在部定教職數、教學型主治醫師數、合格臨床教師數皆持續提升、醫療專業證照國考率高於全國；醫療品質與病人安全部分，在病人滿意度、出口民調滿意度皆持續提升、醫療品質指標持續改善；此外，國際醫療部分，國際病人服務量、國外醫事人員代訓數、海外參訪團亦皆持續成長。

在長期培育優質人才的策略方向下，北醫附醫創造許多優異的組織成果，其中包括通過各項外部評鑑指標，如：TTQS 評核 2010 年、2011 年銀牌、美國 JCI 國際醫院評鑑、第廿一屆國家品質獎、新制醫院評鑑特

優、癌症診療品質 A 級認證、企業社會責任 AA 1000 暨 GRI G3 雙認證、行政院英語服務標章認證、食品安全管制（HACCP）驗證，以及員工產值、門診、急診、住院服務業務成長、新病人初診數持續成長。對於醫院的社會形象亦有所助益，例如：連續獲得綠色採購標竿企業、綠色品牌大調查醫界榜首、駐外醫療團、社區健康促進活動等方面都獲得諸多肯定。

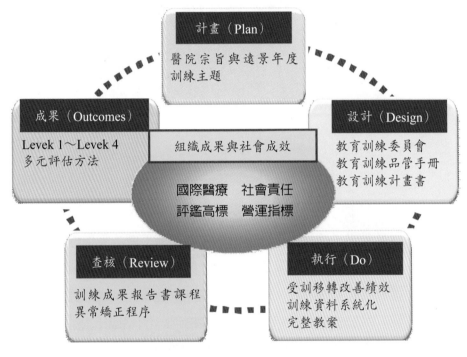

**圖 3-40　北醫附醫 TTQS 概念圖**

## 國家訓練品質獎對於北醫附醫的意義

TTQS 的導入強化北醫附醫整體發展與教育訓練的連結，且在組織競爭力、營運指標、社會責任等方面都提升許多。在 TTQS 系統化的訓練品管標準之下，透過計畫（plan）、設計（design）、執行（do）、查核

（review）、成果（outcome）五大步驟，以訓練系統化的方式從營運發展、績效診斷教育訓練的設計，發展出包括：學員遴選、師資遴選、教學方法、評估方式的一系列課程，並落實執行課程。同時規劃出標準的課程異常矯正程序，最後以基本評核方式（反應、學習、行為）到組織成果評核，並善盡社會責任，在策略性與系統性教育訓練之下，將訓練品質成果內化為組織目標，因此北醫附醫的人力資本、醫學專業與總體組織成果不斷的提升，挑戰卓越醫療品質。

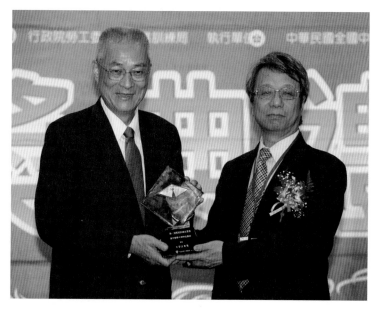

圖 3-41　北醫附醫獲第一屆國家訓練品質獎，陳振文院長代表醫院接受行政院吳敦義院長頒獎表揚。

# 第四章 《品質精進》——臺北醫學大學附設醫院實踐國家品質獎紀實

## 第一節　領導與經營理念

　　高階領導人對於整個組織的成形、運作與價值是有著極大的影響力，領導者必須以其本身的影響力（魅力）啓發組織成員的責任心、榮譽感及對組織價值觀的認同，透過鼓舞向上向善的意志，以激勵的手法帶動成員積極並具體實現目標，使整體組織內外成員達到齊心一致、步調統一，共同爲實現組織經營的方向而努力。

　　領導者必須能隨時注意環境的變遷，甚至連細微的變化亦能有所察覺，並能掌握趨勢，以組織核心價值與使命爲中心，進而修正組織的發展方向，因應且克服各項困難挑戰及變動，將組織帶往目標方向，這正意味著領導者必須領導組織成員「去做對的事情」。

　　而由領導人組成的高階經營管理團隊在全面品質文化價值建立上，必須肩負起確立核心價值、擬定組織使命、規劃發展方向，並塑造組織全體的中心思想。而管理上則必須：

　　一、隨時隨地注意組織內部的情況，制定合適的制度規範，讓組織有
　　　　秩序和依循的準則。

　　二、適時適當的進行內部協調與和諧競爭，包括自領導者到團隊基
　　　　層成員的垂直溝通管道，或是跨組別部門橫向連接，都能順行

無礙。

三、最後並持續追蹤績效考核達成結果，藉由現於外的結果去評值，並訂出改善或精進策略。

　　從領導團隊到全體成員的群體力量以最有效率的方式，獲得最佳效果，正是領導者帶領成員「去把事情做對」。領導人最主要的功能之一則是「改變現狀」，所以要鼓舞成員使其有意願和動力及能力來改變現狀，認同改變正是可以替我們尋求更有效、更正確的方式。所以領導者必須有能力去使成員克服對變革的抗拒與不認同。而這種認同改變並非使用權力及控制等強勢手段，使成員一時之間短暫屈服，必須是長期、系統性的潛移默化與教育，故需要透過對組織共同價值觀的分享、核心理念的認同及共同追求一致目標的深度教化，去克服因改變所帶來的恐懼與不信任感。

　　領導者的另外一項重要功能即是「獲得認同」。當領導人建立起組織的內外架構，包含形於外的組織結構與無形的企業社會責任與倫理架構，如何讓這個架構能暢行無阻，最重要的就是要明確告知組織的文化、使命、理念角色，並強化成員間的溝通。而在取得認同的當時，領導人亦必須能周全的處理內外顧客或利害關係的的需求，尤其當有所衝突時能順利從中取得雙方利益平衡點。

　　領導人亦須具備群眾魅力與模範的特質，激勵組織成員，以其本身為模範，並效尤參與組織內外的活動。國家品質獎在全面品質管理的第一構面，即是針對組織在領導與經營理念方面做深入探討，其評核此構面共有五大面向：

一、經營理念與價值觀：強調組織最重要的核心價值與文化的關鍵因素，如何落實讓組織成員均能認同。而核心價值對組織的重要性為：㈠為願景與目標確立明確的價值定位；㈡ 減少組織成員之衝突，使整體組織行為趨於一致；㈢ 建立優質的組織文化。

二、組織使命與願景：高階經營團隊成員在符合組織既定的核心價值前提下，如何發展成組織中可以逐步達成的具體目標，能清楚說明組織使命與願景內涵，並訂有相關策略具體實行。

三、高階經營層的領導能力：領導者的領導風格與領導力、高階經營團隊的經歷與作為、整體經營策略方針與未來組織發展的可能性。

四、全面品質文化的塑造：高階領導團隊如何以身作則，投入全員品質活動、有機制性的擬定各項品管策略、並落實運作，以及有定期追蹤成效的機制。

五、社會責任：組織貫徹「取之社會，用於社會」的概念，由高階領導人至基層成員對於落實社會公益事項不遺餘力，將對企業、對員工的責任拓展至企業對群體社群的關懷與責任，落實對社會環境的義務與價值。

　　整體而言，高階經營領導團隊的主要功能即是向組織成員清楚說明價值觀與信仰、領導與經營理念，並且能有效檢視組織內遵循價值觀與信仰的行為、對卓越績效的期望、為顧客與利害關係人創造更大的價值、授予員工更大的決策權、強化持續改進與創新、鼓勵個人的學習，及塑造組織學習等方向，同時，亦檢視組織如何重視與實踐社會責任，以及對社區的支持。

## 一、全面品質管理的推展

　　臺北醫學大學附設醫院自 1996 年起正式導入品質管理的概念，初期以「學習」的精神透過品質管理圈（QCC）、制定標準作業程序（SOP）、導入 ISO 管理概念、訂定臨床路徑管控臨床作業品質、建立以實證為基礎的醫學概念、實施病人滿意度調查等方式，不斷修訂品質執行方向，並奠定醫院品質管理重要地位。

第二階段的品質文化深耕時期，更加強各項品質管理手法，例如：根本原因分析（RCA）、失效模型分析（FMEA）、團隊資源管理（TRM）等，並透過不斷的計畫（P）→執行（D）→確認（C）→行動（A）→標竿學習（B）→連接（L）一連串的循環，提高品質管理績效。

近年來北醫附醫更挑戰各項品質認證活動，藉此檢視品質管理的成效。陸續通過企業社會責任 AA 1000 暨 GRI G3 雙認證、美國 JCI 國際醫院評鑑、新制醫院評鑑暨教學評鑑特優醫院、第廿一屆國家品質獎等國內外重要品質管理肯定。

北醫附醫在歷經 15 年的品質管理文化的薰陶及磨練下，成功創造出全體品管文化思想養成，獲得良好績效肯定。

上述簡介北醫附醫在推行品質管理的經過與演變時期，接著在領導與經營管理構面將依循：經營理念與價值觀、願景與使命，高階經營層的領導能力，全面品質文化的塑造，社會責任等面向逐一介紹。

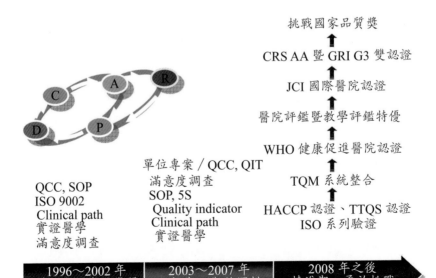

圖 4-1　品質管理活動經過與演變時期

## 二、經營理念與價值觀、願景與使命

　　北醫附醫是臺北醫學大學醫療體系中，第一家成立的附屬醫院，提供臺北市信義區與大安區市民所需的醫療服務，並持續拓展服務範圍至北部地區，特殊醫療專業如生殖醫學等，擴及全臺灣與國際。醫院角色從守護社區區民健康持續轉型，除增加新穎的醫療項目與技術，倡導以病人為中心的理念，並藉由高層的領導提升高品質的醫療服務、改進醫院行政效率，並引進現代醫院管理的觀念，期望成為國際一流的大學醫院。

　　由於是臺北醫學大學的附屬醫院，故其經營理念則承繼母校「誠樸」之精神，並延續校方的核心價值，同時經過院長及各級主管共識出屬於北醫附醫的經營理念：「卓越」── 追求品質，服務第一；「創新」── 精益求精，永續經營；「尊重生命」── 視病猶親，社會責任，一直是全體員工的中心思想及指引方針，也是透過大家的共識而產生，同時積極去實踐其內涵。

> **價值觀**──以誠樸為核心價值

- 人文：注重身心靈的全人關懷與照護
- 同理：轉換思維以病人為中心提供服務
- 愛心：醫者濟世與回饋社會是我們的本份
- 專精：培養優秀醫事人員是大學醫院的目的
- 卓越：研發與創新是醫學進步的原動力
- 博大：從鄰里到全球深耕社區健康無國界

圖 4-2　核心價值觀

　　北醫附醫價值觀的形成是透過各層次的溝通機制，從經營團隊共識的院長室會議、主管層級的共識營、醫務、行政、主管會議，到各部門工作計畫的訪談、單位的內部會議中加以宣導，經由直接的溝通及分享，產生認同感與共識，以塑造北醫附醫的文化。

　　核心經營理念與價值觀深受高階經營團隊重視且視為指引方針，並在校方與院方全方位的溝通層級中，將其傳承與落實，亦充分發揮溝通協調與全員參與的精神，並將轉換成具體可實現的願景與使命（目標）。北醫附醫的四大發展目標：「教學」、「研究」、「服務」、「社區」，是醫院在制定經營決策的重要依據，並利用各種不同管道，如：內、外公布欄、網站、走廊海報及各種會議資訊傳達公告全院同仁及社區民眾周知。

　　願景：成為國際一流的大學醫院

　　使命（目標）：

### 表 4-1　願景與使命

| | |
|---|---|
| 教學 | 1. 持續推動臨床教學，發展全人醫學教育。<br>2. 成為醫療人員教育訓練之標竿醫院。<br>3. 成為國際醫療專科教學示範中心。 |
| 研究 | 1. 結合大學資源，持續強化院際研究合作機制。<br>2. 設立重點研究中心及國家級臨床試驗中心。<br>3. 發展國際合作，成立跨國策略聯盟之臨床研究中心。 |
| 服務 | 1. 強化醫院管理，建立優質且安全就醫環境。<br>2. 強化急難重症及癌症醫學服務，拓展國際醫療服務。<br>3. 整合生醫科技，發展個人化醫療服務。 |
| 社區 | 1. 推動社區健康營造，落實長期照護與強化醫療群合作機制。<br>2. 成為社區防疫、社區醫療防護網之標竿醫院。<br>3. 關懷國際社區醫療人道救援，提供國際醫療訓練機會。 |

## 三、高階經營層的領導能力

　　高階領導人的專業及領導能力非常重要，會影響整個組織的經營走向，而中階主管的培訓亦相當重要，因為當政策制定後，落實執行面大部分有賴中階主管的帶領與實踐能力。北醫附醫藉由主管教育訓練、共識營等活動提升各主管的能力、凝聚各主管的經營方向，以期邁向醫院願景。每年度，醫院由院長主持全院共識營，中階以上主管皆需參與，由院長、副院長報告並宣示全院年度目標，經由醫院經營發展計畫擬定年度工作計畫，包括年度計畫重點與目標、各部門計畫等部分。各主管再依據年度目標，領導單位同仁進行單位工作計畫擬定。如此一環扣一環，由上而下，凝聚全院共識後帶動全院朝目標發展。

　　而醫院整體的決策過程在董事會、學校及醫院三方充分溝通及指引下，具系統性的貫徹及執行。在院長的領導下，近年來有明顯的突破成長，從第三醫療大樓落成與啟用、持續性的國際醫療支援、不間斷努力提升醫療品質、致力永續經營北醫附醫品牌等發展，皆展現了高階主管的領導能力，在面對各種困難與挑戰，仍使業績持續向上發展。

　　組織績效方面，則仰賴高階主管發揮領導力，對於經營管理及醫療品質成效進行評估及改善，對經營管理問題的執行結果提出討論並進行檢討，並針對其成效進行評估與改善，在嚴密追蹤考核機制下確保任務完成。

## 四、全面品質文化的塑造

　　擁有獨特的品質文化是組織成功需要具備的特點，影響整個組織文化形成的關鍵角色正是高階主管及領導人。如何塑造組織正向且全面性的全面品質文化則仰賴領導團隊的看法、期待與規劃。通常可以透過會議向成員多次的溝通強調，並藉機與成員有效溝通。透過有效的溝通，領導人可

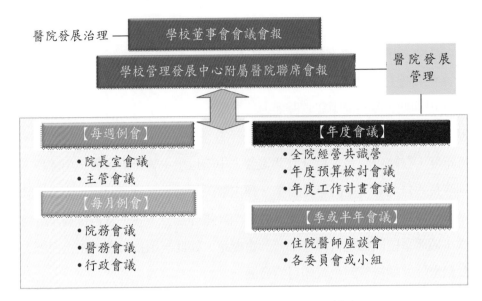

圖4-3　董事會、學校、醫院經營決策權責圖

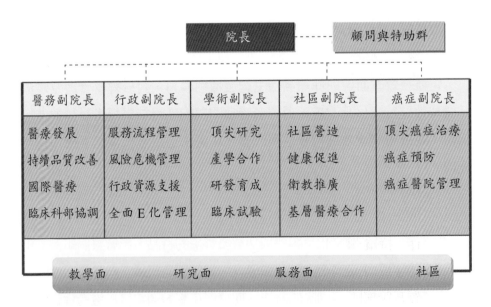

圖4-4　高階經營團隊權責圖

以創造新的信念、價值觀、清晰的願景及目標等，並且運用口號、標語或標章，甚至是儀式的強化，設計制度、規章來表達及獎勵等。

　　北醫附醫在推動全面品質文化的塑造，落實全面品質管理的四大精神，由上而下遵行「「品質」是核心競爭力、建構「卓越品質」的組織文化，進而全面提升醫療品質，超越病人的期待」的理念。

（一）優質領導：院長、副院長參與各項會議，並擔任各類品質管理委員會的主任委員，其主要任務為擬定決策，針對需改善或關注的品質議題，進行專案報告討論與追蹤，並責成相關單位配合辦理。

（二）全員參與：高階主管對品質的承諾與品質政策的制定，透過各階層與全院性教育訓練，各部門則負責日常管理或跨部門以專案活動推進方式，促成全院同仁的參與。同時定期舉辦一、二級主管共識會議，以增進主管對全面品質文化的認同及推動。藉由主管的帶動，加上獎勵制度的激勵（口頭鼓勵、實質獎勵、公開表揚），以強化同仁們對於品質的落實；而表現不盡理想的單位，也要求其報告改善措施及成效，以塑造員工注重品質文化的心態，進而促進全員參與品質提升活動，讓院內的 5S 運動、提案制度、臨床路徑、標準化作業流程、病人滿意度調查、醫療品質指標監測等各種品質改善活動，可落實於北醫附醫醫療服務的每一個環節。

（三）持續改善：以 PDCA 達成品質再提升、藉 SDCA 維持標準化運作、持續不斷的經過學習、運作與檢討，達到標竿卓越的目標。

（四）顧客導向：鑑於醫療服務作業之複雜度與連續性，為加強醫療品質及跨部門行政協調與效率，並配合現行各項醫療衛生政策、與國際標準接軌，以及符合病人需求，北醫附醫成立醫務、行政及

經營管理、研發與教學三種跨部門類型的 39 個委員會或工作小組。各委員會／工作小組依其設置要點與任務,進行相關部門代表之聘任與相關事項討論、決議及執行,期在各項服務上不斷創新及符合時勢潮流的需求。

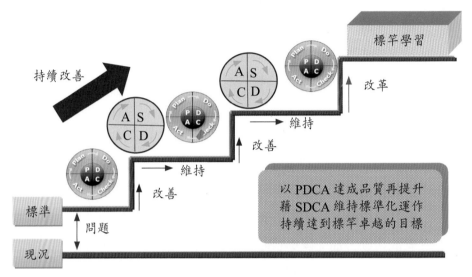

圖 4-5　品質持續改善圖

## 五、社會責任

企業社會責任的定義多而廣泛,若以世界企業永續發展協會(WBCSD)較正式的定義是指「企業承諾持續遵守道德規範,為經濟發展做出貢獻,並且改善員工及其家庭、當地整體社區、社會的生活品質。」

而北醫附醫推行的社會責任不僅提供醫療服務,更肩負醫療品質的提升,及社區共生再造、對社會弱勢的關懷、拓展海外醫療服務、承擔人道救援的責任,並及時回應社會的期待,在這樣致力社會責任的具體實踐努

力下，通過「企業社會責任 AA 1000 暨 GRI G3 雙國際認證」與「2010 臺灣企業永續報告獎──非營利組織特別獎」之唯一獲獎醫院殊榮。以下就北醫附醫所做的企業社會責任說明：

㈠ 永續發展與創新經營

在醫療品質提升方面，醫院堅持「以病人為中心」的信念，致力提升醫療服務品質至國際水準，提供病人、家屬一個安心、安全的醫療環境，持續積極地投入醫療品質提升工作。並參與國內各項醫療評鑑及國際驗證，如 JCI（Joint Commission International）國際醫院評鑑；ISO 9001：2008 品質管理及 ISO 14001：2004 環境管理；ISO 27001：2005 資訊安全國際專業驗證；SNQ 國家品質標章及衛生署 HACCP 食品安全標章等認證，定期執行病人滿意度調查等品質改善促進活動，並導入 THIS 及 TQIP 等品質監控指標。創新醫療服務，顧及病人需求，整合醫療專業、高端儀器設備及各項流程，提供完整便捷的醫療服務，如癌症中心、睡眠中心、內視鏡中心、生殖醫學中心、血友病中心、乳房健康管理中心等。癌症中心於 2009 年獲國民健康局之癌症診療品質 A 級認證，睡眠中心也獲頒全國第一屆「專業睡眠機構認證」。

㈡ 社會參與─深根社區、國際服務

北醫附醫積極走入社區，關懷社會弱勢需求，配合政府各項衛生健康政策，除大力推動社區醫院的概念及活動，也參與國際醫療援助。希望醫院不僅是醫療治病的場所，也能夠把疾病預訪、健康促進及弱勢關懷的服務延伸到社會。並成立專責社區醫學中心以服務為原則，以預防醫學為導向的中心使命，醫師看診之餘，協助健康衛教講座，社區民眾滿意度達 90%。且在社區內建置「社區健康動力站」，由社區護理師及志工提供定時定點半自助式健康服務，推廣健康資訊，定時關懷提醒慢性病人回診服務，即時給予就醫建議，作為社區健康第一線的守護者。

　　國際醫療服務不分距離、地域、種族都視病猶親的提供服務，響應政府國際醫療援助政策，派出海外行動醫療團，足跡遍及瓜地馬拉、史瓦濟蘭、肯亞、聖多美普林西比、菲律賓、越南以及寮國等地，提供友邦國家醫事人員代訓，藉由接待國內、外相關團體進行實務交流，促使彼此教學相長，用實際行動拉近臺灣與世界的距離，成為外交部指定接待友邦元首與官員醫療照顧服務。

㈢ 綠色醫院

　　醫院在社會的支持下能穩健發展，應當適時回饋社會，關懷的對象不只是人與周遭社區，更擴大延伸到對這片土地的愛與關懷：

1. 「綠色採購標竿企業」：陸續將院內部分設備、器材、耗材更換為符合環保節能標章且「低汙染、省能源、可回收」的環保產品，達到綠色生活的環保目標，此舉榮獲臺北市環保局頒發「綠色採購標竿企業」與《數位時代》雜誌 2010～2011 年「綠色品牌大調查」醫療服務類榜首。

2. 設備節能：建置如廢／雨水回收系統、節能燈具換置、更換空調變頻節能裝置、雲端運算醫院資訊系統─虛擬主機等轉換節能方式，並不斷監測成效，積極創新與研究提升改善。

　　由於整體社會型態的改變，對於醫療服務的需求及期望也隨之多元，如急重症的需求、對醫療品質的要求、國際醫療日漸盛行，以及對弱勢的關懷、對環境永續發展的投入與經營。這是考驗一個組織的應變能力，要做到與社會同步成長，即時回應社會期待，不但是社會責任的實踐，更是企業永續經營的關鍵與核心價值。

## 第二節　策略管理

「策略」（Strategy）源自希臘文「Strategia」，意味著「General-ship」，是「將才」的意思，也就是將軍用兵，或是布署部隊的方法。《大美百科全書》（Encyclopedia Americana）對策略的定義為：「在平時和戰時，發展和運用國家的政治、經濟、心理和軍事的力量，對國家政策提供最大限度支援的藝術和科學。」《牛津大辭典》（The Oxford English Dictionary）對策略的定義：「將軍的藝術；計畫和指揮大規模的軍事行動，從事作戰的藝術。」

上述對「策略」的定義都不出軍事的領域，由此可知，「Strategy」原本是軍事用語，在中文被譯為「戰略」。而「戰略」一詞被引用到商業界後，它指的是統御性、整體性，具左右勝敗的方案和對策。而策略的觀念被轉用於企業界之後，與管理結合，早年稱為「戰略管理」。但可能由於「戰略管理」含有濃厚的軍事意味，後來便改稱為「策略管理」：「策」是對策的意思、「略」是方案或是方法的意思。「戰略管理」逐漸被「策略管理」所取代，而「策略管理」的商業味道較濃厚。

策略管理的舞臺由三種角色構成，分別為人、組織與方法。人指策略者，這類人與制訂策略有直接的關係，或是具有影響力。這種人的職位有可能是董事長、總經理、經理、執行長、醫院的院長、行政副院長等，或是一群從事規劃的幕僚人員，或是高階主管以上人員等。這些人處在一個機構的高階地位，對於這個機構有某種程度的影響力，甚至對這個機構負有營運成敗的責任，他們掌握這個機構的營運大權，決定這個機構未來的走向，或是決定這個機構的經營型態。

波士頓顧問公司（The Boston Consulting Group; BCG）的布魯斯‧韓德生（Bruce Henderson）在《公司策略》（Corporate Strategy）書中指

出,策略計畫一定由高階主管制訂,而無法向下授權,但是執行責任可以授權。策略計畫視所有的決定為例外,執行則經由事先建立的程序和控制來進行。組織有時使用機構、企業、公司等名稱,它是一群有著共同目標的人的集合體,對於所擁有的資源具有分配的權力。策略者一定是某個組織的高階成員,他是為這個組織制訂策略,而非單為個人,所以組織是制訂與執行策略的對象。

我國國家品質獎於 1990 年開始創辦。當初國品獎的評審構面與項目就是參考日本的戴明獎與美國的馬康巴拉治品質獎。20 年來,經過了幾次的調整,確定現今的國品獎的評審構面與重要項目;其一構面即是組織對於策略管理及策略規劃之執行方式,其評核重點為:

一、組織能運用足夠之相關資訊進行內外部環境分析與 SWOT 分析組織之願景、策略之擬定,及是否跟 SWOT 分析、產業關鍵成功要素相結合。

二、組織各功能目標、策略跟公司之願景、策略之結合。

三、組織中長期目標、策略與年度目標、策略之關連。

四、年度目標、策略之展開與各部門執行計畫之擬定。

五、目標、計劃之評量與追蹤改進。

六、策略管理、日常管理與績效管理之整合與結合。

「策略」是一種思維、思想,或作為或做法,它有如一座橋梁,連接著人與組織。所以,策略管理是為企業尋找生存空間的一套方案,企業要了解在這個舞臺上,要有如何的作為才能夠生存下去。

## 一、整體策略規劃

整個策略規劃的運作以團隊方式進行分析、研討、溝通及腦力激盪,以提出最佳方案為目標。規劃的過程採「矩陣式規劃」(Matrix planning），並充分運用「整合」（Integration）、「創新」（Innovation）、「國際化」（Internationalization）三項策略思維。以突破性的思考，跨際的資源整合與分享，建構新期程的發展藍圖。

　　北醫附醫發展之願景為「成為國際一流的大學醫院」，為達成上述願景，醫院每年依據校務發展計畫及審視年度目標執行情形，評估醫院之條件與優勢，並盱衡外部環境之趨勢發展，將策略分為三大層次，分別為：醫院整體策略層次、定位策略層次、服務構面策略層次，基於建構核心之能力及強化競爭力，擬定七大發展策略，分別為：品質深耕、市場顧客、人才菁英、研發創新、卓越教學、醫療安全及綠色環保等，據已成為醫院之競爭發展策略。

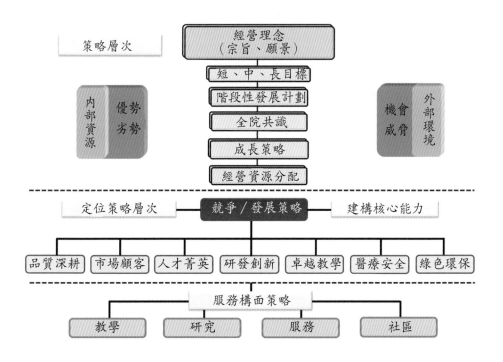

圖4-6　策略層次

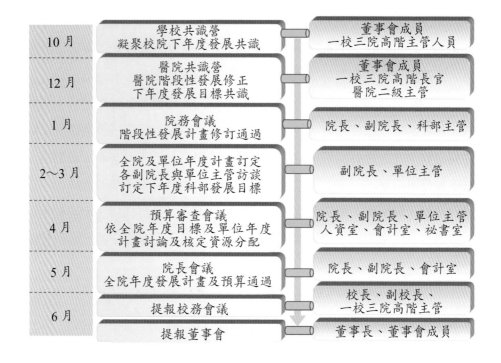

| 10 月 | 學校共識營<br>凝聚校院下年度發展共識 | 董事會成員<br>一校三院高階主管人員 |
| --- | --- | --- |
| 12 月 | 醫院共識營<br>醫院階段性發展修正<br>下年度發展目標共識 | 董事會成員<br>一校三院高階長官<br>醫院二級主管 |
| 1 月 | 院務會議<br>階段性發展計畫修訂通過 | 院長、副院長、科部主管 |
| 2〜3 月 | 全院及單位年度計畫訂定<br>各副院長與單位主管訪談<br>訂定下年度科部發展目標 | 副院長、單位主管 |
| 4 月 | 預算審查會議<br>依全院年度目標及單位年度<br>計畫討論及核定資源分配 | 院長、副院長、單位主管<br>人資室、會計室、祕書室 |
| 5 月 | 院長會議<br>全院年度發展計畫及預算通過 | 院長、副院長、會計室 |
| 6 月 | 提報校務會議 | 校長、副校長、<br>一校三院高階主管 |
| | 提報董事會 | 董事長、董事會成員 |

圖 4-7　策略發展流程及共識之形成

　　整體策略形成源自於組織經過審慎的內外環境之 SWOT 分析，於高階領導者與策略管理者間產生共識，據此擬訂組織之使命、宗旨、願景、目標後，及擬定策略、行動方針等計畫。形成過程具有層級性及邏輯性考量。每年由臺北醫學大學舉行一校三院之共識營，擬定一校三院之經營發展策略，醫院之目標策略擬定主要以一校三院之策略，再以醫院的宗旨、願景為藍圖擬定階段性發展計畫（包含短中長程目標及計畫），作為各部門訂定年度工作計畫的依據及醫院未來發展方向，藉每年度由院長主持之主管共識營擬定醫院當年度經營策略，並藉一級主管會議召集各部門主管參與檢視醫院宗旨、願景、目標與階段性發展計畫，據以訂定醫院年度工作計畫。醫院透過各經營管理相關會議分析內部強弱勢及外部機會威脅，

經由日常管理實現策略規劃,除以平衡計分卡設定各年度業務發展目標,更依據每年度之發展重點,訂定年度績效指標,定期進行追蹤與檢討,以期達成醫院策略性目標,並期以最大效能實現醫院願景。

七項策略層次為醫院的發展訂出明確的指引方向,在持續追求卓越醫療服務及教學研究之厚實基礎上,發展多元特色醫療並提振學術研究水準。七大發展策略同步推進,互為助力,以逐步實現國際一流大學醫院之願景。

## 二、經營模式

### ㈠經營模式之建立、運作與評估

北醫附醫除提供大臺北地區民眾所需的醫療照護外,亦肩負政府衛生政策推動及社會急難救助的責任,因此在營運上秉持北醫附醫宗旨「以創新、卓越、尊重生命的理念,達成大學附設醫院教學、研究、服務之使命。」強調以病人為中心的理念,持續提升醫療品質,強化核心專長,為永續經營努力。有鑑於醫療服務普及,人口結構改變,健保制度及國家政策修定,北醫附醫醫療服務由個人導向,逐步走向民眾自主健康管理及社區健康促進模式。上述社區預防醫學導入之經營模式,不僅節省未來醫療支出,亦擴大社區民眾接受預防醫療的機會,以符合醫學倫理中的公平正義原則。

在全面品質管理理念之執行下,策略規劃者以滿足全體員工及社會需求為考量,並在品質管理機制中融合教學、研究、服務與社區之四大目標,佐以各類病人或員工滿意度調查為參考,在投入面,將菁英人才團隊及各機構結盟合作,輔以發展計畫、研究計畫及國家衛生醫療政策之策略執行,與內外部資源挹注,經費及管考機制,而產出具備服務熱忱、關懷病人之專業人才,進而提供使病人滿意之醫療服務品質。

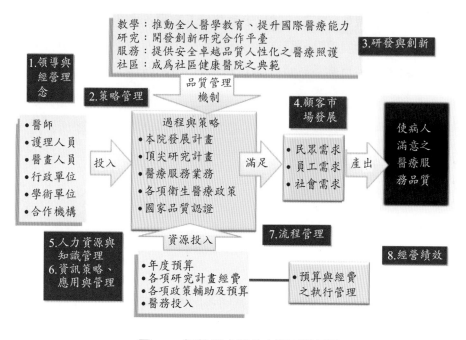

圖4-8　經營模式與八大構面關係圖

　　北醫附醫之經營模式運作及評估，乃藉由各類經營管理相關會議。依據醫院宗旨、願景、目標，並配合國家衛生政策及健保制度等外在環境變化，進行醫院發展計畫修定、評估檢討、專案改善，必要時進行標竿學習，以落實達成各項績效指標；以醫療品質發展爲例，自 2006 年臨時任務編組「醫療品質暨病人安全管理中心」，統籌全院醫療品質及病人安全相關事宜，於 2008 年底正式成立醫療品質部，積極提升北醫附醫病人安全，設立病人安全通報及原因檢討改善機制，陸續榮獲醫策會頒發各項醫療品質獎，通過全院 ISO 9001：2008 驗證。並持續精進、追求卓越績效邁向頂尖之路，於 2009 年通過美國 JCI 國際醫院評鑑及國內新制醫院評鑑特優、教學醫院評鑑優等，更於 2011 年通過全面品質管理之最高榮譽──第廿一屆國家品質獎。

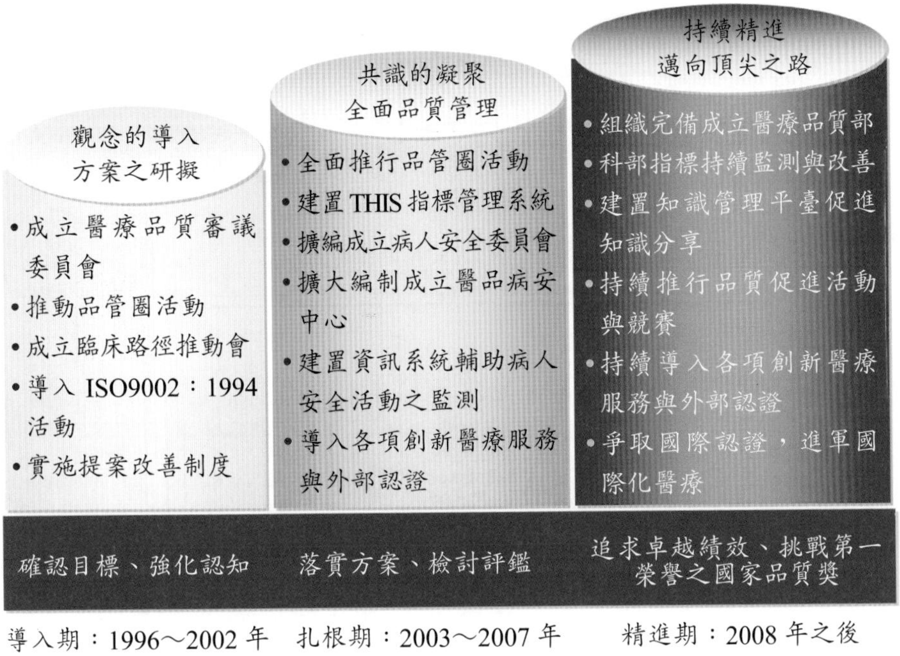

觀念的導入
方案之研擬

- 成立醫療品質審議委員會
- 推動品管圈活動
- 成立臨床路徑推動會
- 導入 ISO9002：1994 活動
- 實施提案改善制度

共識的凝聚
全面品質管理

- 全面推行品管圈活動
- 建置 THIS 指標管理系統
- 擴編成立病人安全委員會
- 擴大編制成立醫品病安中心
- 建置資訊系統輔助病人安全活動之監測
- 導入各項創新醫療服務與外部認證

持續精進
邁向頂尖之路

- 組織完備成立醫療品質部
- 科部指標持續監測與改善
- 建置知識管理平臺促進知識分享
- 持續推行品質促進活動與競賽
- 持續導入各項創新醫療服務與外部認證
- 爭取國際認證，進軍國際化醫療

確認目標、強化認知　　落實方案、檢討評鑑　　追求卓越績效、挑戰第一榮譽之國家品質獎

導入期：1996～2002 年　　扎根期：2003～2007 年　　精進期：2008 年之後

**圖 4-9　全面品質管理歷程**

## ㈡ 危機管理及風險管理

　　凡危及醫院營運或病人、員工安全等無法預警之災害事件，爲北醫附醫危機管理之重點項目，如緊急災害應變處理流程、醫療事故處理流程、防疫作業流程、電腦當機處理流程等。對潛在事件的不確定因素，如健保危機、媒體事件，爲能有效偵測、防範，成立小組或委員會專案討論，研擬因應對策，裨利狀況發生時組織能有效依序應變。故依不同的危機及風險屬性，交由不同功能之委員會或因應小組負責管理，北醫附醫危機管理委員會之組織架構如圖 4-10。

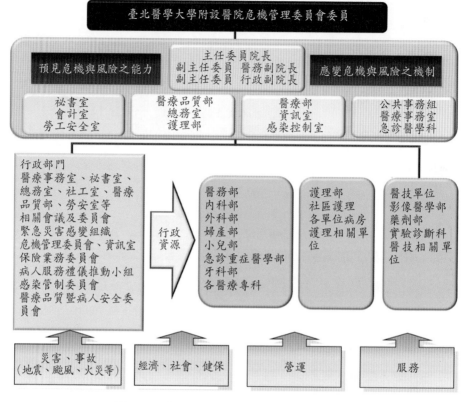

**圖 4-10　危機／風險管理委員會組織架構**

　　執行風險分析評估災害嚴重程度所造成北醫附醫之任何風險及危害，進而應變適宜，以降低或解決危機事件之發生，利用災害風險評估表評估，再依據風險等級程度進行風險控制。當組織中偵測或異常事件發生時，將依照院內異常，事件通報等級，分別立即或最慢在 24 小時內通報院長室，依事件之屬性交由不同之委員會，如屬情節重大則立即召開專案會議或於行政主管業務會報分析檢討，並即時提出解決方案，進而檢討改善工作流程，其執行狀況會在相關會議中追蹤管控，其管理機制如圖 4-11。

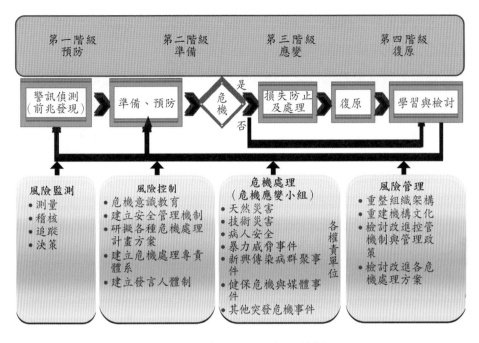

**圖 4-11　危機及風險管理機制**

　　爲了防止任何危害病人、員工等危機事件及異常事件之發生，採取主動預防措施，例如：爲了降低加護病房 MRSA 感染，北醫附醫於 2009 年 9 月起，主動將 MRSA 篩檢措施列入加護病房新入住成人加護病房常規檢查，成功降低 MRSA 感染密度，此成果並榮獲第十屆全國醫療品質獎銀獎。

## 三、策略執行與改進

　　策略具有宏觀性，策略的對象是整個企業，而非個別的部門，所以它是以高廣的角度，全面檢視企業經營的情況，而非侷限於某一部門。且策略具備行動性，策略需要實際表現出來，所以執行是很重要的一環，因爲坐而言，不如起而行。策略的行動就是執行，唯有經過執行，策略才能落實於現實生活中，一個無法執行的策略與空談無異。國家品質獎策略構面

中，亦提示策略規劃應以策略行動方案的發展及執行來達成，而策略行動方案應以達成組織策略為目標。

北醫附醫在策略執行前，各部門依醫院年度計畫，設定部門年度目標及其預期效益，進行部門年度工作計畫編寫，包含：執行方法、步驟、期程及進度。並提出需醫院支援之人力、設備、相關經費等資源，進行部門預算之編列。各部門依照部門工作目標及行動計畫，進行人員的教育訓練，以各類品質管理方式（如訂定部門品質指標、臨床路徑、品管圈、提案制度、滿意度調查等），進行流程創新或改善，來達到滿足目標顧客的需要，落實績效目標的達成。

目標策略透過行動方案的執行來達成，在醫院重要經營管理相關會議中，根據過去目標執行成效進行策略調整，再與各部門協商訂定部門工作計畫及績效指標。各部門提出具體行動方案後，藉由人事、財務、總務、企劃等支援部門所提供的資訊，進行內外部資源資訊彙整及分析，配合同儕醫院及標竿學習，於相關會議中討論。透過垂直及平行的溝通與討論，再擇以具體可行之最佳行動方案，配合使用 PDCA 的模式進行。並接受內外部稽核以追蹤執行成效。年終提報執行成果，作為各部門、各人員年終考績之依據。

此外針對年度工作計畫未完成的部分進行計畫調整、修正及改善的檢討，醫院目前每年度於科別營運暨預算檢討會議檢討各單位年度計劃執行情形，並以專科經營輔導小組作為輔助檢討機制。績效組亦每月製作各科經營分析簡報，提供院方及各科審視該科每月目標達成情形。各單位尚訂定單位業務監測指標，定期評估部門績效，於各相關會議進行追蹤報告與檢討改進方案。

依據總體策略目標，透過落實國家品質獎八大構面之核心內涵，以及全面品質管理機制，各單位分別規劃相關之動方針及方案，同時遵循

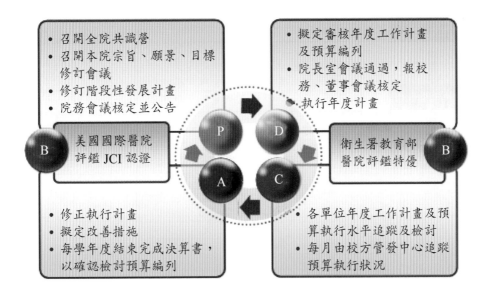

圖4-12　整體策略執行之 PDCA

PDCA 之模式，作為持續提升醫療品質及教學研究素質之依據，故在全體同仁力努力之下，北醫附醫相繼完成通過美國 JCI 國際醫院評鑑及國內新制醫院評鑑特優、教學醫院評鑑優等之最高榮譽，更於 2011 年獲頒第廿一屆國家品質獎之殊榮。

## 第三節　研發與創新

### 一、研發與創新策略及流程

#### ㈠ 研發與創新策略

　　為貫徹北醫附醫「創新、卓越、尊重生命」的理念，我們運用 SWOT 分析方法，不斷透過顧客需求與市場趨勢的外部環境分析，及進行組織發展與資源成本的內部環境分析，擬訂北醫附醫的經營發展目標，在這過程中，我們了解到在服務區域內所肩負的角色與任務，並以此為基礎，訂定

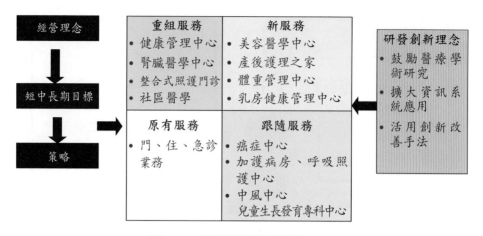

圖 4-13　創新與研發歷程理念圖

了營運發展計畫與策略，希望藉由短中長期的目標與計畫，結合醫學大學資源，整合社區需求，提供更廣泛多元、深植完整的特色醫療服務。

㈡研發與創新運作機制

以北醫附醫「宗旨、願景、目標」為基礎，並配合各階段的發展目標，擬定創新研發目標及方向，並配合提案制度，提出研發與創新計畫及相關之設備、人力預算需求，經企劃單位評估，再透過各委員會會議、預算審核會議、醫務／行政／院長室會議討論，由院方依全院發展策略進行預算與資源的配置，再呈報董事會審核、協助發展及後續進行成效追蹤。

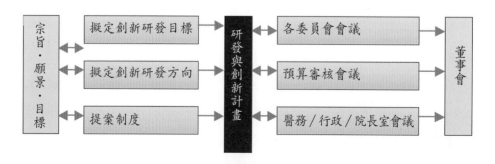

圖 4-14　研發與創新運作機制

## ㈢ 研發與創新流程

北醫附醫運用 PDCA 循環手法執行研發創新，鼓勵各單位研發與創新，明確劃分權責歸屬單位，並進行成效追蹤與有效的資源配置，此外，更藉由國際研討會、新聘與升等補助、臨床研究員、進修博士班EMBA、研究型主治醫師、國際會議、創業學程、創業競賽、出國研修、國際合作等來做研發與創新的人才培育。

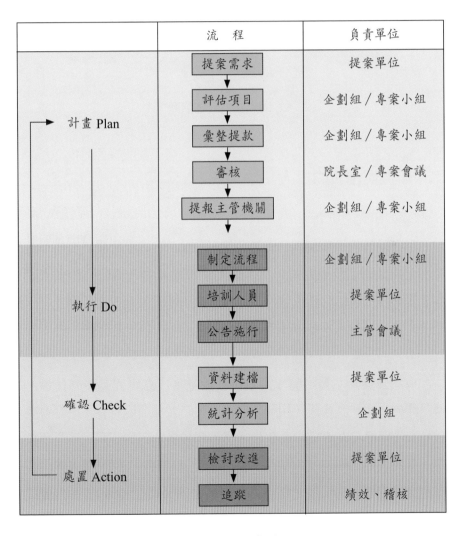

圖4-15　研發與創新流程

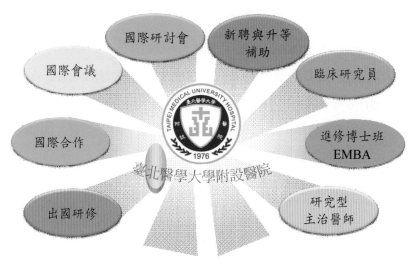

圖4-16　人才培育

## 二、研發與創新的投入

### ㈠ 教學與研究之創新

　　為鼓勵醫療學術發展，北醫附醫於 2006 年成立教學研究部。教學研究部分為教學組及研究組，其組織架構如圖 4-17，由研究組負責研究相關統籌業務，包括一位專責行政人員、教研部組長及研究組副主任。配合醫院規劃，每年編列研究相關預算，如院內研究計畫經費，達兩千萬元以上。

　　為加強提升北醫附醫學術及研發能量，成立研究發展委員會，每三個月開會一次，討論研究相關事宜，必要時並加開臨時會。研發會委員，包括學校研發長及育成中心主任，提供學校各項研究資訊，建立學校與醫院、基礎與臨床研究交流機制。此外，北醫附醫成立 11 個研究中心，各有專屬研究場所與成員，結合臨床與基礎的師長。2009 年 3 月更成立轉譯醫學研究室，專攻癌症轉譯的研究。

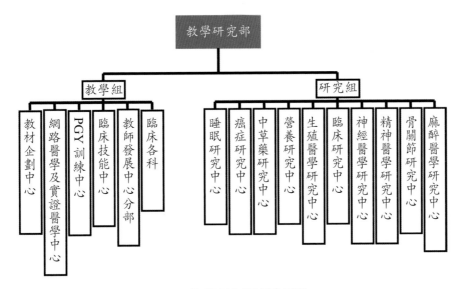

圖 4-17　教學研究部組織架構

表 4-2　2007～2010 年獲得研究計畫補助情形

|  | 總經費 | 全部 | 國家級 | 院內 | 結盟院校 | 其他 | ◎IRB |
|---|---|---|---|---|---|---|---|
| 2007 年 | 113,802,475 | 153 | 44 | 36 | 9 | 9 | 55 |
| 2008 年 | 115,857,220 | 212 | 51 | 25 | 5 | 7 | 124 |
| 2009 年 | 140,109,370 | 264 | 58 | 36 | 17 | 13 | 140 |
| 2010 年 | 149,558,601 | 248 | 62 | 31 | 6 | 9 | 140 |
| 合計 | 519,327,666 | 877 | 215 | 128 | 37 | 38 | 459 |

註：IRB 扣除重複計算部分。

## ㈡ 資訊軟體之創新

　　北醫附醫為鼓勵資訊技術發展，不斷進行資訊軟體創新，並積極投入電子病歷作業，利用雲端運算的技術，未來醫院與診所將無需自行架設或維護電腦主機，只要連上遠端中心，電子病歷、數值分析、健康紀錄儲存等功能全都沒有問題，雲端運算技術勢必也將全面改變醫療產業的面貌。

以臺北醫學大學三家附屬醫院（北醫附醫、萬芳醫院、雙和醫院）進行建置一個可實際使用與跨院服務平臺及如何將電子病歷資料儲存在雲端電子病歷系統。

　　將北醫附醫、萬芳、雙和三家附屬醫院之電子病歷儲存至自行建置之臺北醫學大學私有雲端平臺，分散式儲存各自病歷，藉由臺北醫學大學私有雲端平臺整合三家醫院電子病歷資料，以雲端技術建立私有雲端平臺，提供跨院之服務平臺。依照目前衛生署對於電子病歷的建議，電子病歷系統與醫院資訊系統為分散運作，如此一來電子病歷系統需要額外運算能力與大量之儲存空間，故首創虛擬化技術，快速增加開發平臺數量與彈性使用儲存空間。同時利用衛生署補助之單張（共四張）為範本，建置雲端平臺上之儲存及調閱系統，此四張分別為醫學影像及報告、血液檢驗、門診用藥紀錄、出院病摘。將跨院（北醫附醫、雙和、萬芳）之電子病歷資料，儲存於雲端電子病歷系統，並利用與衛生署之 IEC 交換機制，確認雲端電子病歷系統之實際運作可行性。目前完成的內容為：醫學影像及報告、血液檢驗、門診用藥紀錄、出院病摘。

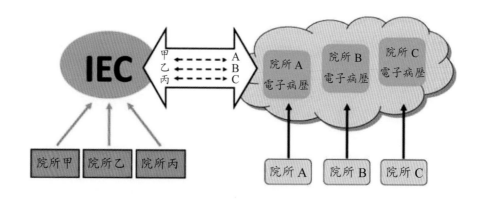

圖 4-18　電子病歷規劃示意圖

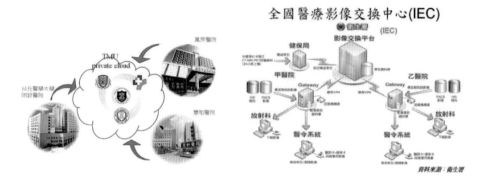

圖 4-19 電子病歷規劃示意圖

### ㈢ 醫療服務之創新

近年來北醫附醫積極投入許多創新服務，摘述如下：

### 3.1 成立癌症中心

### 3.1.1 癌症聯合門診

癌症中心自 2003 年成立腫瘤治療中心聯合門診，於 2007 年更名為癌症中心，設置有放射腫瘤科、血液腫瘤科、安寧緩和療護科；2008 年新增營養特別門診；2009 年新增神經外科暨弧形刀等門診，減少病患奔波於醫院各處。

### 3.1.2 多專科整合團隊

癌症團隊及安寧緩和療護團隊，每一團隊皆由癌症各診療科、放射診斷科、核子醫學科、病理科、護理人員、藥師及個案管理師等成員組成。並視情況有營養師、社工及關懷師等成員加入。

### 3.1.3 癌症個管師照護團隊

個管師自個案確診後自治療結束之後續追蹤；全程貼心服務，讓病患治療不中斷。個管師亦是癌症團隊成員中的重要媒介，藉由個管師的聯繫與協同，讓病患在最舒適及安心的環境中得到最佳照護。

### 3.1.4 安寧緩和療護（共同照護、居家及病房照護）

涵蓋五全照顧（全人、全程、全家、全隊、全社區）。提供「安寧居家療護」、「安寧共同照護」、「安寧住院病房」協助疾病末期病患。提供多元化的照護服務：腫瘤安寧志工關懷、丙上劇團（癌症病友及家屬組成的劇團）戲劇治療、初熟有機菜園大自然的關懷。

### 3.1.5 癌症篩檢及預防

配合各相關單位提供各癌症篩檢、篩檢資訊及防癌及健康生活模式之教育宣導。

### 3.1.6 癌症研究

結合基礎研究到臨床醫學可提供了解癌症病患疾病的特定生物標記（biomarkers）或相關治病分子，以應用更專一、乃至於更有效客制化的癌症治療。轉譯研究室，禮聘教授擔任主持人及優秀博士級研究員，合組成堅強的研究團隊。本研究中心目標將癌症相關的基礎研究、藥物研發、臨床醫學做一連貫結合，其中包括了針對肺癌、乳癌的轉移惡性及預後開發新的標記；惡性腦瘤、前列腺癌的癌幹細胞研究；幹細胞與癌症相關的研究和治療應用，以及癌症治療開發新藥和天然物的應用……等。

### 3.1.7 癌症個案管理

以整合資源的方式提供各癌症專屬之癌症個案管理師服務病人。從衛教、關懷、追蹤到跨科別的溝通協調，提供病人連續性的照護病人確診後，即由負責之個案管理師收案，並且提供病人所需之衛教、社服資源轉介，以及參與評估癌症病人健康照護需求，提供以病人為中心之全人全家照護。

### 3.2 成立生殖醫學中心

北醫附醫生殖醫學中心成立於 1991 年，由曾啓瑞教授領導團隊，以尖端的生殖醫學科技，協助國內每年 40 萬對不孕夫婦生兒育女。良好服

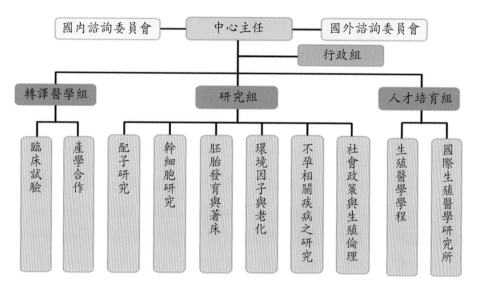

圖 4-20　生殖醫學中心組織圖

務品質、優秀醫師團隊與頂尖技術人員創造了傲人之試管嬰兒成功率，為國內不孕症領域的先驅，其研發成果更寫下國內創新：1991 年北醫附醫第一例試管嬰兒誕生、1993 年國內第一例副睪丸取精成功受孕、1995 年北醫附醫第一例精子對卵子之顯微注射的寶寶誕生、1996 年第一例冷凍胚胎解凍後懷孕成功。1999 年成為國內第一個通過 ISO 9002 Health Mark 之生殖醫學中心；同年並獲得 1999 國家生計暨醫療保健品質金獎的肯定。在人工協助生殖技術不斷的研究與發展之下，2001 年首例自體粒線體轉植成功懷孕，且生下健康寶寶的舉世聞名紀錄，為卵子老化問題注入了強心針。

　　投入不孕症之轉譯醫學研究乃為臺北醫學大學一校三院的主要特色，團隊具有近二十年的臨床診療經驗，不論是生殖技術求診人數、受孕成功率及活產率皆居臺灣頂尖。中心在高困難度的診療，如高齡受術女性（超過 40 歲）之平均懷孕率及植入週期活產率皆遠高於國健局的平均數。生

殖醫學中心於 2001 年成功完成世界第一例自體粒線體轉植；2008 年成功
將冷凍 13 年的精子生下健康的「超時空寶寶」；並於 2009 年於完成將冷
凍保存的睪丸組織再生及移植小鼠試驗，堪稱國內生殖技術的重要突破，
求診夫婦來自世界各地，如美國、加拿大、捷克、日本、菲律賓及中國。
基礎研究團隊於國際研討會發表並多次獲世界首獎，臨床與基礎研究團隊
國際化，臨床成功經驗得到國際肯定。

　　生殖醫學頂尖研究中心計畫除了繼續強化團隊研究，並進一步整合婦
產科、生化學科、醫事技術系、生藥學科與公共衛生學科外，並結合臺北
醫學大學的生物資訊中心與檢體組織庫；同時亦邀請校外，包括臺灣大學
基因體醫學研究中心、陽明大學及中央研究院生化所的研究技術諮詢、法
律倫理專才的健全人工生殖策略，以成功受孕（successful pregnancy）為
研究目標導向，以非侵入性診斷、積極治療及事先預防之新途徑，藉此發
展臺北醫學大學研究特色與提升國際競爭力。生殖醫學中心擁有龐大的病
患人數及優秀的臨床生殖專科醫師與基礎研究的教授，同時獲得臺北醫學
大學各處行政資源的全力支持，為發展亞太地區頂尖生殖醫學中心之最佳
利基。

## 3.3　體重管理中心

　　2008 年在 14 樓成立體重管理中心，提供跨科部的減重整合治療，讓
每位減重顧客經過我們團隊縝密完整的評估，達到有效的控制體重及促進
健康。體重管理中心提供的減重治療，包含運動塑身、團體治療、營養控
制、微創減重手術、中醫減重及合法藥物控制，對不同程度肥胖的治療有
完整規劃，符合整合性減重治療的世界趨勢。透過專業醫療團隊的評估，
提供客制化量身訂做的減重計畫，在貴賓級舒適的就診空間，注重隱私的
治療環境下，讓有體重困擾的人，順利達成控制體重，迎向健康美麗的
人生。

## 3.4 睡眠中心

北醫附醫於 2005 年 10 月成立睡眠中心，結合包括神經科、胸腔科、牙科、婦產科、復健科、耳鼻喉科，以及精神科專科醫師，並會同護理、心理、營養和呼吸治療各領域專家，整合相關科別，成為「跨科診斷治療方式」運作，成立跨領域、多科整合之睡眠中心。睡眠中心擁有先進的儀器，可檢測各種睡眠相關的問題，並提供多元的治療方式。中心規模包含四床獨立空間的受檢者專用睡眠檢查實驗室，一床研究專用的睡眠檢查實驗室，並設有最新型睡眠多項生理檢查儀，同時睡眠中心獨步推出設計完善的睡眠健診服務，為民眾的睡眠健康把關，並結合人性化醫療空間及服務的理念，期待來此受檢及治療的民眾，不會產生對一般醫院的陌生與畏懼感。

## 3.5 社區遠距照護服務

遠距照護試辦計畫完成社區是遠距照護服務規劃與系統建置，並完成導入 200 名社區個案。服務內容，包括：藥事安全服務、行動定位服務、遠距生理量測服務、遠距衛教、遠距視訊諮詢服務、會員訪視服務、生活資源服務。社區式遠距照護係結合北醫附醫、中興保全、合康診所為服務提供單位，以臺北市成功社區為示範社區，並連結居家社區服務、送餐、交通接送、基層醫療、長期照護中心、醫院、輔具出租、社區關懷據點等服務資源。

## 3.6 血友病中心

3.6.1 整合醫療團隊服務：除了由血液腫瘤科醫師擔任病友的主治醫師之外，並提供整合血液腫瘤科、復健科、骨科、牙科、腸胃科、感染科等整合醫療團隊服務，並設有專職護理師從事個案管理，協調聯絡各科會診，病友有疑問也可直接向護理師諮詢，使血友病病友能享有更高的醫療品質服務。

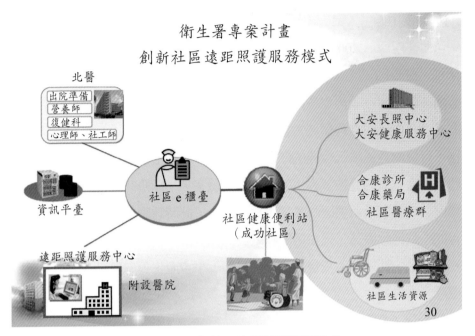

衛生署專案計畫
創新社區遠距照護服務模式

北醫
出院準備
營養師
復健科
心理師、社工師

資訊平臺

社區e櫃臺

遠距照護服務中心

附設醫院

社區健康便利站
（成功社區）

大安長照中心
大安健康服務中心

合康診所
合康藥局
社區醫療群

社區生活資源

30

**圖 4-21　創新社區遠距照護服務模式**

3.6.2　貼心服務：設計「血友病病友隨身卡」，一旦病友不慎受傷內出血，到醫院急診時出示隨身卡，也可即時注射凝血因子。

3.6.3　舒適空間：寬敞獨立的問診空間。

3.6.4　重視人文關懷與疾病衛教。

## 三、研發與創新成果衡量

### ㈠教學與研究成果衡量

　　北醫附醫歷年資料顯示，院內外研究計畫之件數與經費逐年增加，質與量皆同步成長，2007～2010 年執行院內及院外之研究計畫經費共計 519,327,666 元

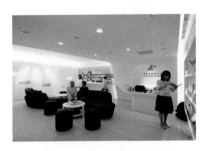

**圖 4-22　血友病中心**

及 877 件（圖 4-23、4-24）。期刊論文表之質與量也顯著成長，2007～2010 年共發表 678 篇（表 4-3），其中年度 SCI 論文量，2007～2008 成長 21%；2009～2010 年穩定成長 68%（圖 4-25）。2007～2010 年間國際及國內研討會論文數也發表 648 篇（表 4-4）。近三年優質論文（impact factor > 5）共計有 72 篇（表 4-5），專任主治醫師以北醫附醫名義發表之論文發表率為 78.2%。

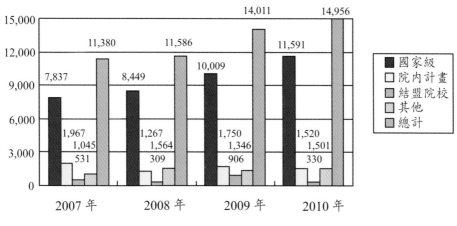

圖 4-23　2007～2010 年研究計畫經費金額

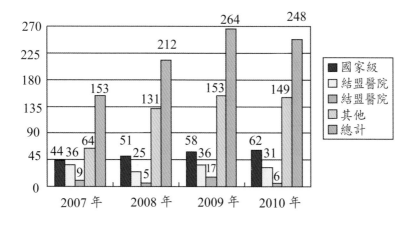

圖 4-24　2007～2010 年研究計畫件數

表 4-3　2007～2010 年期刊類論文發表篇數（第一及通訊作者）

|  | 全部 | SCI | 非 SCI |
|---|---|---|---|
| 2007 年 | 132 | 95 | 37 |
| 2008 年 | 147 | 115 | 32 |
| 2009 年 | 165 | 118 | 47 |
| 2010 年 | 234 | 198 | 36 |

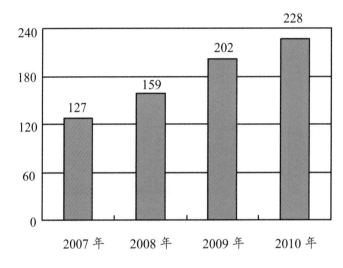

圖 4-25　2007～2010 年 SCI 期刊發表篇數

表 4-4　2007～2010 年研討會類發表篇數（第一作者）

|  | 全部 | 國內 | 國際 |
|---|---|---|---|
| 2007 年 | 143 | 98 | 45 |
| 2008 年 | 149 | 114 | 35 |
| 2009 年 | 202 | 128 | 74 |
| 2010 年 | 154 | 80 | 74 |

表 4-5　Impact factor > 5 之期刊發表篇數

| 年度 | 2008 | 2009 | 2010 |
|---|---|---|---|
| 無 | 9 | 23 | 27 |
| 0 < IF < 5 | 128 | 158 | 172 |
| 5 ≤ IF < 10 | 21 | 21 | 24 |
| IF ≥ 10 | 1 | 0 | 5 |
| IF > 5 總計 | 72 | | |

　　北醫附醫成立癌症治療大樓後更積極於癌症轉譯研究，在國內肝癌治療上有突破性發現。放射腫瘤科暨癌症中心主任邱仲峰副院長所作的肝癌細胞學實驗中發現，針對有放療、化療抗藥性的肝癌晚期細胞，以標靶藥物蕾莎瓦+導航式光子治療合併治療，可增加治療反應率達七成，論文並登於 2009

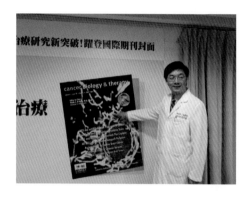

圖 4-26　癌症中心研究登上國際期刊封面

年 10 月國際醫學期刊《Cancer biology & therapy》，並被選為封面（圖 4-26）。

　　近年來北醫附醫共獲得 18 項專利，其中 2007 年骨科謝銘勳主任及婦產科曾啓瑞主任更榮獲「國家發明創作獎」之銀獎與金獎（表 4-6）。此外放射科梁庭繼醫師更活用 PDCA 概念將紅外線技術技術成功技轉百立生物科技公司，並讓產品成功上市（圖 4-27）。

表 4-6　國內內發明專利一覽表

| 1 | 三維外科手術模擬系統及方法 | 國內發明專利（2003/10/21～2022/8/29） |
|---|---|---|
| 2 | 椎間盤突出之影像分析方法 | 國內發明專利（2004/10/21～2023/2/23） |
| 3 | 脊椎壓縮曲度之影像分析方法 | 國內發明專利（2004/1/11～2023/4/14） |
| 4 | 異常髖關節構造之影像分析方法 | 國內發明專利（2005/11～2025/10） |
| 5 | 非整列橫斷面切片之三維脊椎之影像分析方法 | 國內發明專利（2006/12/11～2025/12/11） |
| 6 | 觸感檢知方法及系統 | 國內發明專利（2009/12/11～2027/1/17） |
| 7 | Three-Dimensional Surgery Simulation System | 美國專利（2006/9/27～2025/9/27） |
| 8 | Computer-implemented Method for Constructing and Manipulating a Three-Dimensional Model of an Object Volume, and Voxels Used Therein | 美國專利（2006/4/4～2025/4/4） |
| 9 | Method for Herniated Inter-Vertebral Disc Dlagnosis Based on Image Analysis of Transverse Sections | 美國專利（2008/4/15～2027/4/15） |
| 10 | 遠紅外線固定裝置 | 國內發明專利（2007/11/11～2017/11/10） |
| 11 | 遠紅外線包 | 國內發明專利（2007/09/01～2017/08/31） |
| 12 | 遠紅外線元件 | 國內發明專利（2008/08/01～2018/07/31） |
| 13 | 可加熱式遠紅外線裝置 | 國內發明專利（2008/04/01～2018/03/31） |
| 14 | 遠紅外線保險套 | 國內發明專利（2008/07/01～2018/06/30） |
| 15 | 一種光波能量膠管 | 中華人民共和國（2008/05/07～2018/05/06） |
| 16 | Porous Dressing | 美國專利（2009/12～2029/11） |
| 17 | Composite Dressing | 美國專利（2009/12～2029/11） |
| 18 | 利用檢知生化標記之子宮內膜異位症檢測方法與生化標記的使用 | 國內發明專利（2009/02/01～2025/11/24） |

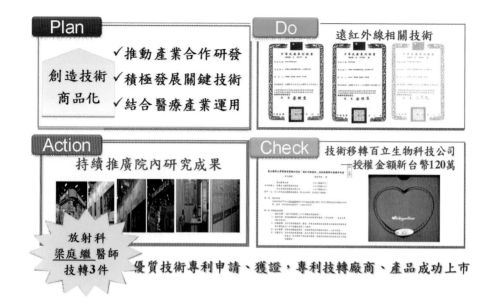

圖 4-27　活用 PDCA 概念將紅外線技術技術成功技轉

(二) **資訊軟體成果衡量**

　　北醫附醫投入資訊軟體更新，藉由軟硬體效能提升，VMware vSphere 虛擬化後，縮減成本並針對基礎架構的管理與維護免除了不必要的投資、降低成本與複雜度，以更有效率的方式提供服務。節省 50% 的資本支出與應用程式省下 60% 以上的作業支出，針對跨內部與外部雲端基礎架構的應用程式使用自動化管理和動態資源配置，達到 15：1 以上的整合率。如此一來，便能完全告別以往昂貴、必須連接到特定系統和架構的應用程式與資訊提供模式，順暢地移轉到自行管理、動態最佳化的醫療資訊環境，以最有效率的方式提供醫療服務。

表 4-7　虛擬化技術前後比較表

| 虛擬化前 | 虛擬化後 |
|---|---|
| 每臺主機一個操作系統 | 打破了操作系統和硬體的相互倚賴（Breaking Hardware／OS dependency） |
| 軟體硬體緊密地結合 | 通過封裝到虛擬機的技術，管理操作系統和應用程序維單一的個體（Encapsulation） |
| 在同一主機上運行多個應用程序通常會遭遇衝突 | 強大的安全和故障隔離（Isolation） |
| 系統的資源利用率低 | 虛擬機是獨立於硬體的，能在任何硬體上運行（Hardware independent） |
| 硬體成本高昂而且使用沒有彈性 | |

㈢ 醫療服務成果衡量

3.1.　癌症中心

3.1.1　2009 年通過癌症診療品質提升 A 級認證。

3.1.2　2007-2008 年榮獲 3 項國家品質標章獎。

3.1.3　「e 化療系統」癌症化學治療醫令暨給藥流程監控系統。

3.1.4　2009 年通過安寧認證（共同照護、居家及病房）。

3.2　生殖醫學中心

3.2.1　榮獲國家發明創作獎金牌：利用檢知生化標記之子宮內膜異位症檢測方法與生化標記的使用（2009）。

3.2.2　專利通過：利用檢知生化標記之子宮內膜異位症檢測方法與生化標記的使用」（USPTO serial No. 11／250536 及中華民國專利 I 305837, 2009-2025）。

3.2.3　癌症中心團隊研究成果獲得國際專家肯定，三次刊登國際期刊封面（圖 4-28）。

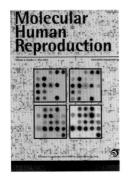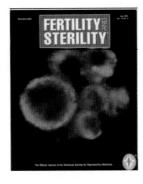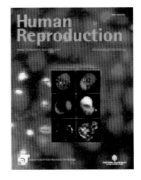

圖 4-28　癌症中心團隊研究成果三次刊登於國際期刊封面

3.2.4　生殖醫學中心團隊研究成果多次於國際研討會發表並獲獎，獲得國際專家肯定，如自體粒線體轉植（ASRM 2004）、胚胎著床基因（ESHR 2001）胚胎孵化基因表現圖譜（ESHRE 2003）、子宮內膜異位基因表現圖譜、LPA 促胚胎著床因子之機轉（ESHRE 2007）、精原幹細胞研究（PRSFS 2009）、子宮內膜異位症生化標記研究（PRSFS 2004）等於歐洲人類生殖醫學暨胚胎學年會（ESHRE）、美國生殖醫學會年會（ASMR）及泛太平洋生殖醫學會年會（PRSFS）獲得最佳壁報論文獎。

3.2.5　以「利用檢知生化標記之子宮內膜異位症檢測方法」榮獲 2009 年國家發明創作獎金牌殊榮，將所得的研究專利進行產學合作，到開發疾病診斷晶片以提升臨床診斷能力及追蹤治療成效。

3.3　體重管理中心

3.3.1　胃繞道手術：若以超過理想體重的部分來計算（理想體重以 BMI = 22 計算之），術後第一年可平均可減去 65% 的超重

體重，第二年可減去 75%；而在第二至第三年時達到最低點並保持下去，部分患者會有些許的體重回升，但不至於升回至原來的體重，而以大型的結果爲準，此一手術的致死率爲 0.3%，合併症則爲 5%（包括：吻合處滲漏、腸阻塞、傷口感染等）。

3.3.2 胃束帶手術：術後第一年可減去超重體重的 40%，而第二年可達 50%，最大的減重效果出現再第四至第五年。雖然減重效果低於胃繞道，但其手術安全性卻是所有減重手術中最高的。手術之致死 率約爲十萬分之五，而合併症則只有千分之三（包括：胃扭曲、穿孔、腸阻塞、調節管斷裂等）。

3.3.3 袖狀胃切除手術：第一年可平均可減去 50% 的超重體重，第二年可減去 60%；而在第二至第三年時達到最低點並保持下去，部分患者會有些許的體重回升，但不至於升回至原來的體重，目前尚無超過十年的統計文獻。此一手術的致死率爲 0.1%，合併症則爲 3%（包括：出血、吻合處滲漏、傷口感染等）。

3.4. 睡眠中心

3.4.1 榮獲 2006 年國家品質標章醫療院所類醫院特色專科組認證。

3.5. 社區遠距照護服務

3.5.1 舉辦遠距照護教育訓練，成爲標竿訓練中心。

3.5.2 接受各國代表參訪，分享經驗與意見交流。

3.5.3 社區照護服務項目共 7 項，包含：藥事安全、行動定位、會員訪視、遠距生理量測、遠距衛教、遠距視訊諮詢服務、生活資源轉介。

3.5.4 醫護及生活服務資源連結，醫護資源有北醫附醫、楊健志診

所、合康診所、合康藥局；生活服務資源已連結 12 家廠商。

3.6. 血友病中心

3.6.1　2008 年 9 月完成第一例金屬對金屬人工髖關節置換。

3.6.2　2008 年 12 月完成第一例血友病／HIV 人工膝關節置換。

3.6.3　開始以超音波監測肌肉血腫。

3.6.4　第一例免疫耐受治療成功（成人）。

3.6.5　以 transamin 治療月經過多症。

3.7. 無線 e 化之行動護理站（圖 4-29）

全面將化療給藥 e 化作業：包含：(1)醫令開立系統制式化管理；(2)化療藥局調配管理；(3)化療藥品傳送管理；(4)護理站點收管理；(5)給藥確認管理；(6)給藥紀錄管理。

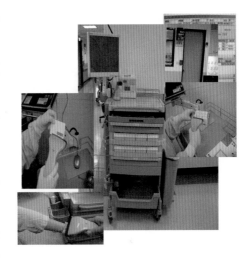

圖 4-29　行動護理車

## 第四節　顧客與市場發展

顧客與市場發展在醫療機構的發展和其他企業並無不同，最主要的意義在於檢視機構如何以市場為導向的觀念，有系統的掌握和分析市場的趨勢，了解內部顧客、外部潛在顧客需求，同時能掌握競爭者優劣勢分析，有效的利用上述資訊作為醫療機構在組織研發、設計及提供相關的產品或服務，以符合顧客的需求，透過商情管理及顧客滿意度等不同的面向，適時了解、確認、修正、創造、選擇及執行組織策略，不僅能滿足現有顧客需求，更能進一步超越現有或未來顧客的期待，持續創造顧客的價值。

國家品質獎在醫療機構顧客與市場構面，評估的重點有三項：

一、產品（服務）與市場策略：指醫療機構基於市場發展趨勢與分析，爲掌握目標顧客需求所發展的行銷策略，及掌握未來顧客的動向，其內容包括：產品及市場定位，定價策略、促銷與溝通及通路的建構等。

二、顧客與商情管理：指運用資訊系統蒐集和分析顧客與市場相關訊息，建立顧客的資料庫及運用，以精確掌握市場脈動，及預測外部環境變遷對顧客與市場的影響。

三、顧客關係管理：指醫療機構對於強化顧客服務體系的建立，執行顧客服務的相關做法，如：掌握顧客流向、維持顧客關係、提高顧客價值，透過顧客滿意度的衡量，應用資訊與回饋的做法，改善顧客關係的檢討與改進，以增加服務的深度與廣度。

## 一、產品（服務）與市場策略

以醫療機構爲例，顧客的主要來源來自社區民眾，而非都是生病的顧客族群，醫療服務不再只是服務生病的病人，廣泛的從出生至死亡，男性或女性，生病或預防醫學等都與醫療息息相關。因此，醫療服務與市場的策略要能依不同年齡層及需求提供個別化、具特色的醫療服務，吸引民眾的關注和信賴，進而成爲忠誠的顧客群。

醫療服務與市場的策略是指要能夠掌握到正確的目標顧客群，當他們有需要服務的時候，有能力及意願會來接受醫院提供的各項檢查、治療等服務，藉此能夠得到改善或康復。

醫院提供的各項檢查、治療等服務到底應該有什麼特色、可近性或便利性，才能夠吸引到目標顧客群的注意及興趣，且儘管在同質性及削價競爭的情勢之下，仍能得到目標顧客群的青睞。

如何將這些醫療特色與絕活找出來，並以行銷、口碑、傳播的技巧，

傳遞給目標顧客群。這在一個高度競爭成熟的醫療服務市場市場是非常困難的。

　　北醫附醫位居臺北市市政金融中心，並於國際貿易中心附近，位處交通要道及地利之便，須於經營環境中落實醫療機構之理念，並致力於以「病人為尊、社區為重」的醫療服務，期望提供一個兼具醫療照護、教學研究與人文醫學並重的高優質醫療院所，透過各項品質提升活動，提升北醫附醫醫療設備及人文，使之成為居國際觀及設備及能一應俱全之國際醫療機構，達到成為國際一流的大學醫院的願景及目標。顧客與市場發展策略作為如下：

㈠空間設計上規劃候診區及病房有藝術空間，依照不同主題陳列畫作，讓民眾對藝術沒有距離感，而佇足欣賞、陶冶身心。病房病室設計均採自然採光，除具節能減碳之功能外，病人在此遠眺美景，有助心情開朗可紓緩病人與家屬的情緒；病房均設置陽光室，提供住院病人及家屬喘息休憩之空間，住院期間除可享受陽光，也可與其他病友及家屬聊天交誼，有助醫療照護，為都會區病房人性化的創新設計，更符合環保潮流。病房內護理站均採中央島區開放式設計，讓病人及家屬隨時都能看到護理人員，降低心中不安全感，也有助於護理人員與病人、家屬間的雙向良性溝通。

㈡更新醫療設備：引進高科技儀器設備，提供全方位專業的服務，如：直線加速機、立體導航式電腦斷層掃描儀；並引進各項技術、有效縮短療程、提高治療效果，如：引進綠光雷射手術系統、氬氦刀、內視鏡手術、光動力治療、鐳射光療系統、微創手術等。

㈢強化醫師陣容：目前全院主治醫師共有 166，其中含博士 31 位，

碩士 44 位，學士 91 位；部定教師有 112 位，占全院主治醫師的 67%。

㈣ 發展重症醫療／特色醫療：遠距照護服務、血友病中心、生殖醫學中心、睡眠中心、微創手術中心、體重管理中心、癌症中心、急診服務、國際醫療服務。

### ㈠ 對目標顧客的掌握

醫療健康服務產業的商機與新科技結合的產品構想，大部分都是來自於顧客身上，而非技術知識的本身。管理大師彼得‧杜拉克（Peter Drucker）曾經說過，商業的目的不在「創造產品」，而在「創造顧客」。因此，醫療服務可以做的，就是走入市場去看、聽、問，正確的認知顧客對於醫療服務的需求，擬出一個醫療服務與顧客滿意關係的屬性對照表，找出可以創新改進的地方，並參考目前顧客需求與市場競爭態勢，決定醫療服務業的最終目標顧客市場，並進而開發可滿足目標市場需求的創新產品。

北醫附醫積極配合健保政策及參與健保局計畫，配合民眾就醫需求提供整合照護門診、社區遠距照護等計畫，民眾透過遠距照護服務中心便能獲得即時、便利且完整之長期照護服務。

癌症中心提供初期的診斷照護至末期的安寧緩和照護，並且建立癌症團隊、癌症診療指引、化療處方、個案管理制度等，採整合癌症醫療資源及照護服務，目前已成立八大癌症團隊；其中「安寧居家照護」及「癌症中心「e 化療」癌症化學治療醫令暨給藥監控系統」榮獲國家品質標章，也通過衛生署國健局之「癌症診療品質 A 級認證」之肯定。

### ㈡ 對未來顧客的掌握

顧客需求持續移動，掌握不易，應在創新過程，有系統的追蹤顧客需求移動的軌跡，再從移動的軌跡預測下一步會移動到哪裡，就能掌握顧客

現有、未來或潛在需求。

除了對於忠誠顧客提供優良的醫療服務外，也積極招攬新病人，以此進行社區民眾就醫需求調查，依據區域醫院市場發展競爭醫院之分析及來院就醫民眾之特性，架構出顧客市場的行銷網路。

### 1. 門診服務

各項服務均以病人為中心，提供專業、安全、貼心之就醫環境，並不斷引進最新醫療照護技術與重要設備、要求第一線服務態度並檢討改善各項作業流程，以提供病人更舒適、有效率之全方位服務。

### 2. 急診服務

急診為急診醫學科專科醫師訓練醫院，全天候有急診專科主治醫師於院內值班，提供 24 小時急診專科服務，以提供高品質的緊急救護服務因此急診服務人次不斷成長中。

### 3. 住院服務

以群醫關懷、全人醫療為目的，提供多項專業團隊整合服務合作的模式，以達成病人安心託付的要求。期望於臺北市東區提供精緻化之醫療環境。

## 二、顧客與商情管理

### ㈠ 顧客資料庫的建立

北醫附醫之顧客資料來自於臺北市為最多，約占 72.6%，其中又以信義區病人來源為主，而北醫附醫顧客資料庫來自病患衛教宣導之基本資料、因個別需求調整之疾病檔分析、病人之個案追蹤及市場開發的病患來源；並定期蒐集服務區域資料，並且分析並比較，利用此資料之分析進行內部檢討與改進（表 4-8）。

基於病人立場考量及需求，北醫附醫加入健保局的整合式醫療照護試

辦計畫，增開整合性照護門診，針對該類病人提供整合性照護服務，除可減輕病人往返醫院奔波時間及掛號費、部分負擔之支出外，亦可大幅減少重複用藥、檢查等非必要之醫療服務，並可提升醫療品質，確保病患就醫權益。

表 4-8　服務區域資料蒐集與分析 ── 服務區域醫療資源

| | 醫療院所家教 | | | 人床比 | | |
|---|---|---|---|---|---|---|
| | 醫學中心 | 區域醫院 | 地區醫院 | 一般病床床數合計 | 人口合計 | 人床比（千人） |
| 臺北市 | 7 | 7 | 22 | 15,689 | 2,622,923 | 5.98 |
| 臺北縣 | 2 | 6 | 48 | 8,510 | 3,833,730 | 2.21 |
| 小計 | 9 | 13 | 70 | 24,199 | 6,456,653 | 3.91 |

| 縣市別 | 執業醫事人員數 | | | | | | |
|---|---|---|---|---|---|---|---|
| | 合計 | 醫師 | 中醫師 | 牙醫師 | 藥師及藥劑生 | 護士及護理師 | 其他 |
| 臺北市 | 36,830 | 7,858 | 719 | 2,452 | 2,315 | 19,492 | 3,994 |
| 臺北縣 | 19,732 | 3,948 | 724 | 1,857 | 1,598 | 9,750 | 1,855 |
| 小計 | 55,562 | 11,806 | 1443 | 4,309 | 3,913 | 29,242 | 5,849 |

## ㈡ 顧客資料庫的應用

　　建立「顧客資料庫」之後，可以隨時查詢顧客是誰、地址在哪裡，透過顧客類別與關鍵字全文檢索，快速搜尋出目標顧客，然後按照地址排定接駁車路線，列印出顧客清冊運用郵寄 DM、院訊月刊、e-mail 電子報、發出簡訊與傳真來提供民眾資訊（表 4-9）。為何需要與顧客持續互動？其目的是要建立與維護一個印象，當民眾對醫療照護服務有需求時第一個想到北醫附醫，如此就掌握先機提供民眾優質的醫療照護與服務。

表4-9 資料庫應用

| 應用層面 | 作業內容 | 說明 |
|---|---|---|
| 經營管理分析 | 顧客基本資料描述性分析管理性報表 | 來源、年齡、區域、科別、疾病業務報表、財務報表、競爭者資料 |
| 策略執行分析 | 各科室管理方針配合資料庫分析執行 | 依據資料庫之分析，製定行銷策略方案，並由相關科室執行 |
| 經營分析統計 | 財務報表、意見信箱、顧客滿意度 | 顧客滿意度及業務量等具體成果做為評估依據 |
| 目標績效追蹤 | 設定目標定期會議追蹤 | 重要策略如科室指標、院方年度指標，列入會議追蹤 |

## 三、顧客關係管理

體認到顧客為最重要資產，經營顧客關係為首要任務。

### ㈠顧客服務體系建立的程度

北醫附醫以病人為中心，提供專業、安全、貼心的就醫環境，不斷引進最新醫療照護技術與重要設備，要求第一線服務態度並檢討各項作業流程，以提供病人更舒適、有效率之全方位服務，因此提供服務之內容如表4-10。

表4-10 顧客服務提供

| 服務提供 | 項目 |
|---|---|
| 門診服務 | 1. 整合性醫療服務，減少病人重複就醫，提升治療效果<br>2. 提供當日報告解說及立即轉介服務<br>3. 行動批掛車提供病人在批掛時更便捷之服務<br>4. 候診區皆依照科別屬性規劃藝術空間 |
| 急診服務 | 1. 緊急醫療處置<br>2. 緊急救護訓練 |
| 住院服務 | 1. 規劃癌症防治工作<br>2. 提供優良的病房設備<br>3. 提供中央島區開放試設計<br>4. 全院樓層監控並搭配24小時人員監控之中央控制室 |

（續）

| 服務提供 | 項目 |
|---|---|
| 轉診服務 | 1. 設置轉診單一窗口由專人提供雙向轉診、引導就醫等服務<br>2. 簽約之合作社區診所之醫師轉介之病人，除提供免掛號費服務，並由專人指引就醫服務<br>3. 積極與開業診所合作，辦理家庭醫師整合照護計畫<br>4. 對於住院會員有專人進行病房探視關懷 |
| 長期照護服務 | 1. 社區數位健康照護服務<br>2. 住院中提供醫療、營養、復健、藥物、社會福利諮詢指導，協助病人重返社區照護<br>3. 出院後持續透過電話關心，提供照護指導<br>4. 成立附設居家護理所，提供失能病患居家照護服務<br>5. 透過資訊系統，積極篩選出需要長期照護需求之病人協助長期照護相關轉介<br>6. 提供 24 小時諮詢服務<br>7. 針對照護者辦理常見照顧技巧、慢性營養及長期照顧資源等課程<br>8. 提供機構案家專業與貼心的連續性護理 |
| 社區服務 | 1. 推動醫院與社區聯繫各項社區健康促進及預防工作<br>2. 舉辦社區健康促進講座<br>3. 於里民活動中心建置社區健康動力站<br>4. 每月為民眾進行簡單的生理量測<br>5. 定點服務提性慢性病患者回診服務<br>6. 社區健康篩檢服務<br>7. 菸害防治之推廣<br>8. 社區健康營造活動<br>9. 社區節慶活動 |
| 志工服務 | 1. 志工服務<br>2. 關懷弱勢服務<br>3. 獨居長者服務專區<br>4. 社工服務<br>5. 結合團隊：針對乳癌病友、愛滋病友、早期療育服務及安寧療護服務進行協助 |
| 國際醫療服務 | 1. 國際援助醫療<br>2. 國外醫事人員訓練<br>3. 參與國際衛生醫療合作策略聯盟<br>4. 參與政府國際醫療產業發展政策之試辦醫院<br>5. 成立國際病人中心 |

⊜ 顧客服務執行的相關做法

  1. 針對內外部顧客之執行做法如表 4-11

### 表 4-11 顧客服務執行之相關做法

| 項目 | 內容 |
| --- | --- |
| 優質醫療 | • 提供內、外、婦、兒等 28 個醫療專科，以及神經外科、整型外科、消化內科、心臟內科等 39 個醫療次專科於臨床醫療服務。將持續發展急重症醫療服務，加強以病人爲中心之跨科整合性醫療團隊，規劃設立國家級癌症中心，推行各科癌症預防、篩檢、治療、整合區域性癌症醫療資源。 |
| 便捷貼心 | • 設有營養、藥物、轉診等各類諮詢電話、多元客訴管道及院長信箱、成立住院服務中心、透過「社區式數位健康照護服務」跨團隊協助與社區資源積極交流聯繫，於住院中提供醫療、護理、營養、復健、藥物、社會福利等諮詢指導，協助病人及家屬順利返回社區照護，包括護理之家、養護中心、居家照顧等，出院後持續透過電話關心，提供照護指導。<br>• 出院辦理單一窗口、提供刷卡服務、辦理家屬座談會、團體衛教、洗腎室病友及家屬聯誼、癌症院外延伸照護、多元掛號系統、志工走動服務成立疼痛推動小組，第一線人員服務禮儀訓練、知識管理系統、醫令電腦化、四癌（子宮頸癌、大腸癌、口腔癌、乳癌）自動提示系統、成立楓林人文走廊、住院病人無線上網、社區志工活動、配合節慶辦理義診活健康促進活動及晚會、提供員工餐廳及舒適、安全的住宿環境、提案制度。 |
| 社區關懷 | • 以「病人爲尊、社區爲重」的理念，致力於社區服務，強調與社區民眾結合，提供民眾就近性醫療服務，期望給當地居民一個兼具醫療照護、社區醫學、教學研究與人文醫學並重的高優質醫療院所，達成守護社區健康，邁向高品質、高績效的國際一流大學醫院。<br>• 參與社區活動、辦理義診、癌症篩檢、慢性病管理、社區醫療群整合家庭醫師整合、推動全民健康體適能、推動銀髮族健康照護、強化多元長期照顧服務、推廣社區衛生保健志工服務。<br>• 提供社區民眾全面的健康服務，結合政府機關、社區領袖及與企業資源結合協助弱勢族群，並提供獨居長者送餐服務推動全人關懷等，定期辦理社區健康促進衛教講座、成立社區健康動力站，由護理師進駐附近里辦公室或活動中心，爲民眾的血壓、血糖把關。<br>• 辦理社區健康篩檢活動、社區健康營造、各項節慶活動凡舉在兒童節、母親節、父親節、九九重陽節……等以健康、結合公益團體演出話劇、音樂會、園遊會等形式，在活動上呈現向上的力量。符合社區民眾健康需求之多元化服務。 |

### 2. 顧客意見反映之處理

顧客意見、抱怨及申訴事件是醫療機構進步的原動力，可以立即蒐集外部顧客之感受與回應，讓醫院發現經營管理問題之所在，故醫療機構除主動提示顧客具有申訴及表達意見之權利，鼓勵提出意見以外，並依據完備之顧客意見處理流程與制度（如圖4-30），設置專責單位、人員透過多元管道積極受理民眾意見。透過院內機制進行檢討、改善與追蹤執行，確立達成改善，提升服務品質。

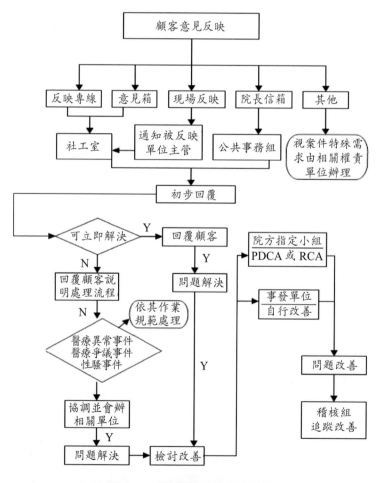

**圖4-30　民眾意見反映流程圖**

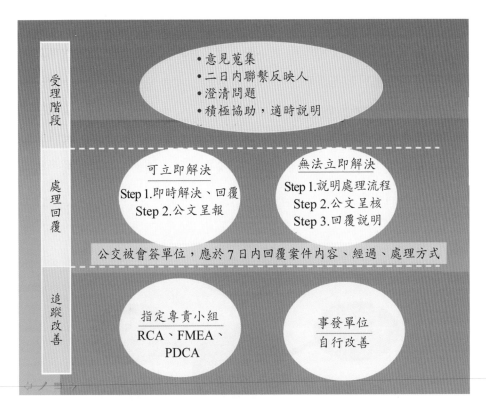

圖4-31　民眾意見反映之受理與追蹤改善

　　設置專責人員處理顧客意見反映外,並建立完整的流程與制度(如圖4-31),公布於院內網頁,方便員工隨時查閱。

　　當員工接獲顧客之意見、申訴、抱怨時,均主動進行初步處理,並報備單位主管或相關單位,若無法立即解決者,則由社工室(主責單位)統一收案協助處理,並列案追蹤管理記錄,俟各單位處理結案,再向民眾回應具體之結果。

　　醫療機構受理申訴案件後,針對民眾抱怨、建議改善之意見,由社工室(主責單位)定期統計各單位意見反映事件,如發生頻率、反映問題類型,分析事件內容並檢討成因,於全院性會議中提出檢討、改善。由稽核

組定期召開 PDCA 討論會議，針對需要長期改善之議題加以分析原因及檢討，據以執行並納入標準作業流程，提升服務品質。而針對改善事項，並有專責單位進行改善追蹤、稽核。

㈢ **顧客滿意度的衡量與做法**

　　顧客滿意度績效評估方法與衡量，北醫附醫無論門診、急診或住院服務滿意度調查，內容包含醫療、護理、檢查檢驗、藥事、行政服務、環境設施等六大面向。

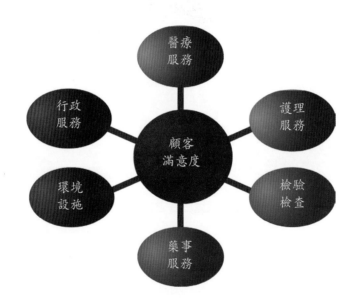

圖 4-32　顧客滿意度調查面向

　　滿意度調查執行前，進行各類服務滿意度目標值之設定、確認或修改，以作為調查結束後衡量滿意度優劣之依據，亦針對滿意度題項特質，再依科室、部門進行分層分析。並由相關單位進行 PDCA 改善，且進行為期三個月之改善行動。滿意度調查執行流程詳如圖 4-33 所示：

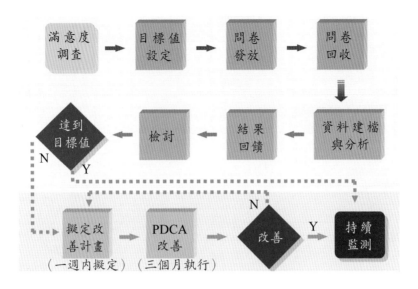

圖 4-33　顧客滿意度調查與改善流程


## (四) 顧客關係改善工作的檢討與改進

顧客是醫院最重要的資產，建立良好的顧客關係是維繫醫院進步的重要關鍵，北醫附醫透過多重管道方式以管理顧客關係，其改善架構如圖 4-34：

1. 重視專業醫療品質，以病人安全作業、醫療品質指標作為監測，並加強同仁服務禮儀訓練及稽核，強調同仁重視顧客意見，俾以迅速回應顧客需求達到顧客滿意。

2. 重視顧客意見，設有多元便利溝通管道，如諮詢電話、服務臺、意見箱等，以積極聽取顧客聲音。且設有立即回應及後續追蹤改善列管之機制，並均經院長逐案親自批示。

3. 鼓勵員工提案，對具體可行的提案持續列管追蹤，以提高同仁對工作的認同感並提升顧客價值。

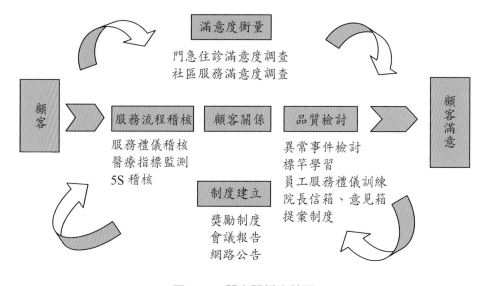

圖 4-34　顧客關係改善圖

4. 運用獎懲制度以維繫同仁工作表現，如於公開會議表揚、敘獎，核發或扣除獎勵金，列入年終考評等，對稽核結果不佳的科室則要求對事件提出整體改善對策，並於主管會議報告。

5. 透過各級會議及院內網站公告，宣導服務理念及作法，俾使全院同仁形成共識，以達服務表現標準化及一致性。

## 第五節　人力資源與知識管理

在一切追求卓越的競爭環境下，在因應環境的變動與相關政策的衝擊，策略性人力資源發展須掌握全方面的政策走向，使組織能快速適應變遷之環境，因此人力資源早已成為組織的重要資產與資本，為使之組織機構能永續經營，需要更多優秀具潛力的人才，使其適才適所，與組織共同成長。人力資源管理的範疇，包含人力資源規劃、人力資源開發、人力資源運用、員工關係管理等。換言之，須有完善的選、用、育、留制度，才

能有快樂的員工，使員工與組織共創卓越服務價值。

# 一、人力資源規劃

## ㈠人力資源管理策略規劃與執行

　　北醫附醫秉持其宗旨、願景、目標，並持續依據顧客需求、市場趨勢、組織經營發展方針，不斷提升醫療品質，尤其是醫療為健康產業之一環，又醫療專業人才多元化，包含各醫療專科領域、護理領域、醫事領域、藥學領域，以及臨床醫學研究人員，為達成國際一流大學醫院之願景，需要培育多元健康產業之一流人才，規劃適當的人力資源管理策略並執行，以發展員工職能及強化組織能力（圖 4-35、4-36）。除此之外，醫院在營造學習型組織及以病人為中心的前提下，希望建構以人服務人，形成提供優質醫療服務品質之團隊。因此，在人力資源開發方面，積極評估員工核心能力，找出職能缺口，擬定訓練發展人才培育計畫，提供員工及外包人員職前訓練、在職訓練，期充分發展人力資源與知識管理，才能迎合考驗，達成願景。

## ㈡積極開發人力資源管理的功能

　　醫護人員招募不易，北醫附醫訂定羅致人才及菁英培育計畫實施辦法，鼓勵優秀人才進入北醫體系及終身學習。績效獎金制度之制訂，以鼓勵提升服務品質單位及個人，重視團隊成長。

　　在人才培育方面，提供公費公假方式，鼓勵各類人員接受專科（次專科）或其他專業訓練，並依學位提高敘薪標準以激勵員工進修意願，在強化核心能力方面，提供派遣醫療相關人員至國內外標竿學習或受訓的機會。為提升學術研究風氣，訂有各種獎勵、補助辦法，建置完善的教育訓練系統、知識管理系統等。

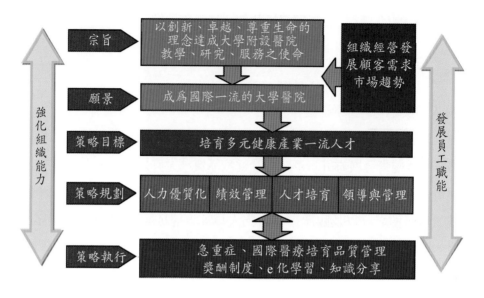

圖 4-35　人力資源管理策略

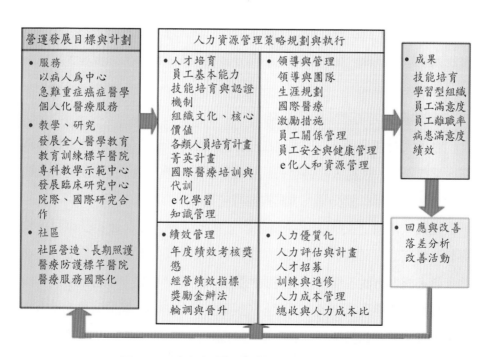

圖 4-36　人力資源管理策略規劃與執行循環

### ㈢ 持續改善人力結構，發展各種醫療專業人才

每月針對人力結構進行分析，同時檢討人力結構與組織經營需求之配合度，依醫療環境變化及醫院經營管理需求適時調整。

依組織經營發展需要，訂有階段性發展計畫，各項計畫皆需人力管理輔助。如爲因應第三醫療大樓擴建計畫，實施階段性開床計畫，配合增聘醫師、護理、醫事、行政人員，完備醫療團隊陣容；爲發展癌症整合醫療，第二醫療大樓癌症中心成立，安排醫療團隊成員參與癌症相關課程訓練；爲培育愛滋病治療及防治人才，選派優良醫師至史瓦濟蘭受訓；爲使專科護理師制度化，積極培育專科護理師，辦理專科護理師訓練，增加醫療照護人力。

## 二、人力資源開發

### ㈠ 教育訓練組織與體系

醫療專業人才是臺北醫學大學附設醫院最重視的資產，北醫附醫依據宗旨願景與年度目標擬定策略性教育訓練，促使人才培訓更具競爭力，且有良好的教育訓練制度及策略規劃，才是持續成長的動力（圖4-37）。

北醫附醫在教育訓練組織部分，屬於多層次的教育訓練體系，並且設有全院性教育訓練委員會，功能爲規劃全院性教育訓練計畫、制度等策定包括各教育訓練相關事宜協調處理，定期開會檢討教育訓練事宜，至於各醫療專業的委員會，如醫學教育委員會負責醫療與醫事人員教育訓練、護理教育研究委員會負責護理人員教育訓練，也由於在全院教育與專業教育都有著完整的訓練體系，因此在2010年申請勞委會的協助事業單位人力資源提升計畫中的「TTQS評核」獲得銀牌，並爲受邀北區12家企業唯一醫療院所教育訓練成果發表，顯示北醫附醫在優良的訓練成果之下，邁向卓越的醫療服務。

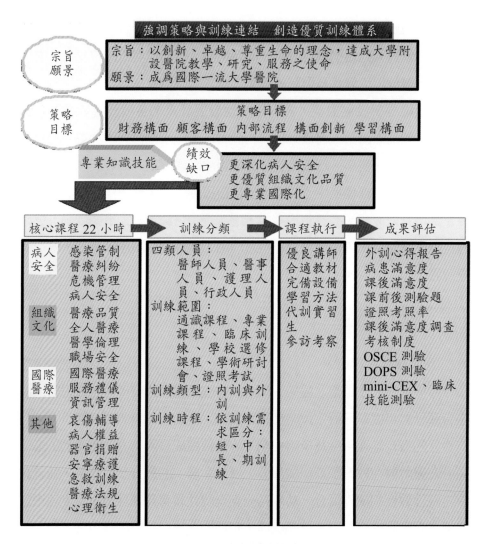

圖 4-37　教育訓練策略圖

## ㈡訓練計劃作業與實施

　　北醫附醫由人力資源室、教學研究部、護理部負責舉辦全院性教育訓練課程，通識性的課程則結合年度考核強化同仁學習的的質與量，而各醫療專業課程依各個職務設計、發展出不同的訓練計畫規劃並推動院內在職

教育與職前教育、審核課程品質、稽核課程成效及檢討課程之適當性,並召開會相關教育訓練會議檢討訓練成效及其相關事宜。

### 1.訓練類型與管道

北醫附醫整體性的訓練類型,分成:通識教育訓練、專業教育訓練、新進人員教育訓練、主管人才培育課程、北醫體系研討會、臺北醫學大學校內選修、國內外學位進修,其中以主管人才培育課程、北醫體系研討會。北醫校內選修爲北醫附醫訓練管道的特色:

⑴ 主管人才培育課程:北醫舉辦一校三院主管與未來主管人才進行培育,培育內容,包括:領導能力、決策管理、實務執行等課程,延續北醫人才培育不間斷。

⑵ 北醫體系研討會:北醫附醫設置學術活動公布欄,北醫體系,包括:學方、萬芳、雙和醫院舉辦的課程皆可參與,強化學習的廣度,並增加北醫體系團隊學習的特色。

⑶ 北醫校內選修:每年北醫體系同仁都可以選修一門免費課程,鼓勵同仁在職進修學習不間斷。

### 2.學習歷程檔案

北醫附醫設有完善教育訓練系統(TMS 教育訓練系統)與醫事人員學習書面檔案夾,建構同仁訓練資料,且 TMS 教育訓練系統同時也屬於線上學習系統,完整的建立同仁學習資訊,以供管理者與同仁充分掌握整體醫院與個人學習概況。

### 3.相關進修與受訓補助

北醫附醫了解提供多元的學習管道對於員工訓練發展的重要性,因此除醫院本身教育訓練課程外,亦提供員工在職進修、外派受訓獎勵,包括:外派受訓補助訓練費、交通費、住宿費;碩博士進修補助公假、院外研討會補助公假、交通費、住宿費,此外對於研究論文的發表也給予獎金鼓勵。

| 人員類別 | 專業人員 | 人員類別 | 主管培訓 | 院內教育訓練 | | 院外教育訓練 |
|---|---|---|---|---|---|---|
| | | | | 通識教育 | 專業訓練 | 學習研修 |
| 在職同仁 | 醫療 醫事 護理 行政 | 院長與副院長 | 共識凝聚（價值觀聚） | 醫療品質／危機管理　急救訓練／哀傷輔導　職場安全／器官捐贈　感染管制／安寧療護　醫學倫理／服務禮儀　全人醫療／資訊管理　病人權益／醫療法規　醫療糾紛／心理衛生　病人安全 | 專科訓練　學術研究　特殊技能 | 院外研討會　外派受訓　北醫大校內選修　出國進修 |
| | | 一、二級主管 | 領導力強化（能價強、導與觀值化） | | | |
| 新進同仁 | | 基層人員 | 基層人員培訓（執行溝通能力、務與管理、實行通能） | 全院性職前訓練 | 單位職前訓練 | PGY兩年期訓練（醫事人員） |

圖 4-38　教育訓練體系

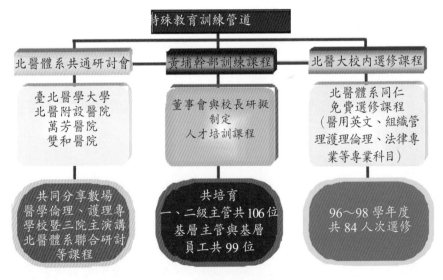

圖 4-39　特殊教育訓練管道

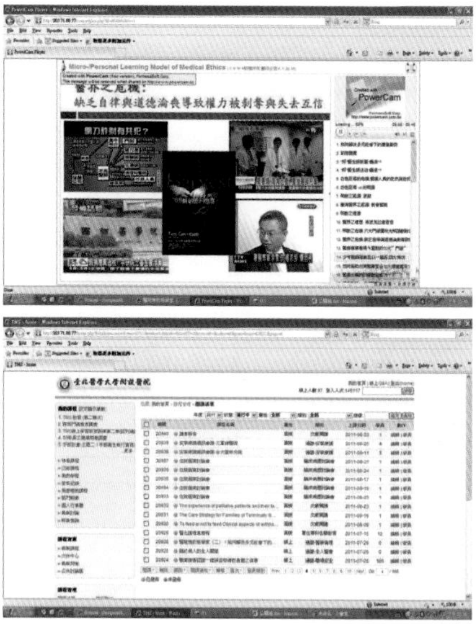

圖 4-40 學習歷程資料夾與線上學習介面

（三）知識管理

醫療產業具有多專業、不容出錯及醫學知識瞬息萬變的特性，為提高醫療及服務品質，北醫附醫知識管理架構環繞著經營管理、教學研究、組織文化、資訊科技、服務流程等五個構面，且有完整的知識管理平臺，使內外部資訊及顧客服務能夠有效的結合，且教學、研究與服務透過知識分享平臺達到組織學習，並應用相關品質指標與文件，以達知識分享與持續創新。北醫附醫相關資訊系統介面如知識管理平臺、TMS 教育訓練系統、portal 網頁、醫療系統（HIS）、人事系統、會計系統、北醫大 My2 公布欄等，其中主要知識分享主介面為 TMS 教育訓練系統、知識分享平臺、Portal 網頁：

1. TMS 教育訓練系統：記錄同仁院內外教育訓練資料，並有外訓心得報告分享之介面功能，且能在院內外的網路做使用，以達外派受訓之學習交流（圖 4-41）。

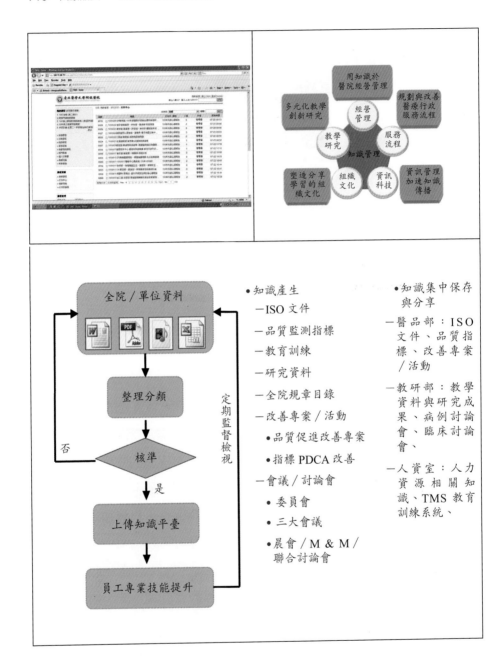

圖 4-41　外訓心得報告分享介面與知識管理架構流程圖

2. 知識管理平臺：屬院內知識庫，存放 ISO 文件、品質指標資料，以及各單位重要知識文件，並有相關模組功能，如會議系統，將會議內容資訊化，使知識文件能安全保存、增加運用效率、優化資訊決策與知識創新再造。

3. Portal 網頁：屬院內基本文件流通介面，存放各單位基本作業表單、相關資訊系統連結主介面、電子公布欄，以利同仁快速尋找基本作業文件與相關院內資訊系統。

# 三、人力資源運用

## (一)人才任用、升遷制度的設計

　　爲達成人力資源管理效益，北醫附醫建置嚴謹薪資管理制度，針對各職類人員，每年進行同等級以上之醫療院所薪資行情調查，提供相關資料，供決策者參酌，適時調整薪資水平，以符合市場行情；設有員工考核獎懲制度，在業務執行瑕疵之下，醫院朝向以鼓勵與指導多於懲處方面執行，使員工有更多向上修正與改進的正面動機，減少懲處挫折感；人才任用方面，各部門各職務皆訂有明確工作說明書並定期修正；升遷制度方面，各部門依工作專業領域不同，各自訂定能力進階及升遷制度；完善人才培訓計畫，舉辦各類專業與通識課程進修與職務歷練；全院性制度則訂有年度考績制度，針對各職類員工年資、績效、教育訓練，以及各部門自訂的評估指標，採用公平、公開、公正原則辦理。相關職務及知能成長規劃程序如表 4-12。

## (二)員工生涯規劃與輪調制度的設計

　　北醫附醫認爲人才培養非一朝一夕或單一部門或單一機構即能養成，故在員工生涯規劃方面提供多元化評估機制與完善福利措施，醫院讓員工在專業領域不斷提升向上同時，亦能無後顧之憂，使組職與員工達到雙贏

表 4-12　任用升遷制度

| 職務及知能成長規劃 | | | |
|---|---|---|---|
| 人員別 | 管理職 | 專業職 | 能力進階 |
| 醫師人員 | 院長<br>副院長<br>部主任<br>次專科主任 | 主治醫師<br>總住院醫師<br>研究醫師<br>住院醫師 | 醫師證書<br>專科醫師證書<br>次專科醫師證書 |
| 護理人員 | 主任<br>副主任<br>督導長<br>護理長<br>副護理長 | 專科護理師<br>護理師<br>護士 | N1，N2，N3，N4<br>能力進階<br>護士證書<br>護理師證書 |
| 行政人員 | 主任<br>副主任<br>組長 | 專員<br>組員<br>管理員<br>事務員 | |

境界。醫院在員工生涯規劃設計如下（圖 4-42）：

1. 輪調制度方面：醫院輪調不是目的，完整的人才培養制度，才是成長動力。由北醫一校三院（北醫附醫、萬芳、雙和醫院）體系內，施行員工輪調制度，有院對校輪調、有校對校輪調、醫院內部輪調等的模式，使員工有較深度、較廣度的工作空間與挑戰。

2. 績效評估制度方面：醫院針對工作績效的評估準則有工作時效、工作品質、工作方法、工作協調性、工作量、工作改進績效；專業能力的評估準則有知識技能、本職作業規定、理解判斷力、分析能力、事物管理；敬業精神的評估準則有工作態度、工作熱忱、服務態度、群體合作性；個人條件的評估準則有學習態度、未來發展潛力、對機構之認同，並以績效考核作為人事研究的佐證，用來作為加薪、訓練、遷調及其他人事管理項目的參考依據。

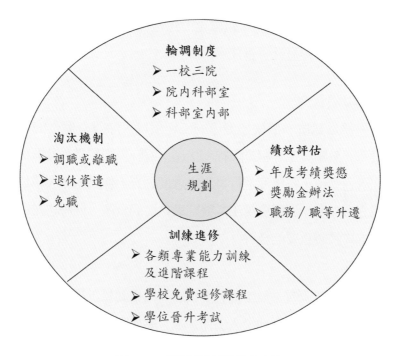

**圖 4-42　員工生涯規劃及實施**

3. 訓練進修方面：對於新進員工舉辦新進員工教育訓練使期新進員
　工了解組織歷史背景，工作現況、福利措施、勞工安全等等，使
　其更快認同組織，完成工作目標；每年舉辦各面項通識教育課
　程，使員工時時汲取新知；醫院依各專業員工特性，舉辦不同專
　業能力進階課程；鼓勵員工在職進修，培養更優專業能力或第二
　專長養成；鼓勵員工專業領域進修考取相關證照。因員工專業素
　質養成與精進，組職方有更多元及專業人才養成，完成組織最高
　宗旨，達成「以工作培育人才，以人才發展組織」的目標。

4. 福利措施方面：有完善退休制度、醫院員工眷醫病優減措失、
　互助金補助辦法、國外旅遊補助、醫院福委會定期舉辦國內旅遊
　等等，使員工身、心靈得到最完善照顧。醫院對員工有 360 度完整

職涯規劃，員工必能對組職全力以赴達成工作使命，醫院方能有永續經營，善盡社會責任。

## 四、員工關係管理

北醫附醫為建置一個快樂健康的工作環境，除設有健全的人事制度外，提供多元激勵員工等獎勵與福利措施；醫院重視和諧勞資關係、暢通與員工間溝通管道，每年度進行員工滿意度調查，作為組織與單位改善與推動計畫之參考，深深體會員工是醫院最重要的資產，同時也是醫院往前發展、向上成長時重要的枝幹。

### ㈠ 員工福利

醫院由人力資源室、員工福利委員會共同推動員工福利，整合多方資源，使員工能安心、放心地投入工作，並且感受到醫院的呵護與關懷，讓員工無後顧之憂。醫院依據勞動相關法規，員工包括專職、兼職，在報到當天即為員工投保保險，提供特別休假、生育／育嬰假、婚假、喪假等。除此之外，醫院為注重員工福利，並提供員工團體保險、設立員工互助金、國內外旅遊補助、舉辦節慶活動等福利措施，使同仁有更完善的生活與保障。

### ㈡ 建置安全健康職場環境

設置勞工安全室與勞工安全衛生委員會，落實研議勞工安全衛生相關議題，包括：職場危害評估與控制、危害物質管理、作業環境測定、自動檢查、安全衛生教育訓練、員工健康管理與緊急應變等，循 PDCAB 管理循環原則，改善職場環境缺失，以達保護員工生命安全，預防職業災害發生，建立一個安全健康的工作環境。

2009 年起配合國內法規修定，全力建構全院安全職場環境，將危害物質管理作業標準程序列為重點，規範全院危害物質管理之標準化，並購

置防爆箱與鐵櫃存放危險物質，單位備置防護具與緊急沖淋沖眼設備等提升緊急應變能力，並透過定期查檢，建立數位導覽查詢系統，有效掌握潛在危害因子，並通過 ISO 14001、國際 JCI 評鑑等考驗（圖 4-43）。

　　員工健康管理以優於法規要求標準，並以團隊方式執行，包含：勞工安全室、職業醫學科、社區護理室、營養室、社區醫學中心、復健科及癌症中心等團隊，除提供員工健康檢查、疫苗注射、異常追蹤、癌症篩檢及體適能、戒菸等健康促進活動，並榮獲健康醫院評鑑特優。針對各類型重大緊急災害應變除建立符合需要之緊急應變程序，並每年實施全院防災訓練或演習，透過不斷演習與教育訓練加強員工危害認知與應變能力，以降低災害損失。

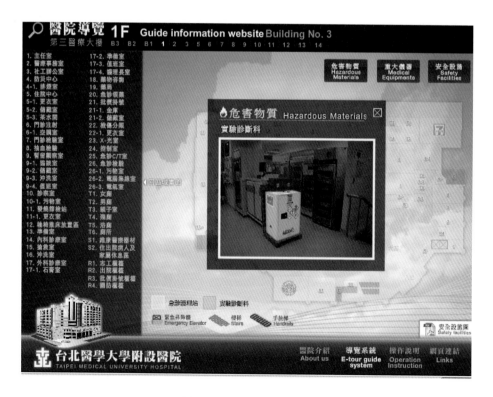

圖 4-43　數位導覽系統

　　營養室積極維護醫院內、外部顧客飲食安全，廚房作業符合 GHP 規範；2007 年 11 月首度通過臺北市政府衛生局辦理「中央廚房衛生自主管理 OK 標章」之認證，並於 2009 年 11 月再次通過；2010 年 5 月通過衛生署辦理之「食品安全標章（HACCP）評鑑」，此為國際間對於食品安全的最高指導原則，亦為我國積極規劃及輔導食品業者建立之重點。

(三) 激勵制度

　　醫院為激勵員工在工作上的表現，設計不同的激勵因子，激勵員工在工作上自我實現，內容包含：年度目標績效獎金、論文、期刊發表獎勵、提案制度獎勵、學術研究獎勵、品質改善獎勵、評鑑獎金、即時獎勵、每學期免費選修課程、公費公假在職進修與國內外進修補助等，其投入資金逐年成長。

## 第六節　資訊策略、應用與管理

　　全面品質的成功之石，其中資訊的掌握度占了不可或缺的角色。隨時隨地掌控所需的資訊的競爭中，即時的回應與創新，才能提高組織的價值與機能，以快速制定有效的決策。蒐集與分析相關的資訊，可使管理決策更為立即性，並且掌握實際的數據與實證。換言之，優質的資訊指引決策的正確方向，其基石為明確可行的資訊策略，進而發展成網路與資訊的應用。組織必須獲得良好的決策資訊品質，才能提高組織決策的效益。因此，本章節，將藉北醫附醫資訊決策規劃、網路應用與資訊應用，深入了解附設醫院資訊室如何將資訊轉化為知識，並提升組織資訊品質。

# 一、資訊策略規劃

## ㈠ 建置安全資訊環境

隨著資訊技術發展，電腦資安威脅趨於多元化，如網路釣魚詐騙、垃圾郵件以及間諜程式，資安事件已成為不可忽視的事件之一。附設醫院規劃並推動全面性的資訊安全計畫，涵蓋制度、管理、驗證、推廣、宣導等不同面向，建構安全的資訊學習與應用環境。

1.1　制訂資安相關法規

1.1.1　以 ISO 27001：2005 國際資訊安全標準之要求為藍本，建立並落實施行資訊安全管理制度（Information Security Management System, ISMS）。

1.1.2　評估資訊處核心業務執行現況與 ISO 27001：2005 各項控制目標與措施之適用情形，提出符合之「適用性聲明書」。統合整理資訊資產，並進行資產鑑別及風險評鑑，以明確定義資訊資產相關管控措施。

1.1.3　參考 ISO 27001：2005 之要求，並依適用性聲明書及現有資訊室作業之需調整資訊安全管理架構。

1.1.4　制定資訊安全管理制度手冊，並建立文件之審查機制。

1.1.5　明確鑑別關鍵業務及其所需的人力與資源，據以規劃相關之業務持續運作計畫，並考量所擁有之資訊技術支援功能、資訊系統，建立完備之災害復原計畫。

1.2　資訊安全管理制度導入及教育訓練

提供必要之資訊安全教育訓練，以提供所有參與資訊安全管理制度建置之人員皆能了解國際資訊安全標準之精髓，以期能確切落實於日常工作當中，及擁有持續改善資訊安全管理之能力。並至少二位取得相關資訊安全證照。

1.3 資訊安全相關軟、硬體建置與擴充依據資訊安全管理制度手冊所制訂之管控措施，評估現有缺少或不足之軟、硬體設備，進行建置或擴充。例如：機房環境監控設備、骨幹防火牆、弱點掃描軟硬體設備、IPS 入侵防禦系統、網路服務監控設備、網路行為安全政策管制及隔離設備、Web 應用安全防禦系統、網站源碼檢測系統等。

1.4 通過第三方資訊安全驗證

以內部稽核評估資訊安全管理制度實際執行情形，以作為通過第三方認證預評或正式驗證之持續改善強化。期以 ISO 27001：2005 國際資訊安全標準之要求為藍本，建立並落實施行資訊安全管理制度，以達到減少資訊安全事件對組織的衝擊，並藉由 PDCA 持續改進之資訊安全系統，進而達到永續經營之目的。

1.5 異地備分機制及標準作業程序

自從 921 大震、東科大樓火警、納莉颱風及美國 911 攻擊等事件後，異地備分系統，在資訊安全的範疇中成為另一重要的課題。利用一校三院不同大樓，或不同院區之伺服器機房相互作為異地備分，並建置備分標準作業程序。

(二) 雲端計畫電子病歷計畫

北醫附醫自 2009 年起便積極配合參與行政院衛生署「98 年醫院實施電子病歷輔導案【案號：98A3248】」及「醫院實施電子病歷及互通補助計畫」，並於 2009 年 10 月 15 日完成第一階段的電子病歷及實施範圍之報備；期在保障個人健康資訊隱私條件下，透過電子病歷的實施，提升醫療資源運用效能、醫療服務品質及病人安全，達成全民健康資訊 e 化流通之目標。

考量電子病歷具有高度複雜性以及涉及面廣等特性，醫院由跨單位成員組成「電子病歷推動委員會」，作為進行電子病歷之規劃與推行的主責

單位，並針對實施電子病歷之策略進行討論與研擬；電子病歷推動委員會設置主任委員一人，由行政副院長擔任，統籌委員會相關事宜並直接向院長陳報；執行長一人，由資訊室主任擔任之；委員 12～14 人，由院長就醫務部、門診部、急診重症醫學部、教學研究部、護理部、藥劑部、放射線診斷科、實驗診斷科、手術室管理委員會、病歷管理委員會及醫療事務室等部門人員聘兼之；並成立工作小組，分工負責進行電子病歷的推動：

　　1. 行政管理小組：負責電子病歷推動行政事務工作。

　　2. 資訊開發小組：負責電子病歷資訊開發、維護及資安管理。

　　3. 稽核小組：負責定期對電子病歷作業進行稽核，並提出檢討改善。

　　透過電子病歷推動委員會的規劃與研擬，北醫附醫之電子病歷架構，主要包含：「電子病歷簽章」、「電子病歷調閱」及「電子病歷管理」三個主要的系統；再者，根據行政院衛生署所制定之各項電子病歷相關作業規範，建立醫院電子病歷系統規範書，以規範電子病歷相關作業，包含：1. 電子病歷系統人員操作作業規範；2. 電子病歷系統建置作業規範；3. 電子病歷系統維護作業規範；4. 電子病歷系統稽核作業規範，及 5. 電子病歷系統管制作業規範等。

　　由於北醫附醫為北醫醫療體系之一，為使體系內資源之有效利用與共享開發，故導入運用雲端技術建置電子病歷系統（圖 4-44），首先建立集團內之私有雲，提供各類跨院區整合系統使用如圖 4-45 所示；接著，針對電子病歷所應包含之範疇，分為：RIS 資料轉換、血液資料轉換、門診用藥資料轉換及住院病摘整合四個模組，進行跨院資料之儲存與整合。

　　除了透過雲端技術建立體系之跨院服務資訊平臺外，期能將成果進行推廣與分享應用，未來各大醫院與診所無需自行架設或維護電腦主機，只要連上遠端中心，電子病歷、數值分析、健康紀錄儲存等功能均可進行存取，雲端運算技術勢必也將全面改變醫療產業的面貌。

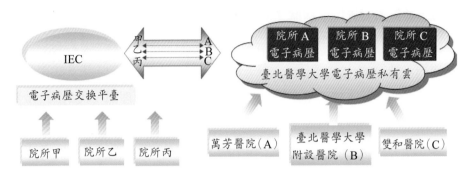

圖 4-44　雲端電子病歷系統

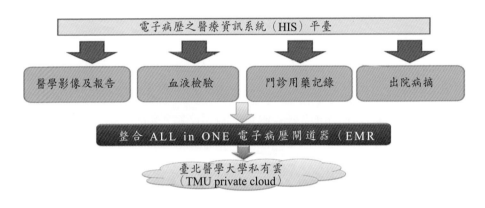

圖 4-45　雲端電子病歷流程架構

㈢ DLP（Data Loss Prevention）資訊外洩防護計畫

　　基於法令規定必須確保的民眾隱私及消費者資料、事關營運競爭力的財務或策略文件，都是北醫附醫極力想要保護的資料。因此本單位計畫使用 DLP 平臺加強管理資料安全性，以確保病患資訊安全。

　　北醫附醫整合共分三階段：

　　1. 第一階段：診間電腦。

　　2. 第二階段：病房護理站電腦。

3. 第三階段：行政單位電腦。

使用端點控制系統（End Point），執行各階段。網路系統（Network）與資料中心（Data Center）於評估後再規劃執行時間。

## 二、網路應用

在網路與系統的應用方面，係著重在以支援醫療相關營運管理與功能面之運作為主，諸如：醫療、醫事、醫管、採購、行政、財會等主要的核心作業及流程的運作方面，茲整理歸納如圖 4-46 所示，其中包含策略、企業營運管理，以及功能運作支援等層面之應用，茲分述如下：

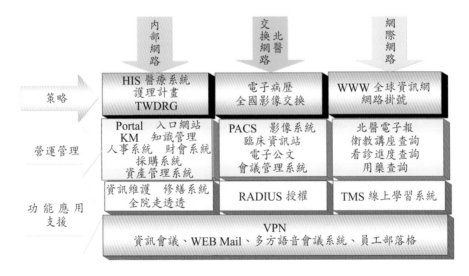

圖 4-46　網路應用的層面與廣度圖

㈠在策略面，主要考量決策所需的資訊、醫療訊息或資料的快速交換與傳遞及作為外部資訊揭露或醫療訊息發布等，其中包含有 HIS 醫療系統、電子病歷、全國影像交換、DRG 系統，以及醫院網站。

㈡在醫院營運管理面，主要考量係支援主要的核心作業及流程的運作，以強化內部醫療作業流程的順暢及快速安全，以及正確機制的建立，以滿足內部與其他附設醫院的資訊交換需求，其中包含有：Portal、KM 知識管理、人事、財會、採購系統、資產管理、會議管理系統、電子公文、臨床資訊站、北醫電子報、衛教講座、看診進度、用藥查詢系統等。

㈢在功能應用支援面，主要考量係建構跨領域的資訊溝通平臺，以強化醫療訊息可以快速的傳遞與學習，其中包含：TMS 線上學習網（e-Learning）、一校三院認證授權、全球視訊會議 / 網路語音 / 即時訊息 / 網路線上會議、虛擬網路 VPN 等系統的建置。

北醫附醫資訊室著眼於資訊安全的風險與日俱增，除了年度內部自我控制的檢核外，也配合外稽單位的資安風險控制的稽查，藉以建立更完善的資安政策與落實資安管理，其網路與資訊安全防護架構，如圖 4-47 所示。並於 2009 年通過 ISO 27001 醫院資訊安全管理制度正式與國際標準接軌，也讓北醫附醫資訊服務品質再加分。

虛擬化能大幅改善組織內資源與應用程式的效率與可用性。在舊式的「單一伺服器、單一應用程式」模式下，內部資源使用率較低。透過虛擬平臺為基礎的自動化資料中心。使用虛擬化主機進行資源整合與提供高度可用的機器後，可省下 50～70% 的整體 IT 成本及不停機的服務品質。

## 三、資訊分析與應用

北醫附醫資訊系統目前已建置門診作業、急診作業、住診作業、掛號作業、批價作業、健康檢查管理系統、藥品衛材庫存作業、檢驗確認系統、健保申報系統、檢查報告系統、癌症中心系統、護理資訊系統、財會管理系統、人事管理系統、教學支援系統等全面連線作業，包括：臨床、

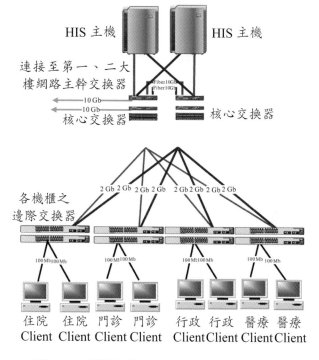

圖 4-47　虛擬主機；主機，網路雙迴路系統

行政、教學、研究與管理等系統，有效提升整體醫療服務品質與效率。附設醫院已建構完整之整體性醫院資訊系統，且各系統連線作業運作順暢（圖 4-48）。

（一）資訊的分析

1.1　醫院設有 BIKM 指標管理知識平臺，提供包含健保指標、臺灣醫療照護品質指標（THIS）、臺灣醫療品質指標計畫（TQIP）及 DPI 等四項指標，提供院內主管經營決策管理的依據。

1.2　醫院資訊系統具備及提供住院、門診、急診相關統計報表，供主管及醫事單位分析、決策與流程改善之憑據，並定期統計及評量醫療業務與管理指標，以做檢討與精進。

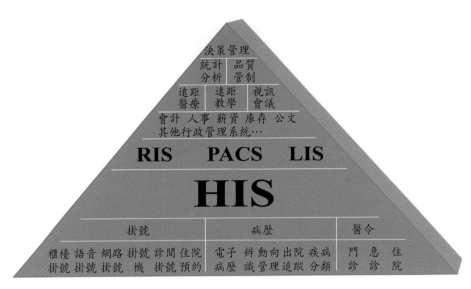

圖 4-48　醫院整體資訊系統應用架構

1.3 透過醫院資訊系統由各單位負責針對營運指標、醫療分析、人力資源等進行詳細分析，並將結果提供相關單位，藉以落實醫院理念，提高資訊價值。

㈡ **資訊的應用**

2.1 資訊系統為醫院作業不可分之一部分，表 4-13 為醫院資訊系統各方面之應用說明：

表 4-13　醫院資訊系統各方面之應用說明

| 類別 | 系統名稱 | 功能及效益 |
|---|---|---|
| 醫療作業 | 醫療資訊系統 HIS | 醫院資訊系統之核心，日常醫療作業均透過資訊系統運作，並可與體系醫院（萬芳醫院、署立雙和醫院）進行檢驗檢查報告交換，提供病人完整且優之個人化醫療服務 |

（續）

| 類別 | 系統名稱 | 功能及效益 |
|------|----------|------------|
| | 醫療事務系統 | 包含掛號、病歷管理、病床管理、帳務管理、健保申報作業等，均提供相關單位正確、使用便利及快速之功能，以建立價質之就醫環境 |
| | 化療系統 | 除癌登系統外，建立病人專屬癌症治療計畫書制度之外，還提供化療藥品用藥流程管控，除了藥品、相關人員的身分辨識（病人、化療師、傳送人員、護理人員等），用藥確認的流程管控，均採用條碼讀取辨識，並且增加藥品時效的管控，以達到病人用藥安全，並增加安寧療護系統 |
| | 護理系統 | 係以護理作業流程爲核心，提供各種輔助功能，如：護理評估、護理計畫、護理措施排程、護理記錄、生命徵象紀錄表、護理活動時程表、護理摘要等功能，大幅減少護理人員重複記錄作業，並以多維向度篩選資料，有助於護理人員掌握患者情況，大幅提升工作效率 |
| | 實驗室系統 | 具有完整之實驗室系統（LIS），並與醫療資訊系統（HIS）緊密結合，檢驗醫令開立、檢體簽收、檢驗結果自動上傳、報告確認與查詢作業均已透過電腦自動化運作，系統並有品質管理功能及危險值通報機制 |
| | 醫學影像系統 | 各式醫療影像均已電子化並作妥適管理，不僅可節省洗片、人力與儲存成本，作業上也更有效率，而且對病例討論，研究與教學均提供許多便利 |
| | 電子病歷系統 | 於 2010 年 4 月 6 日接受由行政院衛生署委託臺灣醫院協會辦理之電子病歷檢查，各項檢查基準皆符合「醫療機構電子病歷檢查表」之要求，取得「通過」之資格 |
| | 臨床支援決策系統 | 與 HIS 緊密結合，在醫療人員開立醫令、病歷紀錄或調閱病歷資料時，即時提供適當的協助，減少錯誤、提升用藥安全協助醫療人員做最佳之醫療處置 |
| | 出院衛教系統 | 提供病人出院之衛教資訊 |
| | 出院準備系統 | 基於落實長期醫療照護及提升病患後續照顧之服務理念，特別成立【出院準備服務】，透過醫療服務各種專業人員，病患、家屬的共同合作，統合醫療及社會資源，達到轉介安置之目的，增加生活的品質，以確保病患在出院後能獲得良好、持續性及完 |

（續）

| 類別 | 系統名稱 | 功能及效益 |
|------|----------|-----------|
| | | 整性的高品質照護。促進病患早日康復，減少住院日數，節省住院費用。讓個案早日出院與家人團聚，以維持家庭的完整性。幫助病患家屬減少或去除，可避免的住院與急診的頻率 |
| | 行動醫療資訊系統 | 1. 行動批掛車：可於必要時機動加入批掛作業，提供更方便且快速的就醫環境<br>2. 行動醫療車：醫療車有如隨身護理站，護理人員在病人床邊開啓電子病歷或以多媒體輔助病情，進行護理衛教，即時提供護理服務 |
| 行政管理 | 庫存系統 | 提供衛材、藥品及各項資材之請購、領用與管理等作業 |
| | 會計系統 | 透過電腦運作，整合醫療系統、庫存系統、帳務系統，並協助相關人員做有效的預算即時管控及追蹤作業進度 |
| | 資訊化需求管理系統 | 爲縮短需求單處理時效及加強與使用者的溝通，建立「資訊化需求管理系統」，資訊需求及解決管道暢通無阻 |
| | 醫師績效管理系統 PF | 大大的縮短人工計算時間及減低錯誤 |
| | 線上學習系統 | 建置線上學習系統，以達到員工線上教育訓練之功能，大幅提高員工學習之便利性，縮短學習時間，更可利用線上教育訓練，減少傳統之紙本測驗，人工統計成績易產生之錯誤及節省成績統計之人力及縮短成績統計之時間 |
| | 異常事件通報 | 包含病安事件通報、行政異常通報、員工職災通報與藥品不良反應通報等 |
| | 會議場地暨設備借用管理系統 | 讓員工可預約及查詢各會議室及設備之使用狀況，減少管理人力 |
| | 公共設施維護修繕管理系統 | 院內建築物、設備、水電等損壞物品之登錄，提高維修之時效性，並可即時掌握維修狀況 |
| | 合約管理系統 | 進行合約之管理 |
| 醫療品質管理 | 指標管理知識平臺 | 提供包含健保指標、臺灣醫療照護品質指標（THIS）、臺灣醫療品質指標計畫（TQIP）及 DPI 等四項指標，提供院內主管經營決策管理的依據 |

（續）

| 類別 | 系統名稱 | 功能及效益 |
|---|---|---|
| 意見聯繫 | 院內 Portal 網站 | 除電子公布欄提供全院之各單位之公告及查詢相關業務資訊外，提供全院人員內部入口網路，統整院內相關資訊及系統 |
| | 電子公文系統 | 公文的製作、簽核流程控管、公文線上查詢，有效追蹤公文流程及節省公文往返時間及紙張的浪費 |
| | 電子郵件 | 為加強電子郵件之功能，北醫附醫於 2010 年導入 G-Mail，利用 Browse 即可快速的收發郵件，提升工作效率 |
| | 員工部落格 | 除了提供社團活動資訊、相關職場健康資訊、運動飲食保健資訊外，更可透過留言板進行交流 |
| 對外服務 | 臺北醫學大學附設醫院全球資訊網 http://www.tmuh.org.tw/ | 北醫附醫設有對外服務之公共網站，提供廣泛之服務 積極進行醫院網頁改善，以期達到病友使用之便利性；近期為加強國際病友之服務，更加入了英文網站的架設 |
| | 電子報 | 根據病人之意願，發送電子報，提供相關健康資訊 |
| | 無線網路 | 提供病人免費之無線上網功能 |
| 教學與研究 | 視訊會議系統 | 可與其他單位連線，院內同仁可同步參與高水準之學術研討會 |

## 四、資訊發展方向以及成果

醫院資訊室發展特色在於提供醫療及行政之多元服務，未來三年將以：

1. 創新醫療服務。

2. 發展電子病歷。

3. 維護資訊安全。

4. 打造 e 化環境。

5. 提升病人安全。

五大發展策略，十二項方針逐步落實北醫附醫對品質資訊服務的期

望，推動全院資訊電腦化之相關基礎建設，提供全體職員全天不打烊資訊網路，支援各醫療臨床單位與行政單位資訊資源及資料儲存空間，加強病患資訊安全，密切與業界合作，期能整合北醫附醫相關資源，利用資訊科技，輔助提升醫療品質，加速朝國際級醫院邁進。

表 4-14　資訊策略五年計畫時間表

| 西元 | 2008 年 | 2009 年 | 2010 年 | 2011 年 | 2012 年 |
|---|---|---|---|---|---|
| 雲端系統 | 草擬雲端系統計畫 | 正式一校三院雲端系統共同開發整合專案 | 採購並且執行虛擬主機系統 | 轉移各系統置虛擬主擬系統 | 一校三院雲端整合 |
| 電子病歷 | 草擬電子病歷專案 | 通過電子病歷審核 | 通過電子病歷互通補助 | 增加電子病歷申請單張 | 增加電子病歷申請單張 |
| 資訊安全 | 草擬 ISO 27001 資訊安全第一階段計畫 | 通過 ISO 27001 | 草擬 ISO 20000 資訊安全第二階段 DLP 第一階段 | 預計通過且執行 ISO 20000 DLP 第二階段 | DLP 第二階段 |
| 全院 e 環境 | 全院無線網路專案 | 執行無線網路 100% 覆蓋 | 維護無線網路 100% 覆蓋 | 維護無線網路 100% 覆蓋 | 維護無線網路 100% 覆蓋 |
| 提升病人安全 | 建置檢驗（數值型） | 提升電信設備 | 建置整合性簡訊平臺，提供完整性安全值訊息 | | |

# 第七節　流程管理

　　流程管理為醫療服務品質核心，須完成醫療服務流程管理、支援性活動管理及跨組織關係管理三位一體的結合，不斷創新及改進，才能提供全

方位優質服務。在醫療院所中以病人爲核心焦點之服務，透過流程管理得以讓活動間資訊傳遞、搭配、合作協調更爲順利。

　　服務流程管理：服務流程爲流程管理的主流程，以設計、傳遞、品質管制及作業傳遞改進爲管理手法，利用團體運作方式推動及整合讓作業標準化，以最佳品質、速度、高度的顧客滿意，發揮醫療服務作業最大效益。

　　支援性活動管理：支援性活動可視爲主要營運活動的其他各運作環節，也稱爲共同運作環節，同時亦可強化關鍵作業流程，使其更有效率。

　　跨組織關係管理：組織因組織目標、外在壓力及資源關係，發展出組織間的合作，醫療院所依產業特性，可分爲：醫院系統連結、與他院經營連結、機構連結及非正式關係連結，以合作及價值鏈的關係進行互利合作。

## 一、服務流程管理

　　流程管理在醫療全面品質管理活動主流分爲門診、急診、住院及預防保健四大構面，依顧客需求、醫療事業引進及政策使命進行開發及作業，並且針對品質進行監控符合顧客期望，醫療服務作業進行中也有行政支援作業及跨組織的關係管理作爲強力後盾。醫療品質服務流程管理如圖4-49。

### ㈠ 醫療服務開發流程之設計

　　北醫附醫醫療服務開發以創新、改善作爲醫療服務提供開發流程之設計，經由服務作業標準、醫療活動、照護指標結果、統計值監測、分析，透過內部醫療品質成效及外部的病人滿意度，再利用品質管理系統持續改善並且進行循環，藉由支援管理流程及跨組織合作管理積極的創造以病人爲中心的服務開發流程。

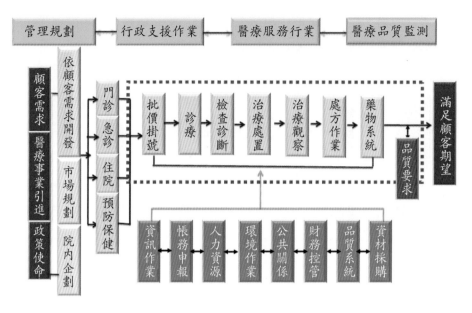

圖 4-49　醫療品質服務流程管理

以門診─網路初診掛號為例：

1. 創新型

所使用之掛號方式有幾種，網路掛號系統、觸控式自動掛號系統、行動批掛車。其中網路初診掛號流程如下（圖 4-50）：

a. 網路登錄初診資料：病人至網路上建立個人基本資料。

b. 資料轉至系統：個人基本資料鍵入醫院資料庫。

c. 病人進入掛號系統掛號（預約給號）：病人進行掛號動作。

d. 櫃檯辦理報到：看診當日至批價掛號櫃檯進行報到。

e. 櫃檯人員核對基本資料（不需人工輸入）。

f. 完成初診掛號。

加入 a 及 b 步驟後，漸少病人填寫資料再由櫃檯人員鍵入資料時間，平均掛號時間約縮短了 3〜5 分鐘，順利改善掛號流程。

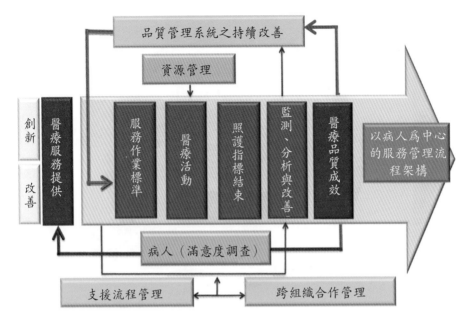

圖 4-50 以病人為中心之服務流程管理架構

## 2. 改善型：人工掛號櫃檯及語音掛號

提供 360 度全方位多元創新自動化掛號服務，讓病人就醫方式有更多便捷的選擇，減少因掛號而延誤就醫時間。

### ㈡ 服務作業與傳遞流程

藉由從流程 PDCAB 改善的觀念，建立標準化作業，成立組織內部品質管理與稽核機制，輔以外部稽核意見，經由品質管理系統持續改善，利用失效模式（Health failure mode and effects analysis, HFMEA）及根本原因分析（Root Cause Analysis, RCA）進行危機預防、持續改善，以達到顧客滿意的目標（如圖 4-51 所示）。茲以急診－逾時率及急診待床率為例：因急診轉住院病人若在急診待床過久，可能延誤病人治療黃金期，因此以 PDCAB 進行改善。

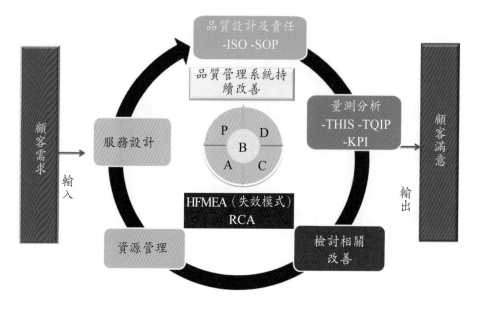

圖 4-51　服務流程管理循環

　　P 計畫（Plan）：評估開床所需護理人力、調查周邊醫院差額病床價格，進行急診優先簽床落實度調查。

　　D 執行（Do）：訂定急診簽床辦法、病房差額調降政策及提升病床利用率。

　　C 確認（Check）：進行急診轉住院病人待床時間統計，並針對急診做出口調查。

　　A 行動（Action）：利用調降病房差額；增加病床數；訂定急診簽床原則，以急診病人優先簽床為準則。

　　B 標竿（Benchmarking）：向他院或院內類似單位繼續學習。

### (三) 品質管制流程

　　北醫附醫一直以來對於品質相當重視，積極的推展各項品質相關活動，通常在執行一項品質作業時，以高階決策管理者開發設計品質流程，

將 PDCAB 管理作業擬定於會議中與各單位中階主管討論，經調整修改標準化作業後，達成共識，宣導於院內員工並實施，將品質管理向下扎根，進而提升院內照護品質。同時設立醫院醫品部進行各部門品質監測指標及闕質分析，利用專案進行，此外，也藉醫院品質委員會於會議中進行醫療品質管理之討論，進行院內相關注意及檢討之事項。

㈣ **作業與傳遞流程的檢討改進**

監測之品質指標，包含全院性指標（如 THIS、TQIP）與各單位重要性高、需要改善之項目，設立定期監測之科部品質指標。指標數據定期於醫品病安委員會報告，讓上級長官了解各項指標監測與改善情形，作為決策依據（圖 4-52）。

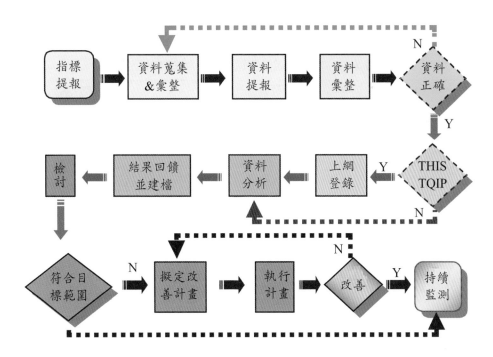

圖 4-52　品質指標管理流程

## 二、支援性活動管理

　　為使醫療服務更臻完善，以行政單位作為支援後勤，含批價掛號、帳務申報、資訊作業、採購資材、環境作業、公共關係管理、人力資源管理及財務控制管理等，各種資源進行交流，強化醫療服務流程。

### ㈠支援性活動之設計

　　醫療支援性活動由下列各管理重點及績效指標共同運作，以內、外顧客需求為中心，符合法規及社會期許條件下，發展滿意度調查、外部稽考、資訊整合、5S 活動、品質指標監測與改善、民眾意見反映及院長信箱等管道，藉此訂定一套標準作業流程，使院內員工得以遵循並實踐，進而提升醫院品質，院內支援性活動主要工作方針管理重點與關鍵績效指標，建立全方位管理指標，醫療無縫隙如表 4-15：

表 4-15　支援性活動管理重點及關鍵績效指標

| 項目 | 管理重點 | 關鍵績效指標 |
|---|---|---|
| 掛號批價管理 | 1. 加強禮貌運動及專業操作教育訓練<br>2. 正確執行門（急）診掛號批價作業<br>3. 縮短顧客等候時間<br>4. 當機處理<br>5. 電腦系統及檔案維護<br>6. 門診時間表及停代診<br>7. 住／出院批價<br>8. 內、外部顧客滿意度 | 服務滿意度、批價掛號執行之正確率、批價掛號平均等候人數 |
| 帳務申報管理 | 1. 健保醫療費用申報管控<br>2. 健保醫療費用帳務審查<br>3. 健保醫療費用抽審業務<br>4. 健保醫療費用異常事項查核 | 健保平均案件金額、帳務正確率、健保事前審查案件上傳率 |
| 資訊作業管理 | 1. 資訊化需求管理系統<br>2. 電腦資訊設備維護管理<br>3. 電腦系統故障處理<br>4. 資料庫故障處理 | 資訊化需求管理達成率、資訊設備維修件數、新資訊服務開發效益 |

（續）

| 項目 | 管理重點 | 關鍵績效指標 |
|---|---|---|
| | 5. 個人網路帳號管理及權限設定<br>6. 開發新資訊服務 | |
| 採購資材作業管理 | 1. 完善物料採購及管理機制<br>2. 務實盤點機制及差異分析<br>3. 財產、衛材存貨管理<br>4. 財物減損報銷及毀損賠償<br>5. 供應商及委外承攬管理<br>6. 定期執行保養維修及校驗 | 衛材物料供應不繼率、衛材庫存周貨轉率、衛材盤點差異率、重大儀器交易時間 |
| 環境作業管理 | 1. 落實動力設施設備管理，加強推動節能措施<br>2. 積極推動環保勞安業務，訂有重大災害緊急應變計畫<br>3. 建置門禁、警衛安全管理系統<br>4. 廢棄物處理與資源回收<br>5. 傳送、外包商店、監視器等管理 | 環境衛生滿意度、傳送管理—滿意度、平均醫療廢棄物產量、醫療廢棄物占總量垃圾比率 |
| 公共關係作業管理 | 1. 對外訊息發布管理<br>2. 門診表及健康快遞規劃執行<br>3. 善用社區資源，強化社區互動<br>4. 與國際接軌，至友邦義診<br>5. 與友院簽定急診病人待床相互支援合約 | 院長室信箱案件／回應比率／時效、媒體正（負）向報導的數量 |
| 人力資源管理 | 1. 各職人員職掌<br>2. 員工福利<br>3. 員工教育訓練<br>4. 員工考核及差勤<br>5. 員工召募、任用及離職<br>6. 員工獎懲制度<br>7. 辦理促進員工身心健康各項活動 | 人事成本占醫務收入比率、平均員工產值、專任員工離職率 |
| 財務控制管理 | 1. 成本分析及控制<br>2. 會計管理<br>3. 預算及決算執行<br>4. 經營結算（獨立、合作）<br>5. 績效評估 | 醫務收入／盈餘目標達成率、盈餘成長率、主治醫師醫療產值、手術室／一般病房／加護病房單位分攤成本、流動比率、速動比率 |

## ㈡支援性活動流程營運過程的改善

各支援流程運用適當品管工具，以內部績效指標爲輔，持續進行流程改善，在各支援流程皆有改善例證。

### 1. 以衛材管理機制而言

利用完善物料採購及衛材存貨管理機制，使資材成本的監控及降低，確保醫材品質、防止過量採購、提高醫材使用率與週轉率、適時滿足部門之需求、減少浪費與損失（感染或過期）並降低營運衛材成本，使醫院服務作業順暢，並確保醫療服務品質維持一定水準，落實衛材管理機制。

### 2. 以環境與設備而言

消防安全、人員安全、感控管理及危害物質管理改善皆符合評鑑標準，並且開發危害物質列管導覽系統，使病人在接受醫療服務安全無虞。

## 三、跨組織關係管理

跨組織關係管理於內部合作方面，著重醫療整合集團隊建立，透過標準作業流程確認權責範圍，經由協調、專案、會議及院內網路溝通，凝聚各團隊技能，確認各項業務間之運作；外部合作以醫療服務爲主體，結合廣大的社會資源，積極推動委託民間辦理業務及醫療合作，以夥伴關係達成共同的目標，互惠共榮，增進醫療服務品質。

## ㈠合作單位

依合作目標及性質不同，採服務支援、建教合作、教育訓練、學術研究、自行採購或合作案等方式運作。外部合作對象，可分爲：政府機關、醫療網、學術研究訓練之合作機構、供應商與機構團體等五大類別。

1. 政府機關：除醫院執掌外，也與衛生主管機關建立良好溝通模式，除例行性的督導考核外，透過不定期的訪查及諮詢能進一步相互合作協調。

2. 醫療網：加入醫療網配合垂直及水平方式整合，同時拉近基層醫療與社區醫院的互動連結，定期資訊統整，分享最新醫療新知，致力建構完善的國際醫療照護網路。

3. 學術研究訓練：為醫療新知分享，將技術融入醫療，多位醫師在臺北醫學大學及他校擔任教職，透過產學合作的教學相長，專利及技術的移轉，將醫療及教學結合發揮最大的效益。

4. 供應商：醫療院所有儀器設備、藥品、衛材及物品的資材需求及修繕，與供應商皆有密切溝通；勞務供應上則有清潔、警衛、被服清洗及其他委外勞務的供應商，皆透過平時意見反映，了解彼此需求，以定期會議凝聚共識。

5. 援外合作：積極配合政府國際醫療產業政策，設置國際病人中心提供病人到院就醫前後相關之醫療服務，包含：前置作業之專業醫療諮詢、行程及住宿安排，直至後續醫療報告及追蹤之全方位的國際醫療服務。與多國成立國際姐妹校及締結姐妹醫院，醫事人員也至國外合作醫院進行代訓，短期及長期駐派醫護人員至國外，提供國際醫療服務，拓展醫療服務不遺餘力。

6. 機構團體：因北醫附醫屬北醫醫療體系之一，因此校方設立管理發展中心，透過不同小組的會議召開進行三院間的整合；為使臨床及行政流程更為順利，與外部機構合作，並且互相提供資源及協助。

## (二) 評估制度的設計

為保障病人權利，依據醫療法、政府採購法或促進民間參與公共建設法相關規定，辦理支援醫師或供應商遴選。衡量支援醫師聘用是依據其門診量、醫療技術及醫德作為評核標準；供應商分為醫療服務與非醫療服務兩類，醫療服務供應商由醫療科室負責督導，歷年來提報品質管理指標

（如提供檢驗報告速度、檢查排程率、檢體正確率），並納入醫療品質暨病人安全委員會追蹤成效，供應商之醫療科室主管每月需參與醫務院務會議及相關醫療討論會；非醫療服務的供應商則由總務室下設之事務組及工務組負責督導，供應商訂有巡檢表執行自主管理外，總務室除每月至少巡檢一次外，每月定期召開外包管理會議，要求廠商限期改善缺失，亦制訂相關績效指標，每月於行政會議報告改善成果，以確保廠商服務品質。

### ㈢提升績效制度的設計

皆由與機構、供應商合作的過程中，透過作業規範、雙方共同會議、教育訓練、履約檢核、環境巡檢、品質指標監測，經 PDCAB 管理循環，於醫療品質暨病人安全委員會及行政會議追蹤改善成效，以績效制度評量並求品質提升。

## 第八節　標竿與特色

### 一、牙科部

#### ㈠歷史傳承：優良傳統與創新思維之薪火相傳

北醫附醫牙科部創立於 1966 年，肩負起臺北醫學大學牙醫學系及口腔相關科系師生，有關臨床教學、研究及服務之多重任務，在逾 40 年的發展中，秉持優良傳統的傳承，注入創新管理的新思維，北醫附醫牙科部無論在規模、設備、人才，已成為臺灣名列前茅的臨床口腔醫學重鎮。

#### ㈡經營特色：結合專業分工、研發創新、流程品管之大型牙科部

##### 1. 研發與創新

牙科部結合臺北醫學大學口腔醫學院系所資源，致力技術創新研發，追求卓越治療品質，成效卓著。如齒顎矯正科開創「矯正迷你骨釘（植體）」表面處理奈米化研發，為全球第一個提出三度空間奈米級二氧化鈦

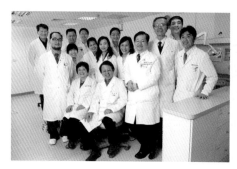

圖 4-53　牙科部主要專任主治醫師

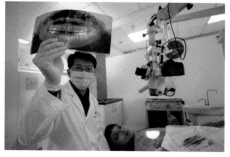

圖 4-54　牙髓顯微手術前之放射線片評估情形

網狀孔洞表面及其機轉之單位，有效增強矯正「錨定作用」，提高傳統矯正治療之臨床效果，效果宏著；又如牙周病科，完成「豬皮膠原蛋白膜之研究」，提供學界與業界重要學術參考，並產生革命性之再生膜研發與臨床應用。

2. 專業與分工

牙科部擁有九個牙科次專科訓練機構，58 臺治療椅，包括：口腔顎面外科、口腔病理科、齒顎矯正科、兒童牙科、牙周病科、牙髓病科、牙體復形科、家庭牙醫科、牙科贗復科等，團隊專業，分工精細，共有優質專兼任主治醫師 55 位，大都具有碩、博士學位與大學教職，而且全部為各類牙科專科醫師及訓練指導醫師，肩負一般臨床服務及各牙醫診所疑難雜症之後送病例治療，同時也負責口腔醫學院各類學生教學及科研重任，表現為國內牙醫界之牛耳，是國內極少數規模分工完整的大型牙科門診部。

3. 流程與品管

牙科部參與附設醫院各項流程管理改造，分別完成 ISO 9001、ISO 14001、ISO 27000 及國際醫療評鑑（JCI）等品質管理標準化與評鑑，各牙科專科每日皆依其專業之行政流程、醫療流程、尖銳物品針扎作業流

程、例行常規器械清點流程、整理清潔作業流程、感染控制流程、病人管理及客訴管理等各項常規，以 ISO 精神及 PDCA 方式，制訂各式 SOP，將流程標準化，提高醫療服務品質。牙科部鄭信忠主任更彙整上述流程著書，於 2008 年發行《牙科作業流程管理學》一書，圖片表格上千張，堪稱全球第一本圖文並茂，圖表並列的牙科管理書籍，同時嘉惠臺灣牙醫界。

### ㈢ 標竿學習：建構全國第一品牌之國家品質臨床牙科服務

牙科部在秉持「視病猶親」之信念，以「品質、關懷、親切與團隊」的經營理念，依「卓越、創新、尊重生命」之宗旨，整合牙科醫療團隊，納入有效能管理機制，提供完整服務，解決民眾口腔病痛，以期成為臺灣最有貢獻之口腔醫療教育機構，建構全國第一品牌之國家品質臨床牙科服務。

這些年來，諸多項目表現，成效卓著，牙科部已成為國內同業標竿學習之對象與單位，分別如下：

1. 臺灣第一家擁有九個牙科專科醫師訓練機構，且通過兩個國家品質標章認證、JCI 評鑑之牙科機構。
2. 臺灣第一個榮獲國家品質標章之牙周病科。
3. 臺灣第一個榮獲國家品質章之齒顎矯正科。
4. 全國首創符合 JCI 標準 one-way 全方位牙科消毒室。
5. 臺灣第一家衛生署牙科病人安全作業指引之標竿學習單位。
6. 臺灣第一個牙科 PGY 及醫院牙科評鑑之標竿學習單位。

## 二、生殖醫學中心

1982 年臺灣新生兒總數為 41 萬人，但現今僅 19 萬人。每位婦女生育數下降為 1.01，成為世界生育率最低的國家。根據行政院經建會推計，

臺灣人口將於 2018 年進入零成長，人口將急速老化與少子化，社會將面臨極大衝擊，平均財富劇減，導致國家競爭力減弱。提升生育力是已開發國家迫切的問題，各國紛紛提出各項鼓勵生育的政策，並大量投資經費以增進人工生殖療程。近年來不孕人口逐年增加，不孕婦女每年約為 19.8 萬人，在不孕相關疾病治療的花費每年約為 500 億元（15.7 億美元）。婦女生育年齡有逐年提高的趨勢，目前在臺灣接受人工生殖女性之年齡分布以 34 歲為高峰。因此如何增進人工生殖的懷孕率、活產率及確保胚胎品質，是人工生殖技術中重要的課題。

北醫附醫生殖醫學中心成立於 1991 年，由臺北醫學大學曾啓瑞教授領導團隊，以尖端的生殖醫學科技，協助國內每年 40 萬對不孕夫婦生兒育女。2010 年中心 1,600 位就診人次中即有 300 人次的外國人士，求診夫婦來自世界各地，如美國、加拿大、捷克、日本、菲律賓及中國等國，臨床成功經驗得到國際肯定。良好服務品質、優秀醫師團隊與頂尖技術人員創造了傲人成果，不論是生殖技術、求診人數、受孕成功率及活產率皆居臺灣頂尖地位。除提供優質臨床服務品質，並持續發展生殖醫學基礎研究，使成為國內外生殖醫學之臨床及研究重鎮。

生殖醫學中心歷年試管嬰兒及人工受孕病人數如表 4-16：

表 4-16 生殖醫學中心歷年試管嬰兒及人工受孕病人數統計表

| 醫療項目 | 2008 年 | 2009 年 | 2010 年 | 合計 |
|---|---|---|---|---|
| 試管嬰兒 | 273 | 598 | 775 | 1,646（人次） |
| 人工受孕 | 541 | 1,014 | 1,181 | 2,736（人次） |

生殖醫學中心歷年生殖技術發展里程碑：

1. 1991 年醫院第一例試管嬰兒誕生。

2. 1993 年國內第一例副睪丸取精成功受孕。

3. 1995 年醫院第一例精子對卵子之顯微注射的寶寶誕生。

4. 1996 年第一例冷凍胚胎解凍後懷孕成功。

5. 1999 年成為國內第一個通過 ISO 9002 Health Mark 之生殖醫學中心；同年並獲得 1999 國家生計暨醫療保健品質金獎的肯定。

6. 2001 年成功完成世界第一例自體粒線體轉植。

7. 2008 年成功將冷凍 13 年的精子，生下健康的「超時空寶寶」。

8. 2009 年完成將冷凍保存的睪丸組織再生及移植小鼠試驗。

9. 2009 利用「檢知生化標記之子宮內膜異位症檢測方法與生化標記的使用」美國專利通過，並榮獲國家發明創作獎金牌。

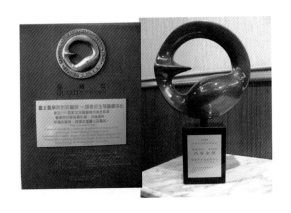

圖 4-55　1999 年國家品質金獎

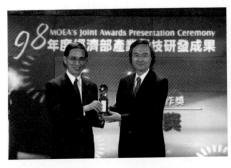

圖 4-56　2009 年國家發明獎

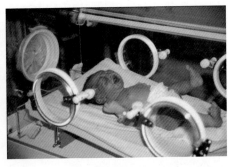

圖 4-57　1985 年國內第一例試管嬰兒

## 三、產後護理之家

### ㈠產後照護的新思維

產後護理之家創立於 2008 年 7 月，提供臺灣少子化而願意生產的媽媽們優質的產後照護，以護理團隊為主軸，結合醫療、中醫調養、營養滋補、音樂治療、健康塑身及護膚美容等專業團隊，以產婦家庭為中心，提供產婦、嬰兒及爸爸全家全程的產後照護。

### ㈡特色

#### 1. 醫療級專業照護團隊

結合產科、兒科、中醫師、營養師、音樂治療師與經驗豐富護的護理師專業團隊共同照護。

#### 2. ALL IN ONE 全心全家照護

運用健康促進概念，協助產婦身心復原、照護嬰兒與家庭角色調適的全程照護。因此，從孕婦預約參觀，即開始提供日後哺乳、生產等相關事務的準備及協助，讓產婦安心地生產與坐月子。

#### ⑴產婦照護

提供身體照護、母乳哺育、親子同室、中醫調養、衛教指導與多元育嬰課程，讓產婦學會自我照顧、角色調適、哺餵母乳及育嬰知識。主動關懷產婦心理感受，早期發現有產後憂鬱傾向的產婦，給予心理支持與心理諮商，提供安全的環境與家屬一同陪伴產婦渡過產後憂鬱期，扮演好母親與妻子的角色。

#### ⑵嬰兒照護

提供新生兒身體照護、生長發育的評估、音樂聆聽活動：依照新生兒作息時間，播放音樂治療師挑選的曲子，協助新生兒神經系統的發展與對人、環境的適應及專屬的成長卡片，讓家人掌握與分享寶寶成長關鍵時刻。

⑶ 爸爸照護

教導陪伴、角色的適應，疼愛孩子的媽：表達情感、分享感受、學習照護新生兒、協助哺餵母乳、做好家庭門將及角色扮演。

⑷ 返家後持續照護

提供 24 小時諮詢專線服務與電話訪視，主動關懷產婦全家作息及嬰兒照護情形，即時給予產婦協助與指導。

3. 以客為尊，貼心服務

以區隔病房的獨立樓層，公共區域備有休憩座椅及空中陽臺花園，提供舒適、明亮溫馨的親善之家，讓產婦擁有居家與隱私的調養環境。專人導覽參觀解說，全方位專屬櫃臺，入出住手續、結帳、預約看診、尊榮行政事務專人貼心服務。

• 整合性婦女健康照護服務

結合醫學美容、體重管理及乳房健康管理中心，提供肌膚檢測、舒壓按摩、美白除斑、乳房超音波檢查、曲線雕塑及專科醫師諮詢等全方位服務，讓產後媽咪回復孕前神采飛揚的容貌。

4. 科技應用

⑴ 母嬰親善保全系統

透過主動式 RFID 平臺及護理站即時追蹤監控畫面，確認嬰兒機構內的位置與安全，防止被抱離照護區。

⑵ 3G 視訊關懷服務

提供家屬 3G 影像視訊服務，讓家屬無論上班出差或是人在國外，可隨時零時差、零距離看到寶寶及產婦的現況。

5. 品質指標

⑴ 母乳總哺餵率

產後護理之家 2008～2009 年平均總母乳哺育率為 98.08%，優於全國

母嬰親善醫院的 84.1%、87.8%（圖 4-58）。

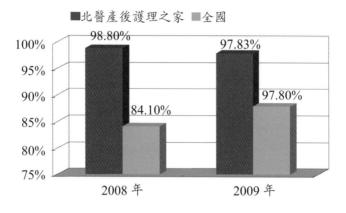

圖 4-58 母乳總哺餵率

⑵紅臀尿布疹發生率

定期監測嬰兒紅臀尿布疹發生率，並依循「PDCA」方式進行改善，紅臀尿布疹發生率由 2008 年的 10.69%，降至 2010 年為 2.52%，下降 8.17%（圖 4-59）。

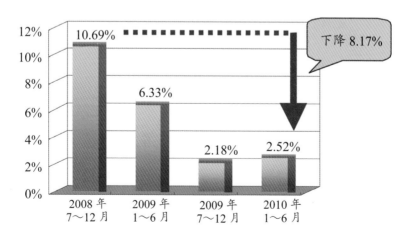

圖 4-59 紅臀尿布疹發生率

㈢ **標竿學習：建構全國第一品牌之國家品質的產後護理機構**

「誠信與品質」是秉承的核心價值和努力的原動力，因此，不斷向服務業與優質的產後護理機構標竿學習，傾聽顧客的聲音，來提升服務品質，以成為媽媽的第二娘家和全國產後護理之家的標竿優質機構。同時，更積極參與外部品質認證活動，兩年來成效卓著，北醫附醫產後護理之家已成為國內同業標竿學習機構，茲分別如下：

1. 臺灣第一家榮獲「2010 年國家生技醫療品質銅獎」之產後護理機構。

2. 臺灣第一家榮獲「SNQ 國家品質標章」之產後護理機構。

3. 2009 年首次參加臺北市衛生局產後護理機構督考榮獲「優等獎」。

4. 全球率先通過照護品質 ISO 9001：2008 、環境安全 14001：2004 國際認證之產後護理機構。

5. 全國首創 3G 視訊之產後護理機構。

6. 全國首創母嬰親善嬰兒安全管理系統之產後護理之家。

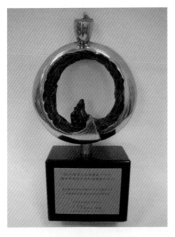

圖 4-60 榮獲「2010 年國家生技醫療品質獎」

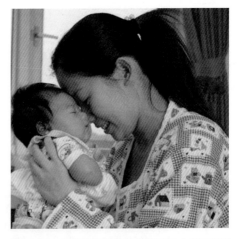

圖 4-61 北醫附設產後護理之家是媽咪、寶寶最溫暖的依靠

## 四、國際醫療中心

　　北醫附醫以成為國際一流的大學醫院為願景，發展醫療服務國際化是必然使命，透過國際交流合作、積極參與國際醫療援助、國際醫療服務團，以及接受外國醫療護理人員之代訓等，來達成此一遠景及目標。北醫附醫結合醫療基礎及經驗加上臺北醫學大學的學術資源，強調「以病人為中心」的精神，以「創新卓越、尊重生命」為最高指導原則，積極參與財團法人國際合作發展基金會「國際衛生醫療合作策略聯盟」之友好國家醫事人員訓練計畫及行政院衛生署之臺灣國際醫療衛生人員訓練中心醫療合作與醫療服務國際化旗艦計畫，透過外交醫療及國際醫療為兩大推行主軸，進行多面向之優質國際化醫療服務，一同將臺灣卓越的醫療技術推展到國際舞臺。

　　於外交醫療部分，北醫附醫以善盡國際社會責任維護友邦情誼為己任，曾在外交部臨危授命下自其他醫院接手，派遣長駐醫療團至史瓦濟蘭王國、聖多美普林西比共和國。另外也多次派出行動醫療團足跡遍布全球。近幾年來出團情況暨服務人次摘要如圖4-62：

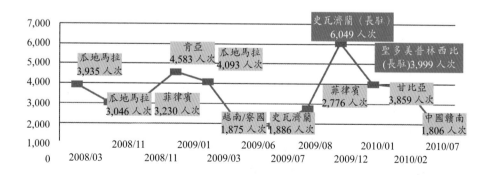

圖4-62　北醫附醫醫療團近幾年來出團情況統計量表

　　長駐醫療團的深耕計畫以派遣多位專業醫師及護理人員長駐當地進行醫療服務，改善其醫療衛生環境，並透過醫療觀念與技術指導，提升各項醫療服務技術，改善其醫院管理效率，進而達成提升該國之醫療水準與服務品質。醫療團除了提供定點服務外，也多次深入社區進行醫療服務，同時依據國情之需求，籌組短期醫療團至當地進行主題式醫療服務，如分別於史瓦濟蘭王國、聖多美普林西比共和國進行骨科、眼科、耳鼻喉科、整形外科主題醫療，其成效卓越深獲當地好評，也為該國政府節省大筆醫療費用支出。

　　以駐史瓦濟蘭王國醫療團為例，2009 年為史國政府節省醫療支出計南非幣 6,720,000 元（合臺幣 26,880,000 元）。除提供醫療服務外，亦積極協助該國改善其醫療環境，短期以捐贈醫療物資，如病床、電腦、心電圖儀等從改善硬體設施著手，長期則於當地進行，如營養計畫或寄生蟲研究等公共衛生及流行病學之研究，鑽研影響健康狀況之評估報告，藉此讓當地政府對症下藥，有效改善人民健康問題。另外也派遣醫療技術團於當地進行專業研討課程，培訓當地種子師資，而對於該國有意願來我國進行短中長期專業訓練之醫事人員，北醫附醫也積極協助安排合適課程及師資，於配合推展醫療外交政策、維護友邦情誼方面不遺餘力。

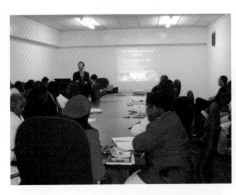

圖 4-63　史瓦濟蘭種子師資培訓

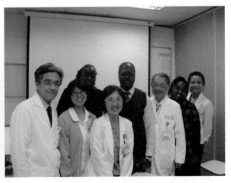

圖 4-64　肯亞醫事人員代訓

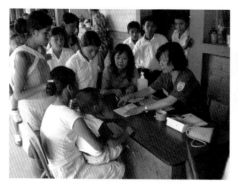

圖 4-65　瓜地馬拉義診

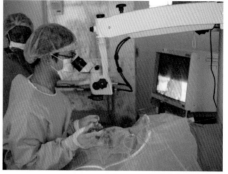

圖 4-66　聖多美眼科主題式醫療

**來臺前**
1.安排住宿與交通接送
2.醫師介紹
3.簽證
4.旅行相關服務及介紹臺灣文化
5.住院前安排

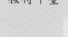建構專責
接待平臺

**抵臺後**

1.協助直接入院
2.住院中之照護及翻譯
3.介紹生活環境及採購
4.郵務服務（郵電、影印）
5.財務諮詢服務
6.告知病人的權利義務

**返回祖國**

1.轉院及回國協助
2.離院後諮詢服務
3.協助取得本院就醫相關資料
4.術後及返家衛教
5.藥品處方

圖 4-67　國際醫療中心專責接待平臺之服務項目

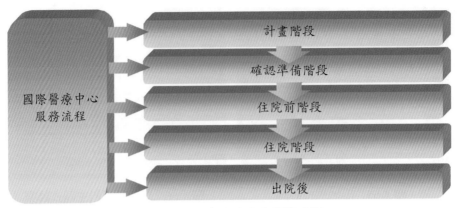

圖 4-68　國際醫療中心服務流程

　　在國際病人服務方面，醫院設有國際醫療中心，建置專責接待平臺，整合醫院服務流程，提供跨科整合醫療團隊之專人諮詢窗口，提供病人從到院、就醫前後相關之醫療服務，包含從前置作業之專業醫療諮詢、行程建議及住宿安排，到後續診療報告及追蹤，均提供全方位的國際醫療團隊做專屬服務及照護，其服務流程如圖 4-68：

　　為滿足來自全球國際病人不同語言之需求，促使醫院醫療服務國際化，現階段北醫附醫提供中文、英語、日語、粵語、西班牙語、法語、韓語、泰語、越南語、柬埔寨語、菲律賓語、印尼語、阿拉伯語、馬來語、緬甸語、巴基斯坦語及手語等 17 種語言。此外為了更進一步提升醫療品質符合國際化水準，北醫附醫於 2009 年通過美國 JCI 國際醫院評鑑、2010 年通過行政院英語服務金質標章認證，讓醫療服務上臻國際水準。北醫附醫已接待許多國家元首就醫及健檢，皆受到好評和肯定，亦有不少旅居海外僑胞前來求診。

　　依據衛生署醫療服務國際化專案管理中心之國際病人定義為自費外國人且排除外籍勞工健檢案件，北醫附醫國際病人服務總人次全國名列前茅，醫院國際醫療服務量呈現穩定且持續成長狀況，其國際醫療服務統計

量如圖 4-69 所示：

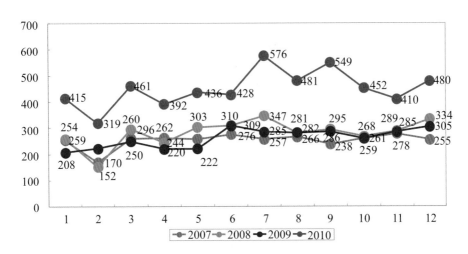

圖 4-69 2007～2010 年國際病人每月醫療服務統計量表

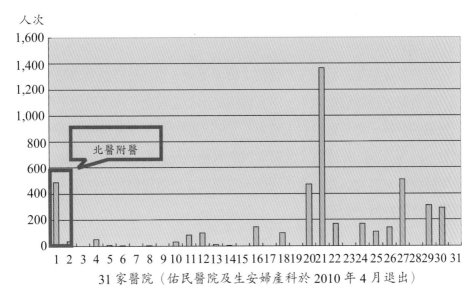

31 家醫院（佑民醫院及生安婦產科於 2010 年 4 月退出）

圖 4-70 2010 年 8 月一般門診國際病人服務統計量表

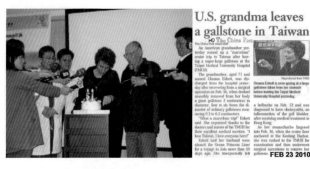

圖 4-71　國際病人──美國阿嬤就醫感恩會

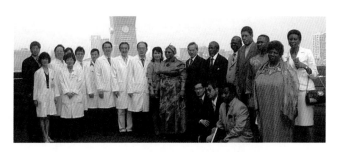

圖 4-72　史瓦濟蘭王國王母與醫療團隊合影

　　醫療外交是維護我國友邦情誼之重要使命，也是善盡企業國際社會責任，配合國家國際醫療政策，落實醫療走出去之理念，國際醫療不僅是一項產業的開端，更是贏得世人尊敬、了解及感受臺灣優質醫療服務、人文歷史、地理景觀的好機會。北醫附醫團隊積極配合國家政策，以身作則為臺灣醫療外交盡力，期許達成國際一流醫學大學附設醫院之使命，為臺灣醫療外交開創歷史新頁。

## 五、傳統醫學科

　　北醫附醫是現代醫學（西洋醫學）的重鎮，如何將傳統的中醫療法，與現代醫學接軌是一項劃時代的任務。

　　經北醫附醫第九任吳志雄院長的領導擘劃，傳統醫學科於 2003 年 4 月正式成立，服務人次逐年提升，迄今開拓出傳統醫學科的新面貌。

　　科內目前由戴承杰主任率領 5 名專任主治醫師，以及藥師、技佐、醫務助理、護理人員之醫療團隊，共同為傳統醫學與現代醫學整合而努力。

　　在臨床服務方面，除了一般臨床疾病診治外，傳統醫學科積極建立中西醫結合的治療模式，例如：1. 癌症治療：結合外科手術、化學療法、放射線治療及輔助性療法，對於癌症治療過程中所產生的副作用，傳統醫學科能相當有效的緩解並協助病人渡過治療期。2. 中風後遺症治療：積極推動與神經內科、復健科進行共同照護治療，使病人預後時間縮短，期使達到病人神經學功能進步、日常生活能力改善、生活品質提升，進而降低醫療費用支出。

　　在醫療品質方面，傳統醫學科 2006、2009 年通過中醫醫療機構兩年以上醫師訓練專責醫院，更在 2009 年美國 JCI 國際醫院評鑑中，獲得評鑑委員一致肯定為「Out Standing」單位，對北醫附醫傳統醫學科盡心提升醫療品質深表敬佩，包括：中藥局領先全國醫院之中西藥交互警示系統、科學中藥 Quick Response code（QR-code）調劑系統，提升病人用藥安全及安全之針灸臨床治療，並訂定完備的「針灸標準安全作業指引」，首創全國中醫醫療院「針灸評估表」，作為醫護之間的雙重確認，預防漏拔針之異常事件發生。

　　在儀器設備方面，為使中醫科學化，傳統醫學科引進「經絡能量診查儀器」，創新與中西醫整合健檢服務及客制化水藥處方禿髮治療搭配頭髮毛囊檢測服務。

　　此外，傳統醫學科學術研究成果相當卓著，包括：1. 以三伏貼治療氣喘及過敏性鼻炎之療效進行研究，發表〈The treatment of allergies using Sanfujiu: A method of applying Chinese herbal medicine paste to acupoints on three peak summer days〉、〈Efficacy of sanfujiu to treat allergies: patient outcomes at 1 year after treatment〉論文,為全國醫療院所首度提出,並分別於 2004、2006 年刊登於美國《實證醫學》期刊,且獲得全國中醫藥優良作品獎,成為全世界首篇英文三伏貼論文發表於國際知名《SCI》期刊。2. 發表〈併用中藥對接受化療癌症病人肝臟保護及完成化療之成效〉論文〔Effectiveness of Traditional Chinese Medicine for Liver Protection and Chemotherapy Completion among Cancer Patients〕,以實證說明中西醫整合治療更有效,於 2009 年 11 月刊登於美國《實證醫學》期刊。

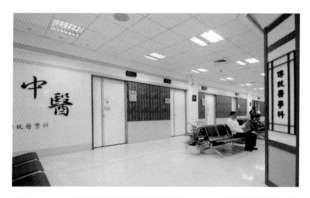

圖 4-73　傳統醫學科候診環境以古文壁紙展現中醫文化特色

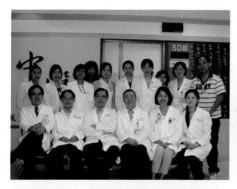

圖 4-74　傳統醫學科醫療團隊

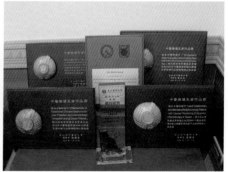

圖 4-75　中醫藥優良作品獎

## 六、實驗診斷科

北醫附醫實驗診斷科成立於 1976 年，期間經翁義雄教授、陳定堯醫師、蘇順景醫師、詹宏泰醫師、劉美謹醫師、李宏謨教授的努力，使實驗診斷科逐漸茁壯成長，1997 年由林秀真醫師接任主任迄今。

2004 年 9 月通過 89 項 ISO 15189：2003 中華民國實驗室認證，與世界 34 國 42 個認證組織互相承認，確定本科檢驗品質符合國際標準。2007 年 11 月以跨組織再造的經營理念與企業合作成立全實驗室自動化中央實驗室。組織改造與檢驗儀器設備變更，故 2009 年起重新導入新版 ISO 15189：2007 國際醫學實驗室認證規範，並於 2010 年 2 月通過 110 項國際醫學實驗室認證，使實驗室所出具報告，能為全球五大洲接受。

2007 年 11 月北醫附醫規劃建置實驗診斷科時，依據「迅速確實、視病猶親」品質政策與「尊重病人從服務開始」的需求，規劃領先全臺全

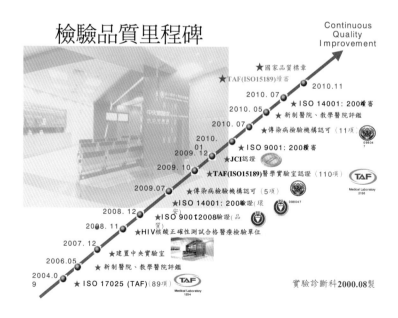

圖 4-76　實驗診斷科檢驗品質里程碑

自動化整合中央實驗室檢驗設備服務，如全臺首創「檢驗自動報到整合系統」，將個人健保 IC 卡，批價掛號系統與檢驗資訊系統的運作串聯起來，可快速交換資訊，同步完成「報到」、「備管」與「採檢」三步驟，杜絕人為錯誤，提升病人檢驗安全。臺灣第一個引進使用的自動備管系統可避免貼錯標籤、試管選取錯誤，並以病人為中心規劃設計五星級獨立抽血空間尊重病人隱私，並率先全亞洲導入「全自動檢體前處理系統」，讓高效能檢驗從「操作安全」開始。績優精確的檢驗診斷品質及率先全國導入尊重病人隱私檢驗環境，獲臺大、長庚、新光、署北、和信等 20 多家醫療院所參訪，受到標竿肯定，長庚更全部導入該項服務。

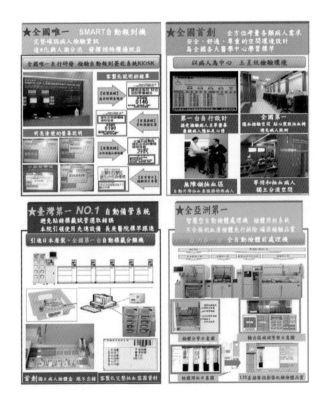

圖 4-77　實驗診斷科標竿與特色

　　尊重受檢者隱私與安全的採檢環境，是實驗診斷科不斷追求突破的理念，建置高品質與彈性化的全自動檢驗醫學環境，亦是提升服務品質的創新；實驗診斷科帶領臺灣檢驗醫學邁進下一個十年。以創新、卓越、尊重生命的理念，達成北醫附醫教學、研究、服務之使命。

## 七、營養室

　　北醫附醫營養室向以成為臺灣營養專業訓練、健康餐飲開發、臨床營養研究之中心為願景。為達成願景，營養室做了廚房管理、餐飲開發、營養教育與臨床研究等目標的設定，並運用管理策略將其一一執行落實，達到目標。落實模式如圖4-78：

　　營養室負責管理醫院的中央廚房，因此廚房管理上的精進是其首要達成之目標。營養室於 2007 年參加臺北市政府衛生局辦理之「中央廚房衛生自主管理 OK 標章認證」，並順利通過，完成廚房首次的對外認證。之後也隨時接受臺北市政府衛生局定期及不定期衛生稽查，均符合食品衛生

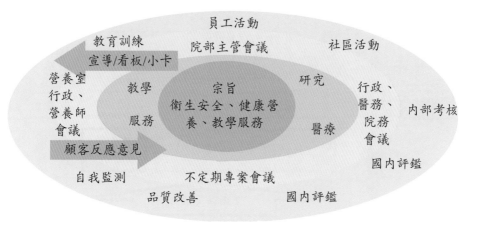

圖4-78　營養室管理策略模式圖

安全之規範，持續監督管理；2009 年 11 月亦通過「中央廚房衛生自主管理 OK 標章」換證。提供衛生安全營養的餐飲是營養室供膳的最高原則，因此建立食品衛生安全製備流程管理為其重要控制關鍵。營養室於是編列「餐飲業食品管制系統（HACCP）衛生評鑑」廚房整建計畫預算，包括：人員訓練、顧問費用、HACCP 廚房工程設置、靜電式抽油煙機與截油槽等設置，以期能讓廚房合乎更高的衛生標準。並全面管理供應商貨品來源與品質，以全面提升餐點製造、製程之管理品質，進而提升產品、供膳與營養服務品質，如圖 4-79 所示：

營養室於 2010 年通過衛生署辦理之「餐飲業食品管制系統（HACCP）衛生評鑑」，「HACCP」係為國際間對於食品安全的最高指導原則，此評鑑制度強調 4M 管理：包括人員（Man）管理、機器設備（Machine）管理、原物料成品（Material）管理及文件紀錄（Method）管理，營養室全面執行 4M 管理，最後獲得 HACCP 的驗證。

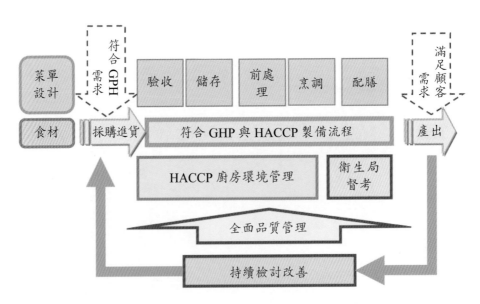

圖 4-79　餐飲業食品管制系統（HACCP）衛生評鑑流程圖

　　營養室提供的餐飲服務相當多元化，除了住院病人全天的治療飲食餐點外，並負責員工餐廳供餐服務、產後護理之家坐月子餐、獨居老人午餐便當服務、健檢中心餐點服務、臨床研究中心實驗餐及醫院特殊節慶的自助餐供應等。其最主要的服務就是提供住院病人適當且營養足夠的的各種治療飲食，來達到病人營養需求，進而改善病人營養狀況，以期早日康復出院。

　　為使住院病人飲食能持續精進改善，營養室利用飲食問卷調查、內外部顧客反映意見，不斷以 PDCA 方式進行品質改善計畫，以期達到病人之要求，院內病人每月平均搭伙率由 2007 年 48.5% 提升至 2009 年53%。在員工餐廳的建置上，也是透過多次的問卷調查，了解員工期望之餐廳供餐模式、價位與服務內容，亦經由不斷的 PDCA 後，每月平均來客數（以每月週一至週五中午用餐人次計）達 10,000 人次以上。產後護理之家坐月子餐的供餐，以提供哺乳婦健康營養豐富的餐點為目的，目前供應的坐月子餐點是由 HACCP 廚房具乙級廚師資格的廚師製做精美餐點，供應開伙率可以達 90% 以上。

　　臨床營養服務方面，尤其在住院病人的營養照顧上，增加電腦系統通報與統計，透過全院性的營養不良篩檢，針對有營養不良危險性的病人，配合醫療予以完整性的營養評估、給予適當的營養餐飲與照顧，以期讓病

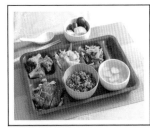 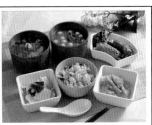 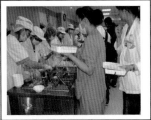

住院病人飲食　　　　　坐月子餐飲食　　　　　員工餐廳餐飲

圖 4-80　營養室提供相當多元的餐飲服務

人儘早恢復健康出院，提升營養臨床服務量與品質。營養諮詢門診提供各種疾病之相關營養諮詢，給予病人量身訂做的營養飲食計畫與教育，讓病人能夠落實飲食建議，改善健康。爲使營養諮詢服務更爲專業化，更於癌症中心設置腫瘤營養諮詢門診，及遠距醫療中心設置營養諮詢門診，服務需要特別照護之病人。

營養室亦致力於營養教育推廣，透過社區衛教及媒體報導，積極推廣正確的營養知識，不論在平面亦或電視媒體，都得到正面肯定。營養室與外部協力廠商合作密切，共同開發特殊餐飲的食譜製作，如：癌症飲食食譜、糖尿病飲食食譜等，皆以滿足病人對了解營養知識的需求爲目的而製作。

營養室多年來致力提升服務品質而努力，陸續完成廚房臺北市政府衛生局辦理之「中央廚房衛生自主管理 OK 標章認證」、「餐飲業食品管制系統（HACCP）衛生評鑑」、美國 JCI 國際醫院評鑑、ISO 9001、ISO 14001 等五項外部認證，居全國之冠。產後護理之家的餐飲，由 HACCP 廚房所製備，可以作爲全國產後護理之家之標竿。未來營養室將以更完善的流程管理，來達成衛生安全、健康營養、教學服務的願景爲目標，爲持續提升服務品質而努力。

## 八、體重管理中心

### ㈠ 體重管理中心理念 —— 健康減重

臺灣肥胖盛行率高達 20%，約有 480 萬人有肥胖的困擾，其中超過 20 萬人達病態型肥胖的標準而須手術治療。進年來由於減重觀念不清，常有人爲了控制體重耗時傷財，無法達到有效的治療效果，甚至因此影響身心健康。整合性減重治療是目前世界的趨勢，北醫附醫於 2009 年成立全方位體重管理中心，在健康減重的理念下，提供跨科部的減重整合治

療，讓每位顧客經過醫療團隊縝密完整的評估，達到有效控制體重及促進健康的目的。

## ㈡ 首創全方位 All-in-One 及整合性減重治療

體重管理中心提供的減重治療，包含：運動、營養、微創減重手術、中西醫減重及曲線雕塑，對不同程度肥胖的治療有完整規劃。中心設有專屬營養師、護理師、運動教練、美容師等，在舒適及注重隱私的優雅環境中，透過專業醫療團隊的評估與照護，讓顧客順利控制體重、擁有窈窕身材及促進身心健康，迎向健康美麗的人生。

## ㈢ 微創減重手術治療

病態性肥胖症的定義就是過多的脂肪在身體堆積而造成健康問題，身體質量指數 Body Mass Index（BMI 值）為 $40 \text{ kg/m}^2$ 以上，對於病態性肥胖症觀念，不再只是停留於體重過重的問題，而是視為一種需積極治療的慢性疾病。目前臺灣的肥胖盛行率高達 20% 左右，而其中就有超過 20 萬人達到病態型肥胖的標準而須手術治療。體重管理中心提供微創減重手術，包含：胃繞道、胃束帶、袖狀胃切除及胃內水球置入術等有效減重手術治療服務，使病態性肥胖症病人能重拾健康。

術後搭配 All-in-One 減重班課程，如：營養課程、低衝擊有氧運動、團體治療、曲線雕塑、病友支持團體等整合性治療，讓病人健康減重不復胖。

## ㈣ 亞洲手術訓練中心及減重標竿醫院

體重管理中心為亞洲區減重手術訓練中心之一，中心主任王偉醫師為國內第一位胃內水球手術訓練醫師及胃束帶手術訓練醫師，體重管理中心整合臺北醫學大學及北醫附醫的資源，結合專業團隊及其優良的教學研究資源，積極拓展國際化，使北醫附醫躍升為全國減重標竿醫院。

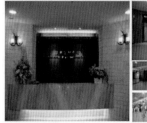
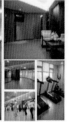
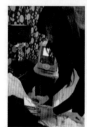

專業級運動器材、舞蹈教室　　　　專業營養師、運動教練、美容師

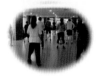

減重班　　　　運動班　　　　減重手術　　　　中西醫門診

圖 4-81　減重標竿醫院

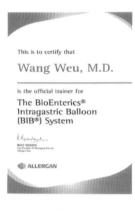
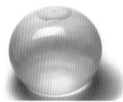
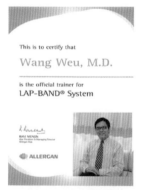
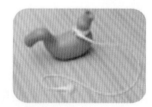

圖 4-82　北醫附醫為亞洲胃內水球及胃束帶手術訓練中心

# 九、癌症中心

## (一) 歷史軌跡

　　北醫附醫自成立以來，堅守「創新、卓越、尊重生命」之核心精神，努力不懈打造臺灣北部的重鎮醫療中心。鑒於國內外癌症發生及死亡率居高不下，北醫附醫自 2005 年起成立癌症中心，由第九任院長吳志雄教授（現任雙和醫院院長），從毫無國民健康局經費補助之下，以「別人不做的，北醫會做」的愚公移山精神，一步一腳印、胼手胝足，秉持「以病人為中心」的理念，陸續成立「癌症中心」、「基因定序中心」、「免疫療法中心」、「癌症轉譯研究室」、「整合癌症篩檢中心」等科部單位。2010 年 9 月，在臺北醫學大學李祖德董事長、前校長邱文達（現任衛生署署長）、彭汪嘉康執行長及邱仲峰副院長的全力支持、推動下，終於打造出最精緻化、科技化、人性化的 12 個具備堅強專業陣容的癌症團隊，診治 17 個不同癌別，並榮獲國民健康局頒發「癌症診療品質 A 級認證」的最高肯定。北醫附醫 2010 年著手規劃 108 床專屬癌症病房、建置近400 坪 20 床的頂級安寧病房，將診療及照護集中於一棟大樓，讓病友與家屬免於身心勞碌奔波之苦，為的是提供病人更多的貼心關懷，拉近人與人之間的距離。

　　踏上 2011 年嶄新的旅程，開創全新的癌症聯合門診服務與整合癌症篩檢中心，配合國民健康局的癌症篩檢政策，以預防醫學的理論，透過不同面向的檢驗方法，篩檢出危害健康或常見疾病的高危險因子，而後透過治療或健康

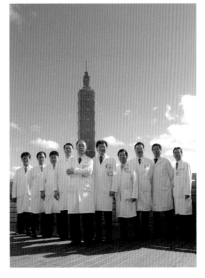

圖 4-83　專業癌症團隊陣容

促進的介入,避免疾病產生併發症或更加惡化,讓身體更健康。

　　未來北醫附醫團隊將以更謙卑的心彼此學習,以自我超越完成集體智慧,並以邱文達署長的勉勵:我們要創新、主動出擊,全力發展癌症個人化治療的理念。

㈡經營特色

1. 研發與創新

先進設備

- 1996 年全國第一部無框架式「頭部光子刀」。
- 1998 年引進亞洲第一部「全身型光子刀」。
- 2002 年引進治癌新科技 Varian IMRT,與美國一流醫學中心 M.D. Anderson 同步合作及建教合作三年。
- 2005 年引進全國第一部紅外線導航式光子刀(IGRT)。
- 2006 年引進全國第一部冷凍治療「氬氦刀」。
- 2008 年全國第一部新型乳房專用螺旋磁振造影(乳房 MRI)、磁振導航超音波(MRgFUS)啓用。
- 2009 年全國第一部弧形刀 VMAT 正式啓用。
- 2010 年癌症基因定序中心成立及啓用。
- 2010 年癌症醫院大樓成立及開幕。
- 2010 年最新型螺旋斷層刀 Tomotherapy 啓用。

2. 品質保證

- 2007 年導航式光子刀 IGRT 及安寧居家療護,獲得國家品質標章。
- 2008 年全國最先進電腦化之化療安全監測系統(e 化療)上線,並獲得國家品質標章。
- 2009 年通過國民健康局癌症診療品質 A 級認證(效期四年)。

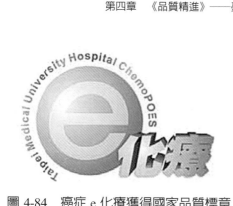

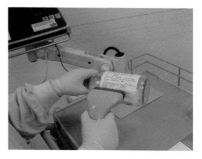

圖 4-84　癌症 e 化療獲得國家品質標章　　圖 4-85　「癌症e-化療系統」確認藥品安全與時效，讓化療達到優化的治療效果。

### 3. 專業癌症團隊

北醫附醫目前設有 12 個癌症團隊及安寧療護團隊，服務 17 個癌症別，包括：

- 婦癌團隊：子宮頸癌、子宮內膜癌、卵巢癌。
- 頭頸癌團隊：口腔癌（含口咽及下咽）、鼻咽癌。
- 泌尿道腫瘤團隊：攝護腺癌、膀胱癌、腎臟癌。
- 胃暨食道癌：胃癌、食道癌。
- 乳癌團隊。
- 肺癌團隊。
- 肝癌團隊。
- 大腸直腸癌團隊。
- 神經腫瘤團隊。
- 骨及軟組織肉瘤團隊。
- 淋巴癌暨血液惡性疾病。
- 安寧緩和團隊。
- 成立多專科整合團隊（婦癌、頭頸癌、肺癌、乳癌及大腸直腸癌）：建立各科醫療成員隔週或每週召開討論會議，並制定癌症診

療指引,使每個新診斷或治療個案皆經過團隊會議討論,提供每位
個案 1～2 個治療方案。

- 安寧療護團隊:由共同照護、病房及居家照護,提供人性及五全的
照護方式,讓個案於最後一程維持品質與尊嚴。
- 完整癌症病友服務:創立病友服務劇團(丙上劇團)、有機菜園、
健康餐廳及信望志工隊、癌症營養餐、中西醫整合療護。

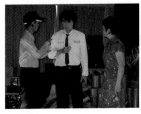
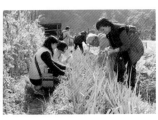
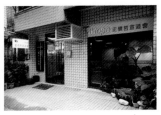

圖 4-86　病友服務劇團　　　圖 4-87　有機菜園　　　圖 4-88　健康餐廳

㈢ 未來展望

建構一個「個人化治療」及落實「全人照護」的癌症醫院。以整合性
的醫療服務理念:

1. 提供癌症聯合門診,免於奔波於各科醫師問診之辛苦。
2. 提供整合癌症篩檢門診,落實癌症相關檢查篩檢,以隨到隨做的
服務理念,減少病人等候時間。

## 十、藥劑部

### ㈠ 歷史傳承:優良傳統與創新思維之薪火相傳

北醫附醫藥劑部自創院以來,歷經第二及第三大樓增建及擴編,不斷
以品質、關懷、專業與團隊合作的理念,為民眾服務,以確保病人用藥安
全。更以提供安全為根本、以實證為基礎、有效率的藥物治療管理服務為

目標，希望成爲國際一流大學附屬醫院的藥劑部。

㈡ **經營特色：結合專業分工、研發創新、流程品管之專業藥劑部門**

### 1. 研發與創新

北醫附醫藥劑部首創癌症化學治療醫令暨給藥流程監控系統（e 化療），結合處方醫令系統、處方審查及出庫管理系統、給藥安全監控系統及藥品運輸安全監控系統，完整建置化學治療藥品之給藥流程管控。同時結合條碼系統，在每個藥品的傳送過程中確認藥品的安全性與時效性，讓化學治療藥品達到最高的治療效果。

e 化療系統亦通過國家生技醫療產業策進會（生策會）2008 年「國家品質標章」之認證，並於 2009～2010 年續審通過，同時協助北醫附醫榮獲衛生署 2009 年癌症診療品質 A 級認證醫院。

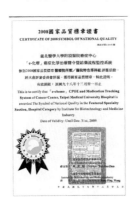 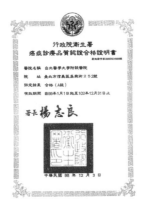

圖 4-89-1　國家品質標章證書　　　圖 4-89-2　癌症診療品質 A 級認證醫院

### 2. 顧客與市場發展

藥劑部致力於以病人爲中心的服務，爲簡化慢性病人領用慢連箋藥品流程，直接於門診發藥櫃檯旁，設立慢連箋專屬的批價櫃檯。並於院內網站建置慢連箋領藥網路預約系統，提高民衆領藥方便性及病人用藥安全，同時節省慢連箋領藥之候藥時間。

　　藥劑部亦積極推動用藥安全宣導教育，每年均至鄰近國小校園透過遊戲與小朋友互動，宣導正確的用藥知識與概念。並接受各級學校學生參訪，推動用藥安全宣導，加強青少年正確用藥觀念。自 2009 年 1 月至今，已陸續接待 3,708 位高中小學生參訪。

　　除對一般民眾及各級學校參訪服務外，藥劑部為促進兩岸藥學交流合作，協助培訓大陸地區醫院藥師之相關藥事作業。2009 年至今，已接待 989 位大陸醫藥專業人士參訪，並提供短期培訓大陸藥師共 21 人次。

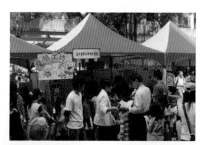

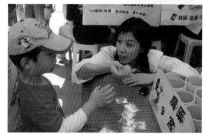
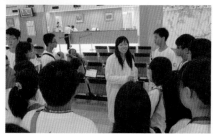

圖 4-90　國小學童用藥安全宣導

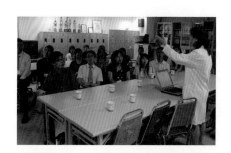
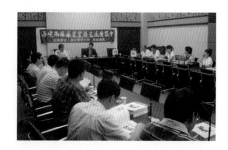

圖 4-91　中國大陸藥師代訓

### 3. 資訊策略運用與管理

藥劑部除了服務病人，注重病人用藥安全，亦積極強化部門的資訊管理，除 e 化療系統的開發外，相關訊息皆經由藥劑部智識管理系統，提供全院醫藥護相關人員最充足及最完整訊息。智識管理系統，包含：電子處方集、臨床服務紀錄、針劑給藥指引及藥品實體照片等，讓醫療人員在短時間內，即可透過院內網路得知相關藥品資訊，提升病人用藥安全。

藥劑部配合傳統醫學科藥局，建置全國首創之中西藥交互作用自動警示系統，藉由建置中西藥交互作用資料庫，於中西醫師開立西藥或中藥時，即時警示臨床醫師中西藥交互作用，避免誤開而造成病人藥品交互作用產生。

### 4. 流程管理

高危險藥品，尤其是高濃度電解質的藥品，爲避免調劑錯誤，由專責藥師負責在特殊製劑的高規格調配室調劑。同時也在醫令醫囑呈現、藥袋藥品名稱列印、藥品架儲等方面，使用高危藥品特殊標籤提示及專屬存放區域區隔，以提高調劑時之正確性及安全性。

近年來，民眾對於醫療照護權益與品質的要求越來越高，而所有藥劑部同仁都能秉持品質理念，投入服務病人的工作。並藉由多元的品質管理，設立多項品管指標，有系統的推動品質的提升。藥劑部亦追求以病人爲中心的服務宗旨，期許能讓就醫的民眾接受到最適當的藥事照顧。

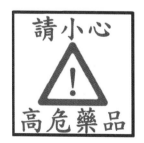
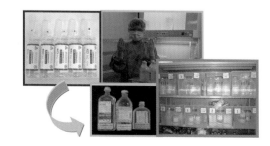

圖 4-92　高危藥品調配

# 第五章 《國家品質獎卓越經營架構》——臺北醫學大學附設醫院簡報精華

## 第一節 推行全面品質管理之經過

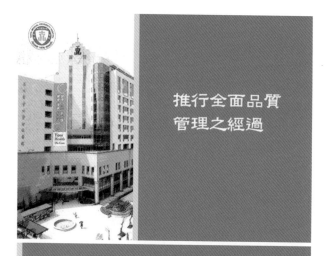

以PDCAB循環推展全面品質管理

- 北醫附醫全面品質管理之經過,即是PDCAB循環的實踐
- 以PDCA大循環套小循環,互相促進,達成品質提升

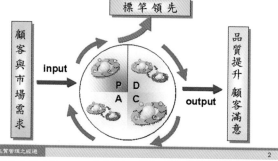

2

註:此章為北醫附醫 2010 年 11 月 25～26 日接受國家品質獎現場評審(複審)時,對評審委員之簡報內容。

## 報告大綱

**(一)建構全面品質管理之架構(Plan)**

**(二)執行全面品質管理之活動(Do)**

**(三)確認全面品質管理之效果(Check)**

**(四)達成全面品質管理之改善(Act)**

**(五)創造全面品質管理之標竿(Benchmark)**

**(六)結語**

品質管理之經通　3

## 報告大綱

**(一)建構全面品質管理之架構(Plan)**

(二)執行全面品質管理之活動(Do)

(三)確認全面品質管理之效果(Check)

(四)達成全面品質管理之改善(Act)

(五)創造全面品質管理之標竿(Benchmark)

(六)結語

品質管理之經通　4

## 導入國家品質獎卓越評量架構

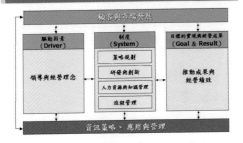

品質管理之經通　5

## 以國品獎八大構面為核心價值

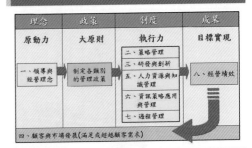

品質管理之經通　6

## 醫院活動之整合與精進

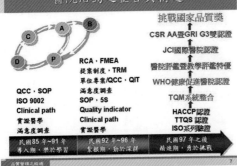

品質管理之經通　7

## 全員參與品質提升運作模式

品質管理之經通　8

## 有效能的跨部門品質提升平台

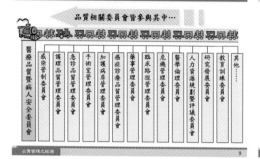

品質相關委員會皆參與其中…

醫療品質暨病人安全委員會｜教育訓練暨研究發展委員會｜人力資源規劃暨評議委員會｜醫學倫理委員會｜危機管理委員會｜臨床路徑管理委員會｜藥事管理委員會｜癌症診療品質管理委員會｜加護病房品質管理委員會｜手術室品質管理委員會｜急診品質管理委員會｜護理品質管理委員會｜感染管制委員會｜其他……

## 設計提升品質之教育訓練計畫

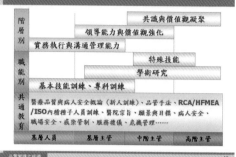

## 展開年度品質管理計畫

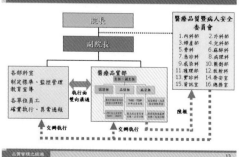

## 報告大綱

(一)建構全面品質管理之架構(Plan)

**(二)執行全面品質管理之活動(Do)**

(三)確認全面品質管理之效果(Check)

(四)達成全面品質管理之改善(Act)

(五)創造全面品質管理之標竿(Benchmark)

(六)結語

## 全面品質管理系統組織完備並落實執行

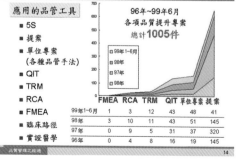

## 同仁對多重品管工具有效運用

應用的品管工具
- 5S
- 提案
- 單位專案
  (各種品管手法)
- QIT
- TRM
- RCA
- FMEA
- 臨床路徑
- 實證醫學

96年~99年6月
各項品質提升專案
總計**1005**件

| | FMEA | RCA | TRM | QIT | 單位專案 | 提案 |
|---|---|---|---|---|---|---|
| 99年1~6月 | 1 | 3 | 12 | 43 | 48 | 41 |
| 98年 | 3 | 10 | 11 | 43 | 51 | 145 |
| 97年 | 0 | 9 | 5 | 31 | 37 | 320 |
| 96年 | 0 | 4 | 8 | 16 | 19 | 145 |

## 各單位以5S精實環境品質

- 每年進行全院5S活動，建立整齊清潔的醫療工作場所與提升工作效率
- 99年4月5S競賽結果

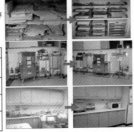

| 組別 | 第一名 | 第二名 | 第三名 |
|---|---|---|---|
| 行政組 | 營養室 5,000元 (特優) | 駐警室 3,000元 | 採購組 3,000元 |
| 病房組 | 9A病房 3,000元 | 外科加護 3,000元 | 9B病房 3,000元 |
| 門診組 | 小兒科 3,000元 | 內科診 3,000元 | 會計 3,000元 |
| 檢查/治療組 | 血液透析室 5,000元 (特優) | 病差室 3,000元 | 門診複製 3,000元 |

15

## 員工以提案表達基層改善心聲

- 96年~99年6月共有提案651件，經審核後通過554件
- 定期追蹤執行進度與成效
- 設置單位競賽獎，鼓勵參與並落實執行

| 類別 | | 獎勵金額 |
|---|---|---|
| 通過 | | 100 |
| 優秀 | | 500 |
| 單位競賽獎 | 參與獎 | 3000~8000 |
| | 執行成效獎 | 3000~8000 |

年度優良提案 ★★★★★

| 類別 | 98年度 | |
|---|---|---|
| | 案件數 | (百分率%) |
| 作業效率 | 35 | (24%) |
| 醫療品質 | 26 | (18%) |
| 服務品質 | 58 | (40%) |
| 成本效益 | 7 | (5%) |
| 其他 | 19 | (13%) |
| 總計 | 145 | |

- 微笑之星選拔(由病人票選)

其他提案
- 以折疊式鋁箔保溫袋取代硬式冰桶執行領血、傳送作業
- 高危病人運送時，於點滴架掛上紅牌以識別
- 藥包上「飯中服用」改為「飯中服用」

16

## 科部以專案管理單位內作業難題

- 96年~99年6月各單位運用各種品管手法，以專案管理單位內作業難題共計155件
  - 醫療科部
    降低出院病人14天再入院、3日內返急診、針扎預防、門診流程改造、降低合併症...
  - 醫技科部
    縮短排程時間、縮短報告完成時間、提高藥品安定性、提高判讀正確率...
  - 護理單位
    預防病人壓瘡、提升約束品質、預防錯誤給藥、提高護理技術正確執行率、提高表單紀錄完整...
  - 行政科室
    縮短結帳作業時程、衛材物料供應之監控、縮短掛號扣價時間、預防特殊用電插座損壞...

17

## 跨科部以QIT橫向聯繫部門間的改善

- 96~99年6月以QIT橫向聯繫跨部門的改善專案共計123件
  - 門診服務流程
    建構整合照護門診、追蹤初診病人、檢查室執行time out、微笑之星選拔
  - 急診服務流程
    降低病人再返急診、降低候床時間、急診會診管理、急診留觀時間管理
  - 住院服務流程
    抗生素管制、KCl調劑管理、降低管路感染、預防跌倒、預防給藥錯誤、出院準備服務
  - 全院性共同服務
    洗手運動、預防針扎、危害物質管理、各項資訊專案、員工健康促進...

18

## 多科部以TRM提升多團隊的整合照護

- 96年~99年6月以TRM (Team Resource Management )執行罕見/複雜/高危病例之處置共36件
- 有效運用人員、設備、資源等可用資源，以達成最高水準的安全與效率
  - 減少臨床失誤、改善病人預後
  - 提升病人滿意度、提升員工滿意度
  - 減少醫療糾紛
- 以TRM推動手術安全
  - 執行「手術安全查核」，落實Sign In、Time Out及Sign Out，由醫療團隊成員於三階段再次確認手術相關注意事項
  - 達成手術部位辨認零失誤
  - 降低麻醉及手術合併症

TRM 照護模式

19

## 異常病安事件以RCA檢討改善

- 96年~99年9月以RCA (Root Cause Analysis)檢討異常事件共26件
- 以「急診病人墜樓自殺事件」為例，產生行動方案如下

- 新訂及修訂作業流程
  - 急診企圖自殺病人醫療照護工作指導書
  - 溫床工作指導書
  - 醫衛保全工作指導書
- 環境及設施改善
  - 總巡檢全院門窗及門禁，確認各單位之窗戶、平台等有無裝置柵欄及護網
  - 開放空間之行政布置門禁裝置
- 人員訓練及演習
  - 加強中控室、醫衛隊於監視器之操作及如何追蹤病人動向
  - 定期舉辦人員失蹤通報機制演習

20

## 環安工安病安以FMEA進行風險管理

- 96年~99年9月以FMEA進行風險管理共4件
- 以「呼吸照護中心氣體警示盤遷移工程病人維安計畫」為例

| HFMEA | | Step4 : Hazard Analysis | | | | | | | Step5 : Action & outcome | | |
|---|---|---|---|---|---|---|---|---|---|---|---|
| **Failure Mode** | **Potential Cause** | **嚴重度** | **發生機率** | **危害指數** | **單一弱點** | **現有控制** | **是否可偵測** | **行動策略類型** | **具體行動** | **成效測量** | **負責單位** |
| 氣氧鋼瓶無法供應足夠氧氣 | 1A-1:鋼瓶未固定,啟發氣體位外洩存 | 2 | 2 | 4 | Y | Y | Y | No | 增加氧氣鋼瓶儲備量 | 病人氣體供應無虞 | 護理部 |
| | 1A-2:病人鋼瓶氣氣用完 | 8 | 2 | 16 | Y | Y | Y | Yes | 排除 | 提前更換鋼瓶/呼吸器之人力為4組,分配實任器,事前演練 | 病人氣體供應無虞 | 護理部 |
| 無法供應正常電力 | 1B-1:醫療儀器無電能 | 8 | 2 | 16 | Y | Y | Y | Yes | 排除 | 施工前確認醫療機器蓄電池之患者 | 醫療儀器供應無虞 | 工務組 |
| | 1B-2:電線不斷長損失更換插頭 | 8 | 2 | 16 | Y | Y | Y | Yes | 減災 | 廠商現供轉器或電能設備 | 醫療儀器供應無虞 | 工務組 |
| 工程積微應正成感染問題 | 2A:工程產生粉塵 | 4 | 4 | 16 | Y | Y | Y | 減災 | 1.施工前確認除塵措施 2.使用HEPA過濾空氣 3.減少病人暴露於施工空氣 4.工程結束施工即評清查 | 無相關感染事件 | 感控室 |

## 品質的量化與測量

- 透過對照護過程或結果可量化的測量,作為持續改善之證據與參考

1. What are we trying to accomplish? - **OBJECTIVE**
2. What changes can we make that will result in improvement? - **INNOVATIONS**
3. How will we know that a change is an improvement? - **MEASUREMENTS**

- *Nolan et al, Foundations of Improvement, 1992*

## 領導台灣醫療團隊 研發本土化指標管理系統

- 民國89年由北醫大邱文達校長擔任主持人,北醫附醫朱子斌副院長擔任祕書長兼執行長,帶領北醫國際研發本土化的台灣醫療照護指標系統( Taiwan Healthcare Indicator Series, THIS ),成果並發表於國際醫品期刊
- 本系統以「台灣醫務管理學會」為指標提報平台,定期與全國醫院進行品質指標資料統計與異常分析,目前全國共有 175 家醫院加入
- 本系統資訊統計結果,為各醫院自我監測管理之重要參考依據

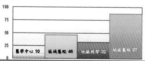

醫學中心 10    區域醫院 46    地區教學 32    地區醫院 87

## 現行運用之指標類別

- 全院性指標
  - THIS(台灣健康照護指標系統):4類**122** 項
    - 門診14項、急診34項、住院52項、加護22項
  - TQIP(國際健康照護指標系統):15類**135** 項
    - 加加護病房的感染率、各種死亡率、剖腹產管理、跌倒、非計劃性的重返加護病房和手術室、急診指標等。
- 科部品質指標
  - KPI:**170** 項(含醫療、醫事、護理、行政單位)
    - 各單位設立定期監測之部門品質指標,包含臨床照護與管理層面。

## 對醫療業務管理指標之監控

- 指定專責部門負責蒐集分析,作為本院經營績效提升之依據
- 對於醫療業務、經營績效與校方學年指標等三大構面進行分析,並於會議檢討,擬定改善策略據以執行

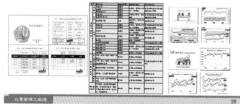

## 對行政作業流程指標之監控

- 運用「異常管理」與「目標管理」進行指標分析與檢討
- 提報相關會議討論訂定改善目標,進行目標管理並列案追蹤

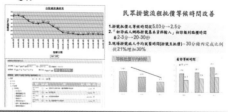

民眾掛號流程執價等候時間改善

1.新號掛價之等候時間由5.03分→2.5分
2.「初診人網路節號基本資料輸入」台9分鐘列印繳號碼
3.現場掛號病人手持之就醫時間(掛號至結價),30分鐘內完成比例由21%增加30%

等候距離平均時間    等候平均時間

## 運用資訊科技及時分析與介入

■ 各項品質指標上傳於指標管理資訊平台，透過完善指標監測與前期資料比較分析，可及早執行介入改善

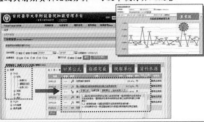

## 報告大綱

(一)建構全面品質管理之架構(Plan)

(二)執行全面品質管理之活動(Do)

**(三)確認全面品質管理之效果(Check)**

(四)達成全面品質管理之改善(Act)

(五)創造全面品質管理之標竿(Benchmark)

(六)結語

## 百餘項指標驗證品質提升

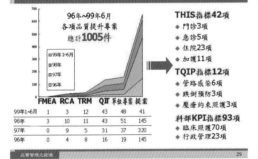

96年~99年6月
各項品質提升專案
總計**1005件**

**THIS指標42項**
◆ 門診3項
◆ 急診5項
◆ 住院23項
◆ 加護11項
**TQIP指標12項**
◆ 管路感染6項
◆ 跌倒預防3項
◆ 壓瘡約束照護3項
**科部KPI指標93項**
◆ 臨床照護70項
◆ 行政管理23項

| | FMEA | RCA | TRM | QII | 單位專案 | 提案 |
|---|---|---|---|---|---|---|
| 99年1~6月 | 1 | 3 | 12 | 43 | 48 | 41 |
| 98年 | 3 | 10 | 11 | 43 | 51 | 145 |
| 97年 | 0 | 9 | 5 | 31 | 37 | 320 |
| 96年 | 0 | 4 | 8 | 16 | 19 | 145 |

## 見證改善成效，活動參與更踴躍

■ 科部指標提報數成長**7倍**
■ 參與內外部品質促進競賽專案數成長**2倍**
■ 參與品質促進論文發表數成長**1.5倍**

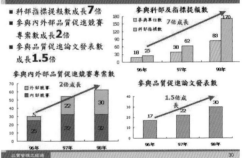

## 勇於挑戰外部認證，驅動品質更提升

• ISO系列驗證
 – ISO 9001：2008品質流程驗證(97年)
 – ISO 14001：2004環境管理驗證(98年)
 – ISO 27001：2005資訊安全管理系統(ISMS)驗證(98年)
• 通過美國國際醫院評鑑(JCIA)(98年12月)
• 99年實驗室通過TAF(ISO 15189)認證
• 99年營養室通過HACCP驗證
• 99年通過企業社會責任AA1000:2008暨GRI G3雙認證
• 99年通過勞委會職訓局台灣訓練品質評核系統(TTQS)認證銀獎

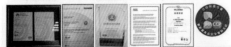

## 顧客正向肯定大幅增加

■ 96至98年民眾意見反映鼓勵案件大幅提升

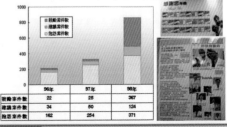

| | 96年 | 97年 | 98年 |
|---|---|---|---|
| 鼓勵案件數 | 22 | 25 | 367 |
| 建議案件數 | 34 | 50 | 124 |
| 抱怨案件數 | 162 | 254 | 371 |

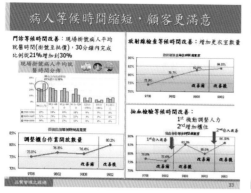

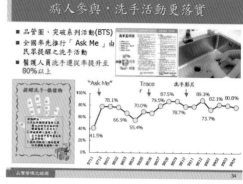

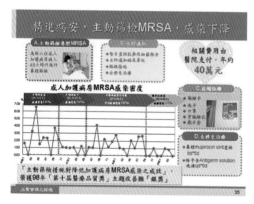

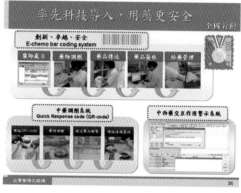

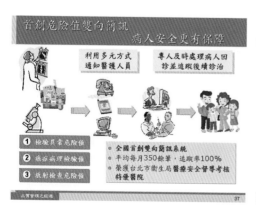

報告大綱

(一)建構全面品質管理之架構(Plan)
(二)執行全面品質管理之活動(Do)
(三)確認全面品質管理之效果(Check)
**(四)達成全面品質管理之改善(Act)**
(五)創造全面品質管理之標竿(Benchmark)
(六)結語

## 確認改善後，服務作業標準化

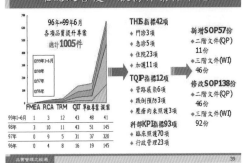

| | FMEA | RCA | TRM | QIT | 異常事案 | 提案 |
|---|---|---|---|---|---|---|
| 99年1-6月 | 1 | 3 | 12 | 43 | 48 | 41 |
| 98年 | 3 | 10 | 11 | 43 | 51 | 145 |
| 97年 | 0 | 9 | 5 | 31 | 37 | 320 |
| 96年 | 0 | 4 | 8 | 16 | 19 | 145 |

96年~99年6月
各項品質提升專案
總計**1005**件

THIS指標42項
◆ 門診3項
◆ 急診5項
◆ 住院23項
◆ 加護11項

TQP指標12項
◆ 營路感染6項
◆ 跌倒預防3項
◆ 壓瘡約束照3項

科部KPI指標93項
◆ 臨床照護70項
◆ 行政管理23項

新增SOP57份
◆二階文件(QP)
11份
◆三階文件(WI)
46份

修改SOP138份
◆二階文件(QP)
46份
◆三階文件(WI)
92份

## 內部稽核確保品質，外部認證驗收成果

- 以流程導向，運用JCI國際醫院評鑑特有之Tracer Methodology，追蹤病人所接受的服務(包括臨床及支援部門)，確保日常業務作業標準之正確及有效運作
- 透過持續的內部稽核，檢討各項作業系統潛在需要改進的部分
- 藉由不斷的外部驗證，挑戰更高品質水準

## 品質活動績效與獎勵之結合

- 品質促進活動競賽獎勵
- 提案獎勵
- 5S環境品質競賽獎勵
- 病歷紀錄優良獎勵
- 論文發表獎勵
- 目標達成績效獎勵

品質促進活動競賽獎勵
金　獎：取1名，獎金15,000元，獎狀1只
銀　獎：取2名，獎金12,000元，獎狀1只
銅　獎：取3名，獎金10,000元，獎狀1只
佳　作：取5名，獎金 5,000元，獎狀1只
潛力獎：取5名，獎金 2,000元，獎狀1只

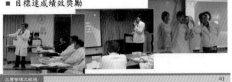

## 將知識分享與應用，以全面提升品質

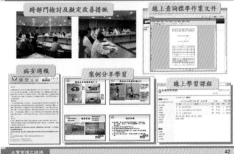

## 形塑病人安全文化

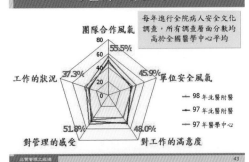

每年進行全院病人安全文化調查，所有調查層面分數均高於全國醫學中心平均

團隊合作風氣 80  55.5%
工作的狀況 37.3%
單位安全風氣 45.9%
對管理的感受 51.8%
對工作的滿意度 48.0%

→ 98年北醫附醫
→ 97年北醫附醫
→ 97年醫學中心

## 報告大綱

(一)建構全面品質管理之架構(Plan)
(二)執行全面品質管理之活動(Do)
(三)確認全面品質管理之效果(Check)
(四)達成全面品質管理之改善(Act)
**(五)創造全面品質管理之標竿(Benchmark)**
(六)結語

## 品質提升之標竿學習

● 萬芳醫院ISO標準作業標竿學習
96年4月為推行全院之ISO驗證，特至萬芳醫院進行標準化作業及文件架構之標竿學習

● 新加坡各大醫院JCI認證標竿學習
97年3月由蔡健全副院長率領主管10人，至新加坡大學醫院、樟宜醫院、陳篤生醫院...等5家醫院，進行JCI認證之標竿學習

● 奇美醫院醫療資訊管理標竿學習
98年4月由鄭信忠副院長率領主管及部屬10人，至奇美醫院進行醫療資訊提升及指標管理資訊化之標竿學習

● 長庚醫院國家品質獎標竿學習
99年8月由醫療品質部、醫事室、企劃組、資訊室組成10人標竿小組，至長庚醫院進行國家品質獎之標竿學習

品質管理之絕追　45

## 卓越品質提升達成標竿

● 醫療作業環境標竿學習
97年4月獲台北市衛生局推薦，以『癌症醫療照護』為主題，實地分站參觀，提供他院標竿學習，共152人參與

● ISO驗證與實務推展
98年3月署立豐原醫院由陳進堂院長率領34名各部室主管及部屬，標竿ISO推展及內化歷程

● 推廣病人安全
98年、99年連續2年獲醫策會推薦，於病人安全週巡迴活動提供標竿，分享鼓勵病人及家屬參與病人安全之作為

● 醫療品質指標推展
99年『THIS績優標竿醫院評選』，於指標提報正確性、應用性、品質活動推廣...等多項評核表現優異，獲最高榮耀「特優獎」

品質管理之絕追　46

## 品質持續提升與維持

■ 藉由品質活動，不斷提升系統水準→卓越品質
■ 透過實作與稽核以確保流程穩定及品質水準

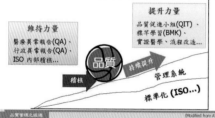

品質管理之絕追　(Modified from AT&T) 47

## 報告大綱

(一)建構全面品質管理之架構(Plan)

(二)執行全面品質管理之活動(Do)

(三)確認全面品質管理之效果(Check)

(四)達成全面品質管理之改善(Act)

(五)創造全面品質管理之標竿(Benchmark)

**(六)結語**

品質管理之絕追　48

## 結　語

# Love Live Life

Ultimately, the secret of quality is love. You have to love your patient, you have to love your profession, you have to love your God. If you have love, you can then work backward to monitor and improve the system.

Avedis Donabedian

品質管理之絕追　49

# 第二節　領導與經營理念

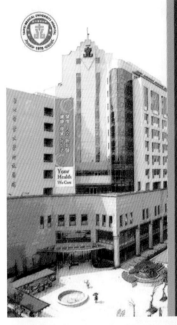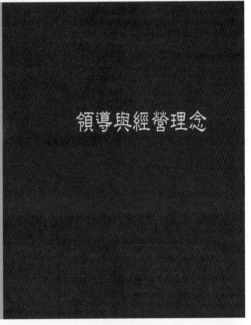

## 報告大綱

（一）經營理念與價值觀

（二）組織使命與願景

（三）高階經營層的領導能力

（四）全面品質文化的塑造

（五）社會責任

（六）結語

## 報告大綱

（一）**經營理念與價值觀**

（二）組織使命與願景

（三）高階經營層的領導能力

（四）全面品質文化的塑造

（五）社會責任

（六）結語

一、領導與經營理念　　　3

---

## （一）經營理念與價值觀──*價值觀的形成內涵*

### 經營理念

- 卓越──**追求品質，服務第一**
- 創新──**精益求精，永續經營**
- 尊重生命──**視病猶親，社會責任**

一、領導與經營理念　　　4

---

## （一）經營理念與價值觀──*價值觀的形成內涵*

### 價值觀──**以誠樸為核心價值**

- 人文──**注重身心靈的全人關懷與照護**
- 同理──**轉換思維以病人為中心提供服務**
- 愛心──**醫者濟世與回饋社會是我們的本份**
- 專精──**培養優秀醫事人員是大學醫院的目的**
- 卓越──**研發與創新是醫學進步的原動力**
- 博大──**從鄰里到全球深耕社區健康無國界**

一、領導與經營理念　　　5

---

## （一）經營理念與價值觀──*理念與價值觀的落實*

➢新制醫院評鑑對醫院在宗旨、願景及目標的落實傳達的評核項目獲得最高分「A」之肯定

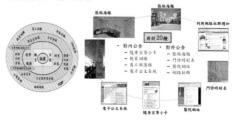

一、領導與經營理念　　　6

---

## 報告大綱

（一）經營理念與價值觀

（二）**組織使命與願景**

（三）高階經營層的領導能力

（四）全面品質文化的塑造

（五）社會責任

（六）結語

一、領導與經營理念　　　7

---

## （二）組織使命與願景──*願景的形成與內涵*

### 願景

# 成為國際一流的
# 大學醫院

注重醫學倫理教育
強化核心醫療能力
引進一流的設備與軟體
透過
精進的全面品質管理
培育傑出的醫學研究者
教師與醫療人員
達成兼具人文關懷與卓越創新的
國際一流大學醫院

一、領導與經營理念　　　8

## (二) 組織使命與願景——使命的形成與內涵

**教學**
- 持續推動臨床教學,發展全人醫學教育
- 成為醫療人員教育訓練之標竿醫院
- 成為國際醫療專科教學示範中心

**研究**
- 結合大學資源,持續強化院際研究合作機制
- 設定重點研究中心及國際級臨床試驗中心
- 發展國際合作,成立跨國策略聯盟之臨床研究中心

**服務**
- 強化全面品質管理,建立優質且安全就醫環境
- 強化急難重症及癌症醫學服務,拓展國際醫療服務
- 整合生醫科技,發展個人化醫療服務

**社區**
- 推動社區健康營造,落實長期照護與強化醫療群合作機制
- 成為社區防疫、社區醫療防護網之標竿醫院
- 關懷國際社區醫療人道救援,提供國際醫療訓練機會

一、領導與經營理念    9

## 報告大綱

- (一) 經營理念與價值觀
- (二) 組織使命與願景
- **(三) 高階經營層的領導能力**
- (四) 全面品質文化的塑造
- (五) 社會責任
- (六) 結語

一、領導與經營理念    10

## (三) 高階經營層的領導能力——領導團隊的理念

**領導理念**

「品質」是核心競爭力

建構「卓越品質」的組織文化

進而全面提升醫療品質超越病人的期待

一、領導與經營理念    11

## (三) 高階經營層的領導能力——高階領導團隊架構

**醫院發展治理**

**董事會** → 董事會議
中長程計畫 / 財務 / 醫院 / 稽核小組
教學輔導小組

**醫院經營管理**

**管發中心**
醫事 / 資訊 / 企劃 / 財會 / 人力發展 / 公共事務 /
總務暨採購 / 稽核 / 醫科經營輔導小組
教育品質委員會議

**醫院**
院長室會議
院務 / 醫務 / 行政 / 主管會議
各委員會與專案小組會議

一、領導與經營理念    12

## (三) 高階經營層的領導能力——高階領導團隊功能

> 董事會與校方的支持領導,全院同仁戮力以赴

**董事會**

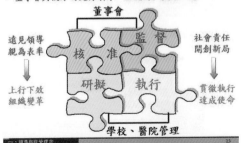

遠見領導 視為表率 ↓ 上行下效 組織變革

監督

核准

研擬

執行

社會責任 開創新局 ↓ 貫徹執行 達成使命

**學校、醫院管理**

一、領導與經營理念    13

## (三) 高階經營層的領導能力——高階領導團隊

**董事會** ● 李祖德董事長——傑出財務管理人才,籌措
雙和醫院及附設醫院第三醫療大樓資金的調度

李祖德董事長獲頒亞洲十大
知識領袖獎

運作準則~
新思維、新出路的目標

發揮團隊智慧與合作,揚棄個
人主義,群體建立共同願景,
進行自我超越,團隊集體學習,
組織才能永續發展。

一、領導與經營理念    14

## （三）高階經營層的領導能力──高階領導團隊

**董事會** ➤醫學教育領域成員

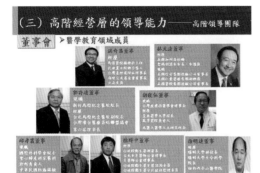

## （三）高階經營層的領導能力──高階領導團隊

**董事會** ➤生物科技領域成員

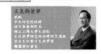

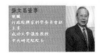

## （三）高階經營層的領導能力──高階領導團隊

**董事會** ➤財經法律領域成員

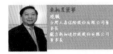
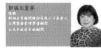
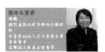

## （三）高階經營層的領導能力──高階領導團隊

**董事會** ➤董事會成員依專長組成輔導小組，定期召開月會及重要臨時會，協助校院的治理，並依職權通過各項重要決議案

| 名 稱 | 小組名單 | 召集人 |
|---|---|---|
| 中長程計畫小組 | 李祖德、王惠鈞、邱孝震、洪奇昌、胡俊弘、徐明達、魏哲和 | 洪奇昌 |
| 財務小組 | 朱炳昱、邱孝震、林元清、洪奇昌、胡俊弘、張文昌、郭瑛玉 | 朱炳昱 |
| 醫院小組 | 林元清、邱孝震、洪奇昌、胡俊弘、陳時中、陳玲玉、郭瑛玉、郭許達 | 郭瑛玉 |
| 教學輔導小組 | 王惠鈞、胡俊弘、徐明達、張文昌、郭許達、魏哲和 | 張文昌 |
| 稽核小組 | 李祖德、陳時中、陳玲玉、邱孝震、林元清 | 陳時中 |

## （三）高階經營層的領導能力──高階領導團隊

**董事會** ➤董事會成員發揮智慧與專業，親力親為，主動對外協尋資源幫助學校及附屬醫院的發展不遺餘力，足為表率

- 董事會成員5年來捐助金額達 **5800萬元** 協助學校與附屬醫院的建設與發展。
- 林元清董事促成北醫與美國仁愛醫療集團(AHMC Healthcare, Inc.)簽訂捐贈合作協議──捐贈120萬美金，協助學校弱勢助學、培養優秀醫護人才，並加強本院在跨國性臨床醫護與中醫研究的國際合作。
- 王惠鈞董事促成中研院與北醫合作，共同研究發展並獲得「國家發明創作獎金牌獎」殊榮。

中研院王惠鈞副院長、醫學院首啟醫院長
楊維中副教授獲頒國家發明創作獎金牌獎

與美國仁愛醫療集團簽訂合作協議

## （三）高階經營層的領導能力──高階的領導團隊

**北醫大** ➤邱文達校長──醫療品質的推手與實踐家

進入北醫28年，非常瞭解北醫大一校三院之設立及運作，對校務行政及學術系所規劃等作業。在北醫院中發揮及展現的工作績效更為突出。不僅在教學、研究及學術上有卓越的表現外，更擁有領導醫院管理等長才，近十年來在醫療與管理品質榮譽獲獎多項肯定。

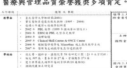

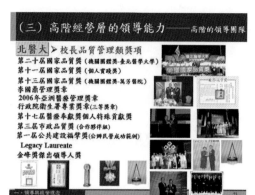

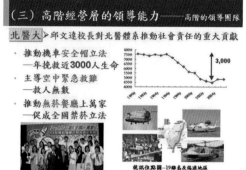

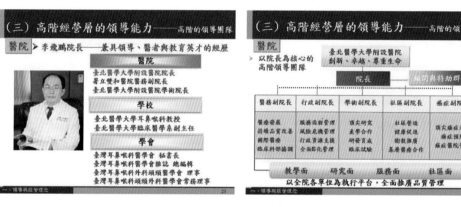

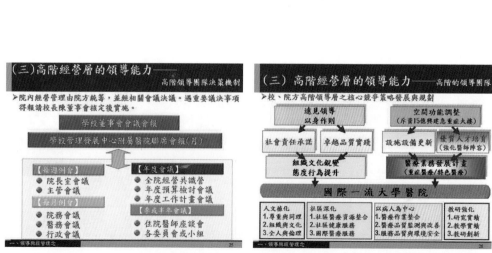

## （三）高階經營層的領導能力——高階的領導團隊

➤院長領導醫院蛻變的發展過程

| 空間功能調整 | 1.落成→啟用→階段性搬遷計畫 |
|---|---|
| 1.第三醫療大樓啟用 | 完成(歷經多次會議協調與溝通)。 |
| 2.階段性開床(責任床) | 總樓地板面積擴為 **3.39 倍** |
| | 2.利用專案會議討論分段開床→病 |
| | 床全開→責任床分配 |
| | **413床→800床** |

| 設施設備更新 | 透過縝密的評估與分析，引進適 |
|---|---|
| 引進各式先進的儀器 | 用的先進儀器： |
| 與設備強化服務 | 1.預算會議提出需求 |
| | 2.重大儀器評估(採購前、後) |
| | 3.專案會議進行討論 |
| | 4.一校三院的聯採機制 |

一、領導與經營理念　27

## （三）高階經營層的領導能力——高階的領導團隊

➤院長領導醫院蛻變的發展過程

| 優質人才培育 | 1.配合業務量增長，擴充人員編制 |
|---|---|
| 1.強化醫師陣容 | 2.禮聘知名專業人才，強化科部競 |
| 2.留人/育才雙管齊下 | 爭力(保障薪制度) |
| | 3.TMS線上學習系統，提供員工最 |
| | 即時的學習效率 |

| 醫療業務發展計畫 | 1.持續深化「特色醫療」形塑民眾 |
|---|---|
| 核心醫療 | 對本院的新形象 |
| 特色醫療 | 2.整合重點發展資源，積極投入 |
| | 「核心醫療」 |

一、領導與經營理念　28

## （三）高階經營層的領導能力——高階領導者經營績效

➤院方管理成就深獲民眾與社區的認同
1. 業務的持續穩健成長

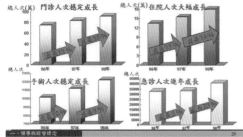

一、領導與經營理念　29

## （三）高階經營層的領導能力——高階領導者經營績效

➤院方管理成就深獲民眾與社區的肯定
2. 優質的感動服務，口碑有目共睹

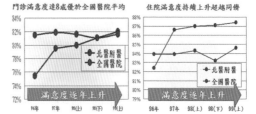

一、領導與經營理念　30

## （三）高階經營層的領導能力——高階領導者經營績效

➤院方管理成就深獲民眾與社區的認同
3. 具體實踐社會責任由深根社區回饋鄉梓拓展至支援國際社會

一、領導與經營理念　31

## （三）高階經營層的領導能力——高階領導者經營績效

➤院方管理成就深獲民眾與社區的認同
4. 醫療收入穩健成長並回饋教研發展與社會責任

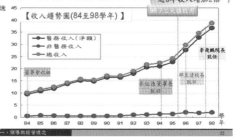

一、領導與經營理念　32

## （三）高階經營層的領導能力 ——高階領導者經營績效

➤院方領導成就深獲得民眾與社區的認同

5. 自92學年擬定大學附設醫院新策略與經營方針，積極網羅人才與投入各種硬/軟體設備提升品質，力求轉型成功

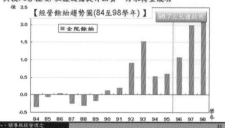

【經營餘絀趨勢圖(84至98學年)】

一、領導與經營理念 33

## （三）高階經營層的領導能力 ——高階領導者經營績效

九十八學年度
績效指標執行成果　　　目標達成率＝100%

【業務類】
☑1.全學年度餘絀 ≧1.3億
☑2.急診人次(月平均) ≧3,500人次
☑3.癌症醫院設立，通過A級照護認證

【品質類】
☑4.台北市政府衛生局醫療安全督導考核特優
☑5.無重大公安事件發生
☑6.院內感染率 ≦4‰

【目標類】
☑7.通過新制醫院評鑑特優&教學醫院評鑑優等
☑8.通過JCI評鑑

一、領導與經營理念 34

## 報告大綱

（一）經營理念與價值觀

（二）組織使命與願景

（三）高階經營層的領導能力

**（四）全面品質文化的塑造**

（五）社會責任

（六）結語

一、領導與經營理念 35

## （四）全面品質文化的塑造

➤**Total Quality Management四大支柱**

* 優質領導
* 全員參與
* 持續改善
* 顧客導向

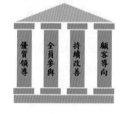

一、領導與經營理念 36

## （四）全面品質文化的塑造

➤由領導高層的遠見領導、以身作則帶領整體組織文化蛻變 → 培養重點主管落實執行 → 全員共識呈現於外態度行為

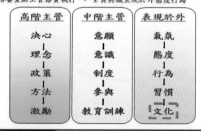

| 高階主管 | 中階主管 | 表現於外 |
|---|---|---|
| 決心 | 意願 | 氣氛 |
| 理念 | 意識 | 態度 |
| 政策 | 制度 | 行為 |
| 方法 | 參與 | 習慣 |
| 激勵 | 教育訓練 | 文化 |

一、領導與經營理念 37

## （四）全面品質文化的塑造

➤群策群力、匯集跨部門群體智慧共同提升品質

持續創新　追求卓越　服務第一

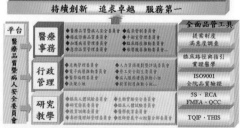

一、領導與經營理念 38

## （四）全面品質文化的塑造

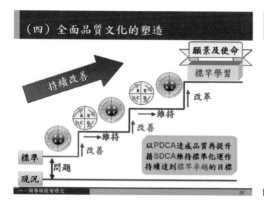

持續改善

願景及使命

標竿學習

改革

維持

改善

維持

改善

標準

問題

現況

以PDCA達成品質再提升
藉SDCA維持標準化運作
持續達到標竿卓越的目標

一、領導與經營理念　39

## 報告大綱

（一）經營理念與價值觀

（二）組織使命與願景

（三）高階經營層的領導能力

（四）全面品質文化的塑造

**（五）社會責任**

（六）結語

一、領導與經營理念　40

## （五）社會責任

**CSR對醫院的意義**

當責(accountability)的時代，我們勇於承擔！

- 專業醫療服務提供
- 醫療品質持續提升
- 健康與社區安全營造
- 綠色環保節能減碳

- 社會弱勢族群關懷
- 海外醫療服務拓展
- 人道救援責任承擔

回應社會對我們的期待，追求永續經營

一、領導與經營理念　41

## （五）社會責任——國際醫療

➤ 醫療外交——外交部指定承接友
邦元首與官員醫療照顧服務

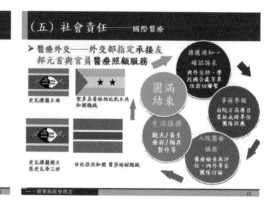

史瓦濟蘭國王

賴比瑞亞瑟林西比民主共
和國總統

史瓦濟蘭國王
恩史瓦帝三世

甘比亞共和國 賈莎迪副總統

接獲通知→
確認訴求
與外交部、學
校院合作等單
位密切聯繫

圓滿
結束

事前準備
由院方高層召
集組成跨單位
團隊因應

生活服務
觀光/養生
療程/棺具
製作等

入院醫療
服務

醫療檢查與評
估、內外專家
國際討論

一、領導與經營理念　42

## （五）社會責任——國際醫療

➤ 僑務委員服務指定醫院

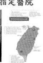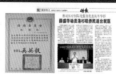

➤ 衛生署醫療服務國際
化旗艦醫院

史瓦濟蘭大使、巴西駐台代表、新加坡聯合
正、副代表、透過、狄克及波蘭駐台副代表，
在台協開醫療照護及服務。

領頭落實政府產業升級
轉型計畫

外籍人士受傷救護

打造台灣醫療國際品牌

顧客走進來 醫療走出去

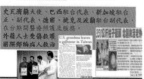

一、領導與經營理念　43

## （五）社會責任——永續發展與創新經營

➤ 醫療品質提升：E化藥一癌症化學治療醫令及給藥流程E化，提升病人安全。
生殖醫學中心成功案例遍及全球。

➤ 創新醫療服務：多項創新醫療服務榮獲肯定。

➤ 弱勢關懷照護：提供身心障礙民眾便利的就醫環境。
血友病中心——整合資源，重視全人照護。
愛滋病防治中心——尊重病人就醫權與病人就醫權。
→榮獲嘉德醫協會98年票選台灣愛滋感染者就醫行為調
查感染者推薦愛滋醫師票選第三名。
參與世界組織的關懷活動——響應世界展望會 飢餓30活動，
員工自發性捐出一日所得。

一、領導與經營理念　44

## 投影片 45

（五）社會責任──社會參與

社區服務

- 社區健康衛教講座
- 社區健康動力站
- 社區健康篩檢服務
- 菸害防治推廣
- 視障者就業支持
- 獨居長者送餐服務

獨居長者送餐服務

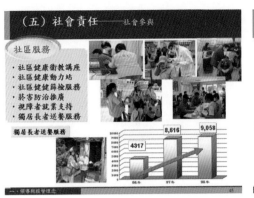

4317　8,616　9,058

96年　97年　98年

一、領導與經營理念　45

## 投影片 46

（五）社會責任──社會參與

➢力行政府健康促進政策，全力支援國小以下學生健康檢查業務

| | 國小 | | 幼稚園(間) | | 地方(間) | |
|---|---|---|---|---|---|---|
| | 間數 | 總人次 | 間數 | 總人次 | 間數 | 總人次 |
| 96年 | 23 | 10,259 | 67 | 4,124 | 90 | 14,383 |
| 97年 | 14 | 8,553 | 67 | 3,995 | 81 | 12,548 |
| 98年 | 17 | 10,234 | 56 | 3,544 | 73 | 13,778 |
| 99年 | 15 | 8,966 | 53 | 3,402 | 68 | 12,368 |
| 總計 | 69 | 38,012 | 213 | 15,065 | 312 | 53,077 |

➢配合執行高中以下學校疫苗接種

校園接種：共42場
接種人次：10,022人
獲頒台北市衛生局──H1N1校園接種績優協辦醫院獎牌

25天完成

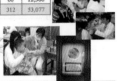

一、領導與經營理念　46

## 投影片 47

（五）社會責任──社會參與

➢積極支援各種公益活動的醫療救護
近三年支援101受災演習救護、國際登高賽救護計畫

| 97年 | 98年 | 99年 |
|---|---|---|
| 台北101災變演習計畫 | 台北101國際登高賽醫療救護計畫 | 渣打銀行、台北101國際登高賽醫療救護計畫 |

花博展覽會館醫療救護設站支援

| 支援場區 | 支援天數 | 支援人力 |
|---|---|---|
| 美術公園園區 | 100/1/22~100/2/18 共28天 | 醫師：28名 護理人員：28名 救護車(司機)：28名 |

一、領導與經營理念　47

## 投影片 48

（五）社會責任──實踐與肯定

➢貫徹校院領導階層的遠見領導，具體落實社會責任，獲得大眾的肯定

企業社會責任AA1000：2008暨GRI G3雙認證

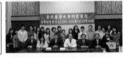

「2010台灣企業永續報告獎」
非營利組織永續報告特別獎
唯一獲獎醫院

致力於企業經濟、環境、社會
三大面向之永續發展

一、領導與經營理念　48

## 投影片 49

報告大綱

（一）經營理念與價值觀
（二）組織使命與願景
（三）高階經營層的領導能力
（四）全面品質文化的塑造
（五）社會責任
**（六）結語**

一、領導與經營理念　49

## 投影片 50

從董事會→醫院經營領導
～～～深耕品質文化、邁向卓越～～～

結合眾董事的經驗、才識與智慧，並貢獻她/他們的專業能力、資源、人際關係、及發揮正當的權力，幫助治理北醫一校三院的經營與發展

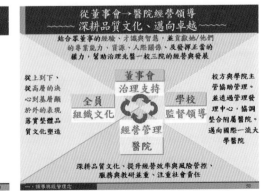

從上到下、從高層的決心到基層願於外的表現、落實整體品質文化塑造

董事會
治理支持

全員
組織文化

學校
監督領導

經營管理
醫院

校方與學院主管協助管理。並透過管理發展中心，協調整合附屬醫院。邁向國際一流大學醫院

深耕品質文化、提升經營效率與風險管控、
服務與教研並重、注重社會責任

一、領導與經營理念　50

## 結語

社會對醫療品質期待劇升
健保環境日趨艱難

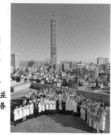

在董事會、校方及院方高階領
導團隊的帶領下，於醫療服
務、財務績效、病人滿意度及
社會評價，仍能持續提升。

未來將繼續深耕醫療品質、堅守
『以病人為中心』的信念，發展並
提供各項先進的醫療專業服務，善
盡管理職責，回饋社會及員工。

一、領導與經營理念                                    51

# 第三節　策略管理

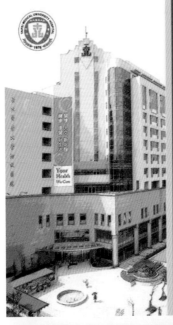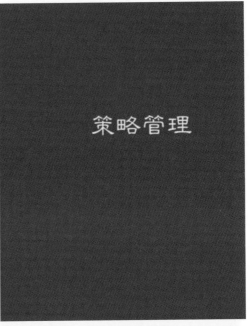

(一) 整體策略規劃

(二) 經營模式

(三) 策略執行與改進

(四) 結語

報告大綱

**(一) 整體策略規劃**
(二) 經營模式
(三) 策略執行與改進
(四) 結語

二、策略管理

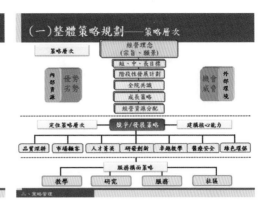

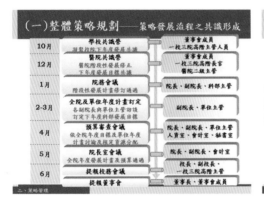

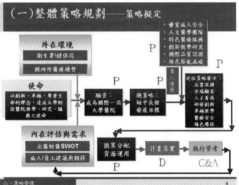

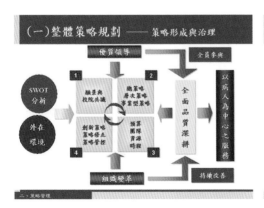

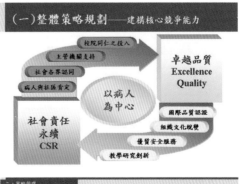

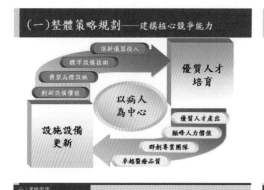

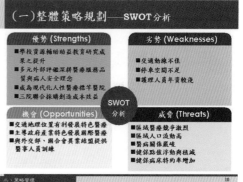

### (一)整體策略規劃——服務構面之短中長程策略目標

| | 短程 | 中程 | 長程 |
|---|---|---|---|
| 教學 | 持續推動臨床教學、發展全人醫學教育 | 成為醫療人員教育訓練之標竿醫院 | 成立國際醫療專科教學示範中心，提供外國友邦醫療訓練 |
| 研究 | 結合大學資源，強化院際研究合作機制 | 成立重點研究中心及國家級臨床試驗中心 | 發展國際合作，成立跨國策略聯盟 |
| 服務 | 強化醫療管理，建立優質及安全試醫環境 | 強化急難重症及癌症醫療服務，拓展國際醫療服務 | 發展重點醫療服務並與國外醫療機構合作交流 |
| 社區 | 推動社區健康營造，落實長期照護與強化醫療合作機制 | 成為社區防疫、社區醫療防護網之標竿醫院 | 關懷國際社區醫療人道救援 |

二、策略管理

### (一)整體策略規劃——定位策略之短中長程發展目標1

| | 短程 | 中程 | 長程 |
|---|---|---|---|
| 品質深耕 | 落實品質教育，持續專業品質訓練 | 強化跨組織團隊，深化服務品質理念 | 成為優質品質管理、品質多元化之標竿醫院 |
| 市場顧客 | 積極開拓病人來源，擴大服務深度與項目 | 強化急難重症及癌症醫療服務，提高重症服務比 | 醫療服務轉型發展重點健康照護服務、推展國際醫療深度 |
| 人才菁英 | 擴大編制網羅人才，強化醫療陣容 | 建構專業醫療訓練中心，培訓潛力人才 | 積極海外送訓培育，吸納國際經驗 |

二、策略管理

### (一)整體策略規劃——定位策略之短中長程發展目標2

| | 短程 | 中程 | 長程 |
|---|---|---|---|
| 研發創新 | 落實教育研究，組建癌症研究團隊 | 追尋技術創新，產出技術專利 | 與產學共同合作成為主要技術輸出中心 |
| 卓越教學 | 跨院校之教學合作，完善臨床醫療及教學研究體系 | 國際建教合作，成為醫療人員教育訓練標竿醫院 | 與學校共同邁向國際級大學與教學醫院 |
| 醫療安全 | 持續落實JCI與新制醫院評鑑之三安計畫 | 持續強化優質品質之醫療安全環境 | 達成零缺失、零工安、高滿意之醫療環境 |
| 綠色環保 | 完善省電省水設施持續環境意識教育 | 構建綠化環境參與環保認證 | 運用環保綠能邁向綠色醫院 |

二、策略管理

### 報告大綱

二、策略管理　14

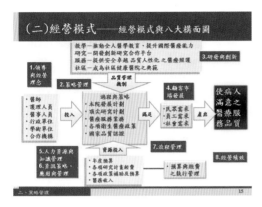

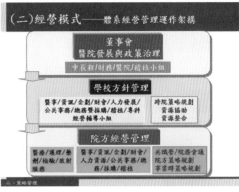

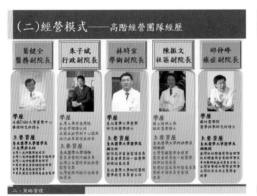

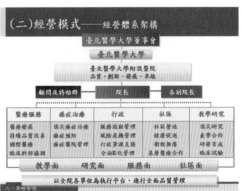

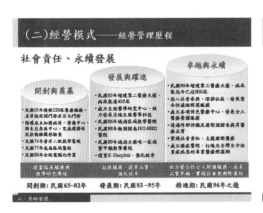

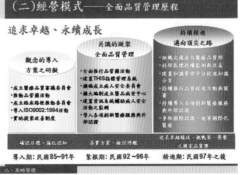

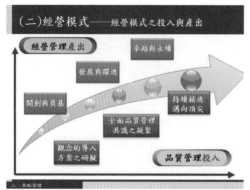

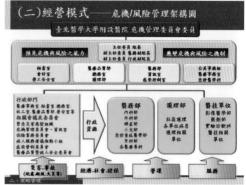

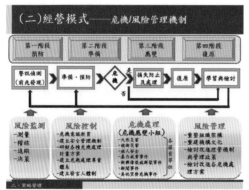

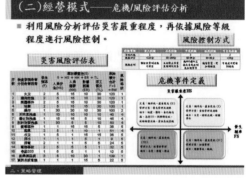

報告大綱

(一) 整體策略規劃

(二) 經營模式

**(三) 策略執行與改進**

(四) 結語

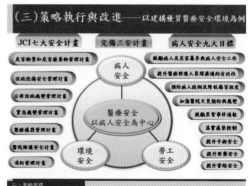

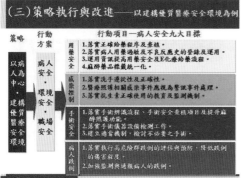

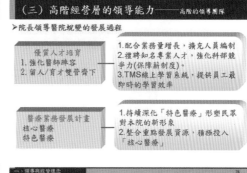

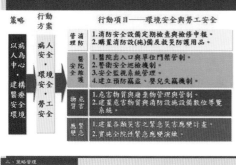

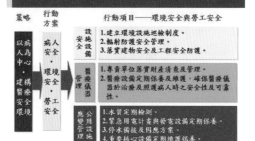

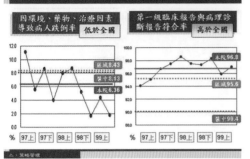

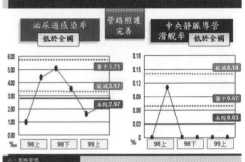

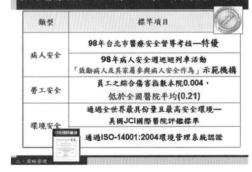

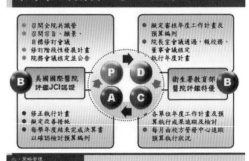

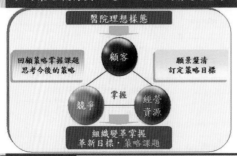

報告大綱

(一) 整體策略規劃

(二) 經營模式

(三) 策略執行與改進

**(四) 結語**

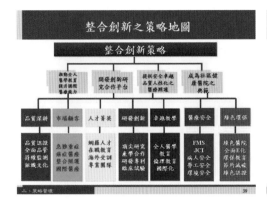

結語

在全體同仁歷經品質組織文化之蛻變後，具有不斷思考、不斷行動、不斷改善之學習能力，品質即會深耕、邁向卓越。

配合政策發展與資源有效投入，我們致力於把事做好、把事作對，並落實以病人為中心之理念，提供人性、人文、全方位的醫療服務與價值，以為我們永續經營之目標與願景。

# 第四節　研發與創新

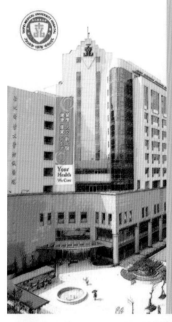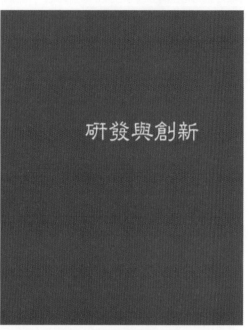

研發與創新

報告大綱

（一）研發與創新策略及流程

（二）研發與創新的投入

（三）研發與創新成果衡量

（四）結語

## 報告大綱

**（一）研發與創新策略及流程**

（二）研發與創新的投入

（三）研發與創新成果衡量

（四）結語

三、研發與創新　　3

---

## 研發與創新策略及流程——策略

校院結合貫徹學校教研發展方針

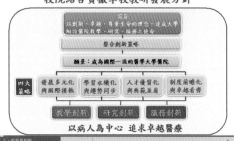

以病人為中心 追求卓越醫療

三、研發與創新　　4

---

## 研發與創新策略及流程——策略

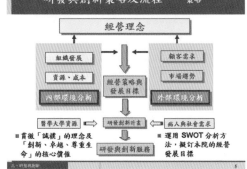

三、研發與創新　　5

---

## 研發與創新策略及流程——策略

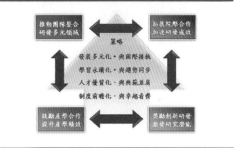

三、研發與創新　　6

---

## 研發與創新策略及流程——流程

學校研究發展委員會報

學校研究處會報（月）

教研部部務會議　　研究發展委員會

| 【每月例會】 | 【年度會議】 |
|---|---|
| ●教研部部務會議 | ●全院研發共識營 |
| 【每季會議】 | ●研發預算檢討會議 |
| ●研究發展委員會 | ●研發工作計畫會議 |

三、研發與創新　　7

---

## （一）研發與創新策略及流程——流程

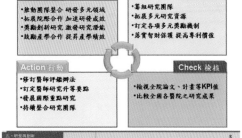

三、研發與創新　　8

## 報告大綱

（一）研發與創新策略及流程

**（二）研發與創新的投入**

（三）研發與創新成果衡量

（四）結語

## 研發與創新的投入──制度建立

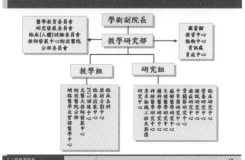

## 研發與創新的投入──制度建立

計畫
計畫獎項
研究暨醫院系所獎☆
整合型計畫補助☆
計畫獎勵金

產學
產學合作成果獎
產學計畫經費獎
產學合作績效獎勵☆
計畫獎勵金

技轉
技轉占70~85%回饋
技轉獎
列入升等計分☆

論文
學術論文
生物統計、
英文論文特
彈性薪資☆

專利
專利獎
列入升等計分☆

研發創新成果透過學校育成中心進而與產業界合作上市與技轉

## 研發與創新的投入──制度建立

**全國首創**

凡教師RPI值＞80者皆有額外薪資

主治醫師
具教職師資 58.6%

臺北醫學大學教師彈性薪資實施要點

97.09.24 校務會議修訂通過
98.09.28 校務會議修正通過

第一條　本校為過聘及獎勵具有國際聲望或特殊學術成就者以提升學術競
　　　　爭力，特訂定「教師彈性薪資實施要點」（以下簡稱本要點）。
第二條　本校專任教師（專業教師及結盟醫院合聘教師除外）在學術上獲有
　　　　具體績效者，除給與每月薪資（包括月支薪資、學術研究費等各項津
　　　　貼、加給等）外，另加發獎勵金。
第三條　彈性薪資給與標準如下：
　　　　一、中央研究院院士，每月支領 20 萬元之獎勵金。
　　　　二、教育部國家講座，每月支領 10 萬元之獎勵金。
　　　　三、教育部學術獎，國科會傑出研究者，每月支領 5 萬元之獎勵
　　　　　　金。
　　　　四、國科會傑出研究獎，於得獎期間，每月支領 4 萬元之獎勵金。
　　　　五、RPI ≧120 者，每月支領 3 萬元之獎勵金。
　　　　六、120＞RPI≧100 者，每月支領 2 萬元之獎勵金。
　　　　七、100＞RPI≧ 80 者，每月支領 1 萬元之獎勵金。
　　　　上述一至三款之獎勵金核定院校可支領至退休，第五至七款之獎勵金
　　　　每年評估一次。

## 研發與創新的投入──制度建立

### 兼顧研究與病人權利

**A 醫學倫理委員會**
確保臨床醫療照護、研究過程中病人權益得以受到保障

**B 臨床研究中心**
整合性執行臨床試驗研究計畫應評衛生署專案照案

**C 臨床(人體)試驗委員會**
審查人體試驗申請案件，加強計畫審核及受試者之保護

**D 研究發展委員會**
學術研究之規劃、推動、支持與管理

以病人為中心
之研究發展

## 研發與創新的投入──研發經費

- 計畫總經費98年1億4仟萬元，99年預估達1億7仟萬元，成長20%
- 國家級計畫經費98年1億元，99年預估達1億3仟萬元，成長30%
- 國家級計畫經費佔計畫總經費比率，98年71%、99年78%，顯示計畫品質逐漸提升

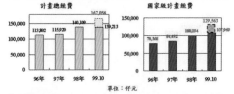

計畫總經費　　　　　　　　　國家級計畫經費

單位：仟元

研發與創新的投入──人才培育

■全院具教職人數136人，教授18人、副教授19人、助理教授32人、講師67人
■主治醫師具部定教師身分89位佔58.6%(89/152)，共有教授14人、副教授15人、助理教授21人、講師39人，100%具專科醫師資格。
■25個聘定專科主任中，18位具副教授以上資格(60%)。
■19個臨床學科主管中，12位任職北醫附醫(63%)。

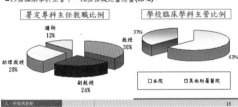

研發與創新的投入──人才培育

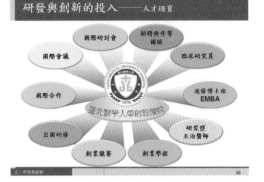

研發與創新的投入──人才培育

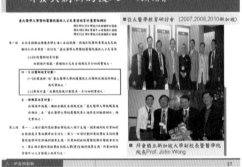

研發與創新的投入──人才培育

**教學主管醫學教育進修**

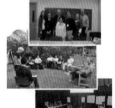

■ 林時宜副院長赴英國foundation program 研修(95/9)
■ 譚家偉主任赴英國參加15th Oxford EBM teaching Workshop (98/10)
■ 內科張念中教授參與哈佛大學梅西計畫「醫學教育訓練課程-健康科學教育系統性評估之建置」(99/3)

研發與創新的投入──人才培育

**導入新版高階/基本心臟急救術**

率先全國

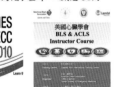

■ 美國心臟學會(AHA)於2010年10月18日公佈新的急救流程指引，在CPR流程上有重大改變
■ 順應國際接軌之趨勢，於2010年10月21～24日美國心臟學會於本院辦2010年高階心臟急救導師班，與國際同步新知，並訓練種子教師以推廣至全院。

研發與創新的投入──人才培育

**臨床技能中心種子教師培育**

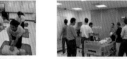

實作學習新版CPR
以模擬人學習標準急救流程

### 研發與創新的投入──人才培育

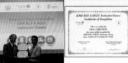

- 臨床技能中心主任成為台灣首批AHA認證ACLS導師資格
- 臨床技能中心成為台灣第一個AHA認可之訓練中心
- 首批參與美國心臟協會CPR與ECC準則提要之繁體中文版校閱之單位

### 研發與創新的投入──人才培育

#### 醫學生臨床技能考評

- 張念中主任為全國首位引進客觀性結構式臨床評量（Objective Structured Clinical Examination, OSCE）的醫學教育專家
- 2011年OSCE已列入國家醫事人員之必要專業考試
- 為深化對OSCE的學習，減少OSCE成本時間負擔，臨床技能中心研發Mini-OSCE以利學生重覆深化學習
- 臨床技能中心設備完善，率先榮獲國家考場認證

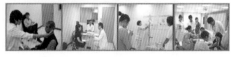

### 研發與創新的投入──人才培育

#### 首創醫學生模擬臨床思維能力考評

- 全國首家醫院採用DxR虛擬病人軟體於住院醫師訓練
- 邀請軟體原著教育專家Hurley Myers來院示範教學（98.8.3-98.8.4）

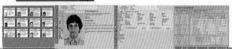

### 研發與創新的投入──人才培育

#### 舉辦多場臨床教學訓練及國際性醫學教育研討會

### 研發與創新的投入──人才培育

#### 禮聘國際醫學專家Professor Harrison G. Weed 指導臨床技能中心種子教師

一般醫學病房教學　　教授基本理學檢查

- 99年3月Professor Harrison G. Weed 蒞院指導教學

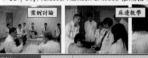

案例討論　　床邊教學

### 研發與創新的投入──人才培育

#### 具體教師培育制度並落實執行

- 96-99.10共舉辦426場教學研究相關研習活動
- 96-99.10共舉辦101場醫事人員教學研究之相關研習營
- 教師發展中心附設醫院分部，均定期舉辦檢討會(含醫事人員)

## 報告大綱

（一）研發與創新策略及流程

（二）研發與創新的投入

**（三）研發與創新成果衡量**

（四）結語

---

## 研發與創新成果衡量──教學成效創新

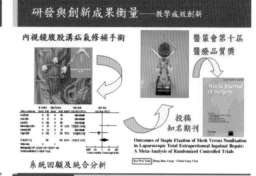

內視鏡腹股溝疝氣修補手術

醫策會第十屆醫療品質獎

投稿知名期刊

系統回顧及統合分析

Outcomes of Staple Fixation of Mesh Versus Nonfixation in Laparoscopic Total Extraperitoneal Inguinal Repair: A Meta-Analysis of Randomized Controlled Trials

---

## 研發與創新成果衡量──教學成效創新

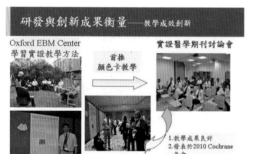

Oxford EBM Center
學習實證教學方法

首推顏色卡教學

實證醫學期刊討論會

1. 教學成果良好
2. 發表於2010 Cochrane 年會

2010 Joint Colloquium of The Cochrane & Campbell Collaborations Keystone, Colorado, USA

---

## 研發與創新成果衡量──教學成效創新

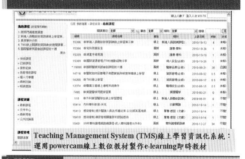

Teaching Management System (TMS)線上學習資訊化系統：
運用powercam線上數位教材製作e-learning即時教材

---

## 研發與創新成果衡量──教學成效創新

### 重視醫事學生醫學人文教育

■ 民國六十一年四月十八日全國最先成立的醫療服務隊：社會醫療服務隊第一隊

■ 民國六十三年『口腔醫療服務隊』
■ 幫助偏遠地區做學童口腔衛生教育推廣及簡易治療

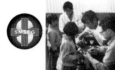

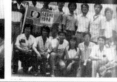

---

## 研發與創新成果衡量──教學成效創新

■ 首推追隨典範腳踪
2008年起正式實習前蔣渭水墓園立志「你的終點、我的起點」

■ 首創楓林人文
啟迪後進「有為者亦若是」的承諾與擔當

探訪淡水馬偕故居

2008年(921級)　2009年(931級)

## 研發與創新成果衡量——教學成效創新

- 製作傑出校友卓越之醫療奉獻典範
- 醫療奉獻獎舉辦20屆，其中15個得主出身於北醫這個台灣重要的醫界人才搖籃

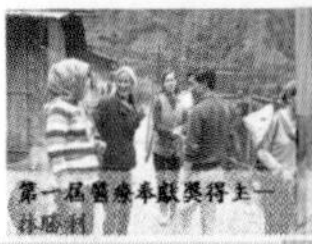
第一屆醫療奉獻獎得主—
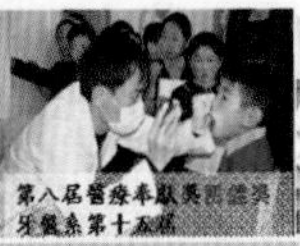
第八屆醫療奉獻獎
牙醫系第十五屆
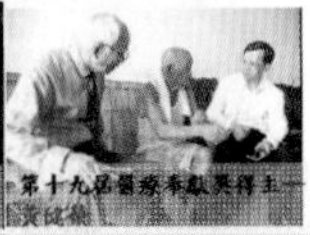
第十九屆醫療奉獻獎得主—

桃園復興鄉的「國寶」
行醫不忘傳承文化：
服務於桃園復興鄉衛生所長達21年，改變居民飲酒習慣及改善飲用水品質

偏鄉口腔義診：
牙醫系第15屆，蕭於仁、林鴻津、陳錦松、林利香、楊岳昭等人，赴瑞芳、九份、金瓜石為偏遠民眾檢查牙齒，提供口腔衛教。

獻身偏遠地區醫療：
長期關心恆春地區的醫療環境，強調視病猶親的醫病關係，為恆春半島居民他們身心靈最可信賴的守護者。

三、研發與創新　33

## 研發與創新成果衡量——研究成果創新

### SCI論文逐年增加

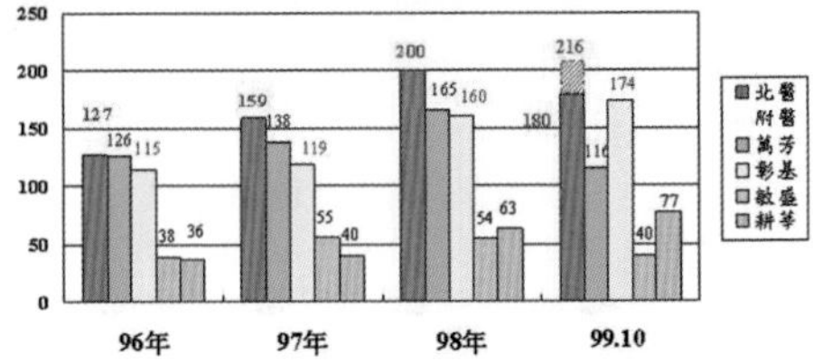
250
200
150
100
50
0
127 126 115 38 36
159 138 119 55 40
200 165 160 54 63
216 180 116 174 40 77
北醫附醫
萬芳
彰基
敏盛
耕莘
96年
97年
98年
99.10

96-99.10醫院優質論文(Impact Factor>5)共計有 75 篇

根據Web of Science系統數據

三、研發與創新　34

## 研發與創新成果衡量——研究成果創新

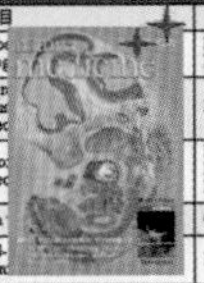

| | 年 | 作者 | 論文題目 | 期刊名 | IF | 論文類型 |
|---|---|---|---|---|---|---|
| 1 | 96 | 張育嘉 | ASC-J9 ameliorates spinal and bulbo… phenotype via degradation of androg… | Nature Medicine | 28.58 | Original Paper |
| 2 | 96 | 張育嘉 | Suppression of androgen receptor tr… cancer cell growth by heterogeneou… A1 via interaction with androgen rec… | Endocrinology | 5.24 | Original Paper |
| 3 | 96 | 張淨昭 | Interaction effects of ultrafine carbo… on heart rate variability in spontaneo… | Environmental Health Perspective | 5.86 | Original Paper |
| 4 | 96 | 張甄 | Multiple sessile polypoid lesions in … | GUT | 9.00 | Case Report |
| 5 | 97 | 張念中C | Physiological Concentration of 17β-… Reinnervation in Ovariectomized In… | Endocrinology | 5.05 | Original Paper |
| 6 | 97 | 張念中C | Effect of ATP-sensitive potassium channel agonists on ventricular remodeling in healed rat infarcts. | J Am Coll Cardiol | 11.05 | Original Paper |
| 7 | 97 | 梁宏華 | A rare cause of duodenal obstruction | GUT | 10.02 | Case Report |
| 8 | 97 | 陳中明 | Captopril decreases plasminogen activator inhibitor-1 in rats with ventilator-induced lung injury. | Critical Care Medicine | 6.28 | Original Paper |
| 9 | 97 | 鍾佩徵 | Early effective drainage in the treatment of loculated tuberculous pleurisy. | European Respiratory Journal | 5.35 | Original Paper |
| 10 | 97 | 陳彥州C | Quercetin inhibition of tumor invasion via suppressing PKCd/ERK/AP-1-dependent matrix metalloproteinase-9 activation in breast carcinoma cells. | Carcinogenesis | 5.41 | Original Paper |
| 11 | 97 | 蔡郁蓮C | Follicle-Stimulating Hormone-Induced Galpha h/Phospholipase C-Delta 1 Signaling Mediating a Noncapacitative Ca2+ Influx through T-Type Ca2+ Channels in Rat Sertoli Cells. | Endocrinology | 5.06 | Original Paper |

三、研發與創新　35

## 研發與創新成果衡量——研究成果創新

96-99.10
Impact Factor>5
共計有 75 篇

| | 年 | 作者 | 論文題目 | 期刊名 | IF | 論文類型 |
|---|---|---|---|---|---|---|
| 12 | 98 | 何昭德 | Open-angle glaucoma and the r… A 5-year population-based follo… | [illegible] | 6.50 | Original Paper |
| 13 | 98 | 林時宜C | Tobacco-specific carcinog… migration through alpha7-… receptor. | Ann Surg | 8.46 | Original Paper |
| 14 | 98 | 黃瑞昱 | Botulinum toxin for diabet… randomized double-blin… | Neurology | 7.04 | Original Paper |
| 15 | 98 | 張念中C | Effect of N-acetylcysteine on s… hyperinnervation in post-infarct… rat hearts. | Cardiovasc Res. | 5.96 | Original Paper |
| 16 | 98 | 張念中 | Effect of pravastatin on nephroprotection in deoxycorticosterone acetate-salt hypertensive rats.(*:equal contribution) | J Hypertens | 5.13 | Original Paper |
| 17 | 98 | 梁宏華 | Difficulty in swallowing | GUT | 9.77 | Quiz |
| 18 | 98 | 楊雅雯 | Associations among Eczema, Asthma, Serum Immunoglobulin E and Depression in Adults: A Population-Based Study | Allergy | 6.20 | Short Communication |
| 19 | 98 | 羅文政 | Intervertebral disc regeneration in an ex vivo culture system using mesenchymal stem cells and platelet-rich plasma | Biomaterials | 6.55 | Original Paper |
| 20 | 98 | 羅文政 | Transplantation of embryonic fibroblasts treated with platelet-rich plasma induces osteogenesis in SAMP8 mice monitored by molecular imaging | The Journal of Nuclear Medicene | 6.66 | Original Paper |
| 21 | 98 | 黃彥華 | Pluripotency of mouse spermatogonial stem cells maintained by IGF-1- dependent pathway | The FASEB Journal | 7.05 | Original Paper |
| 22 | 98 | 湯澄潔 | Preeclampsia-Eclampsia and the Risk of Stroke Among Peripartum in Taiwan | Stroke | 6.50 | Original Paper |

36

## 研發與創新成果衡量——研究成果創新

### 非SCI及研討會論文逐年成長

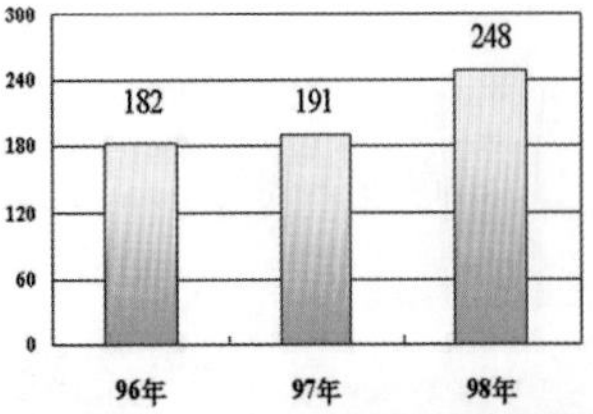
300
240
180
120
60
0
182
191
248
96年
97年
98年

限第一作者及通訊作者

三、研發與創新　37

## 研發與創新成果衡量——研究成果創新

### 癌症轉譯研究重大成果

癌症中心研究登上國際期刊封面
標靶藥物蕾莎瓦合併導航式光子 治療反應率達七成

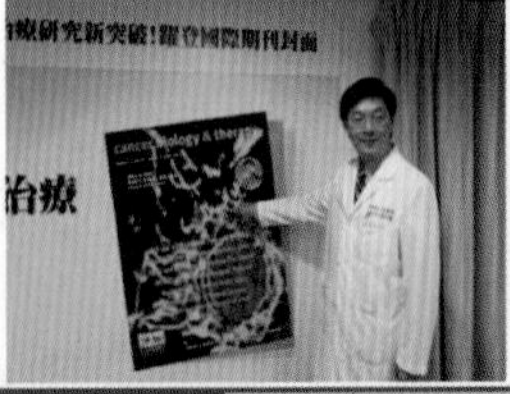
研究新突破!躍登國際期刊封面
治療

國內肝癌治療有突破性發現。放射腫瘤科主任暨癌症中心主任邱仲峯醫師所作的肝癌細胞學實驗中發現，針對有放療、化療抗藥性的肝癌晚期細胞，以標靶藥物蕾莎瓦+導航式光子治療合併治療，可增加治療反應率達七成。此論文刊登於2009年10月國際醫學期刊Cancer biology & therapy，並獲選為封面。

三、研發與創新　38

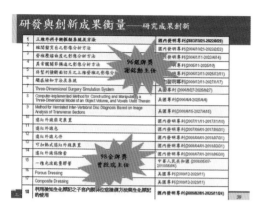

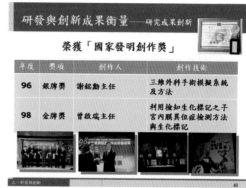

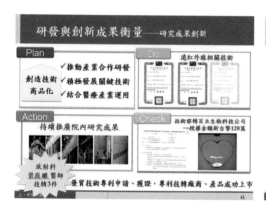

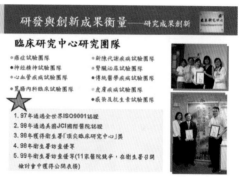

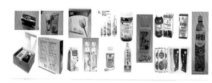

### 研發與創新成果衡量── 醫療服務創新

#### 基因定序中心聰明的治療方式—個人化醫療

每個人的體質對藥物適應性皆有所不同，透過肺、大腸直腸癌藥物代謝基因檢測，可幫助病人找出具有最佳療效的化學藥物的最優化治療

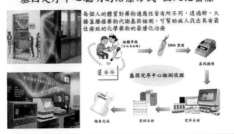

### 研發與創新成果衡量── 醫療服務創新

#### 化療用藥安全與基因研發

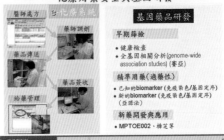

### 研發與創新成果衡量── 醫療服務創新

#### 中西醫結合癌症照護

中西醫結合之優勢：
1. 急性放射線治療配合中藥，減少主要病灶之疼痛。
2. 放射線治療配合中藥，減少放療之副作用及反應，例如骨髓、器官之損傷、口腔黏膜乾燥、紅腫、疼痛及潰瘍等。
3. 適時讓放射線治療後遺症。
4. 放射線治療後配合中藥，可以防止轉移及復發。
5. 放射線治療前用藥，可改善整體身體機能，減少正常組織及器官傷害，例如血色素、白血球或血小板數目低下之患者，可以先用中藥予以調整。

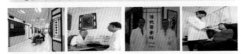

### 研發與創新成果衡量── 醫療服務創新

提供「安寧居家療護」、「安寧共同照護」、「安寧住院病房」以協助疾病末期病患。提供多元化的照護服務，包含臨終安寧志工關懷、丑上劇團（癌症病友及家屬組成的劇團）戲劇治療及初熟有機菜園回歸大自然的關懷。

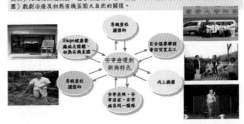

### 研發與創新成果衡量── 醫療服務創新

#### 生殖醫學中心傑出獎項

- 生殖醫學中心98年榮獲國家發明創作獎金牌：「利用檢知生化標記之子宮內膜異位症檢測方法與生化標記的使用」。
- 98年於完成將冷凍保存的睪丸組織再生及移植小鼠試驗，堪稱國內生殖技衡的重要突破。
- 生殖醫學中心國際研究成果獲得國際專家肯定，近年三次刊登國際期刊封面，研究成果多次於國際研討會發表並獲獎。

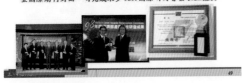

### 研發與創新成果衡量── 醫療服務創新

#### 生殖醫學臨床研究品質肯定

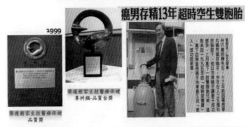

## 研發與創新成果衡量── 醫療服務創新

### 生殖醫學發展網路諮詢平台國際醫療及衛教資訊

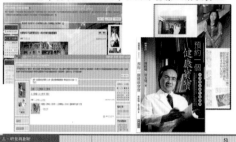

## 研發與創新成果衡量── 醫療服務創新

### 創新社區遠距照護服務模式

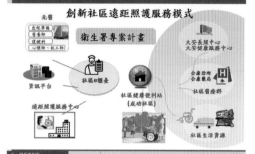

## 研發與創新成果衡量── 醫療服務創新

- 結合一校三院之研究及教學，與電信業進行產學合作，開發台灣行動健康照護應用服務(Taiwan Mobile Healthcare Services)
- 舉辦遠距照護教育訓練，成為「標竿訓練中心」。
- 接受各國代表參訪，分享經驗與意見交流

#### 社區遠距照護服務量穩定成長

| 年度 | 97年 | | | 98年 | | |
|---|---|---|---|---|---|---|
| 使用人次\服務模式 | 居家 | 社區 | 機構 | 居家 | 社區 | 機構 |
| 會員數(累計) | 196 | 211 | 82 | 240 | 510 | 171 |
| 會員諮詢 | 4916 | 188 | 201 | 10681 | 635 | 645 |
| 生理量測 | 9483 | 4091 | 804 | 19349 | 15047 | 18401 |
| 遠距衛教 | 2 | 121 | 530 | 713 | 442 | 335 |
| 生活資源 | 5 | 4 | 30 | 85 | 10 | 28 |
| 線事服務 | 43 | 195 | 275 | 191 | 1032 | 1233 |
| 服務總人次 | 14449 | 4599 | 1840 | 31019 | 17166 | 20642 |

## 研發與創新成果衡量── 醫療服務創新

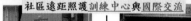

社區遠距照護訓練中心與國際交流

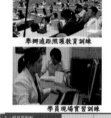

舉辦遠距照護教育訓練

學員現場實習訓練

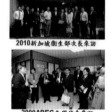

2010新加坡衛生部次長來訪

2009APEC各國代表參訪

## 研發與創新成果衡量── 醫療服務創新

### 血友病中心多項技術領先

- 提供整合血液腫瘤科、復健科、骨科、牙科、腸胃科、感染科等整合醫療團隊服務
- 設有專職護理師從事個案管理
- 率先提出貼心服務：設計「血友病病友隨身卡」，一旦病友不慎受傷內出血，到醫院急診時，出示隨身卡可即時注射凝血因子

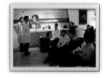

## 研發與創新成果衡量── 醫療服務創新

- 體重管理中心亞洲減重手術訓練中心
- 針對病態性肥胖合併有糖尿病或其他代謝性症候群之病人，進行手術並搭配整合性治療(All-in-one)，均有良好之成效，服務人次逐年成長。

舉辦亞洲訓練課程；
- 胃內水球訓練課程
- 胃束帶訓練課程

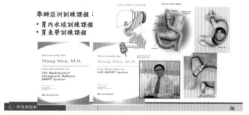

研發與創新成果衡量──醫療服務創新

## 體重管理中心術後整合性治療All-In-One

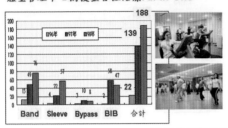

---

研發與創新成果衡量──醫療服務創新

全國首創
雲端醫療服務

雲端科技領航　臺北醫學大學與資策會首度合作～共建醫療體系雲端服務　率先引領醫療資訊邁步雲端

2009-10-01 中央社

---

研發與創新成果衡量──醫療服務創新

## 無線E化之行動護理站

◆化療給藥E化作業
　* 醫令開立系統制式化管理
　* 化療藥局調配管理
　* 化療藥品傳送管理
　* 護理站點收管理
　* 給藥確認管理
　* 給藥紀錄管理

Bar-code

行動護理車

---

研發與創新成果衡量──醫療服務創新

### 指標管理知識平台

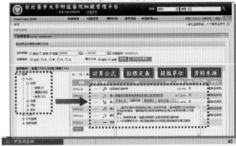

---

研發與創新成果衡量──醫療服務創新

嬰兒位置追蹤系統

透過主動式RFID平台及護理站即時追蹤監控畫面，確認嬰兒機構內的位置與安全，防止被竊離照護區

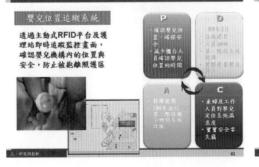

---

報告大綱

（一）研發與創新策略及流程

（二）研發與創新的投入

（三）研發與創新成果衡量

**（四）結語**

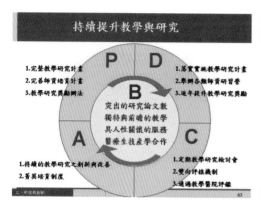

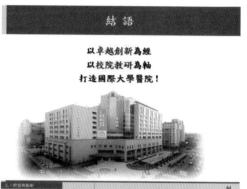

# 第五節　顧客與市場發展

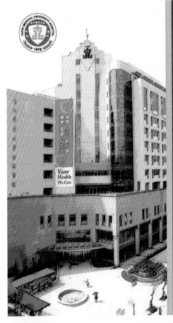

顧客與市場發展

報告大綱

一、醫療服務與市場策略

二、顧客與商情管理

三、顧客關係管理

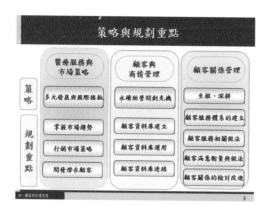

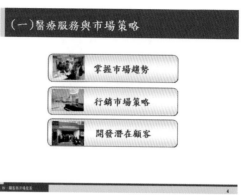

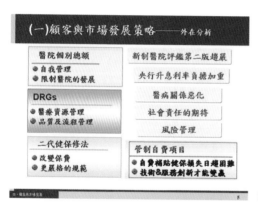

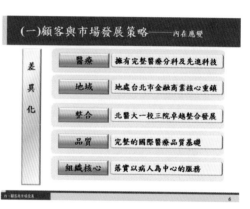

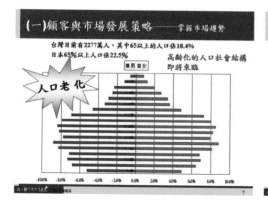

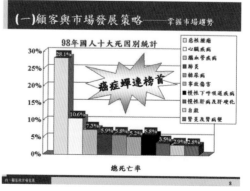

**(一)顧客與市場發展策略**——掌握市場趨勢

## 台閩地區長者長期失能人數推估

| ADL人口數<br>年 | 年齡別 | 1-2項<br>人口數 | 3-4項<br>人口數 | 5項以上<br>人口數 | 1項以上<br>人口數 | 障礙人<br>口總數 |
|---|---|---|---|---|---|---|
| 2000 | 54歲 | 10,574 | 7,037 | 21,500 | 39,111 | 204,158 |
| | | 10,912 | 26,125 | 98,010 | 165,047 | |
| | | 7,157 | 16,753 | 60,786 | 104,696 | 236,242 |
| | | 3,138 | 20454 | 79,954 | 131,546 | |
| | 合 | 58,295 | 37,207 | 140,740 | 236,242 | |
| 2010年 | 50-64歲 | 17,523 | 11,663 | 35,638 | 65,094 | 309,161 |
| | 65歲以上 | 59,730 | 38,244 | 146,093 | 244,067 | |
| 2020年 | 50-64歲 | 21,300 | 14,176 | 43,317 | 78,793 | 444,284 |
| | 65歲以上 | 88,747 | 56,695 | 222,048 | 365,491 | |

照護服務
需求增加

9

---

**(一)顧客與市場發展策略**——掌握市場趨勢

■ 內政部戶政司(2010)統計,在1997年嬰兒出生
人數還在32萬多人,到2008年已經跌破20萬人
,2009年新生兒人計19萬1310人、粗出生
率千分之 8.3,再創歷史新低,少子化的現象持
續惡化中。

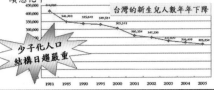

少子化人口
結構日趨嚴重

10

---

**(一)顧客與市場發展策略**——行銷市場策略

提昇疾病嚴重度——
合理增加健保門/急/住平均單價

服務
・強化急重症醫療服務能力
・完整性癌症照護(癌症醫院)
・以病人為導向的服務提升

人才
・網羅醫療優秀人才
・完備各科陣容
・提升醫療專業深度

・老舊醫療設備逐年更新
・重點發展設備升級
・提升附加價值

設備

11

---

**(一)顧客與市場發展策略**——行銷市場策略

服務定位

| 標竿科別 | 經營特色、獨到 |
|---|---|
| 婦產科 | 生殖醫學業務量已居全台數一數二的地位 |
| 癌症醫院 | 血液腫瘤科以頂尖癌症醫療為目的<br>放射腫瘤科為連續性完善之照護計畫 |
| 神經外科 | 發展功能性神經外科治療及臨床研究工作 |
| 牙科 | 牙周病科及齒顎矯正科分別榮獲之國家品質<br>標章,為目前國內醫院牙科之唯一單位 |
| 傳統醫學科 | 推動中西醫整合治療服務,客製化水<br>藥服務,成立中藥臨床試驗中心 |

12

---

**(一)顧客與市場發展策略**——行銷市場策略

核心醫療區
→ 各科經營特色
→ 整合醫療服務

特色醫療區
→ 生殖醫學、產後護理之家
→ 微創手術、減重中心
→ 整合性癌症治療

國際醫療區
→ 遠距健康照護
→ 健康檢查

13

---

**(一)顧客與市場發展策略**——行銷市場策略

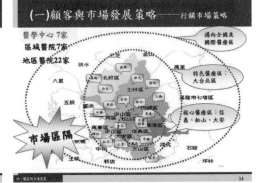

醫學中心7家
區域醫院7家
地區醫院22家

邁向全國及
國際醫療區

特色醫療區:
大台北區

基隆市七堵區

核心醫療區:信
義・松山・大安

市場區隔

14

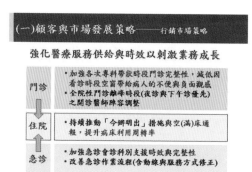

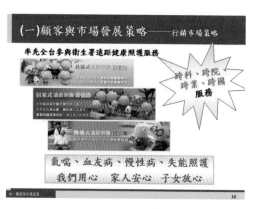

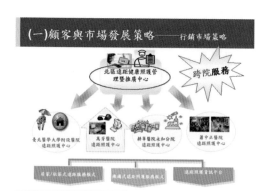

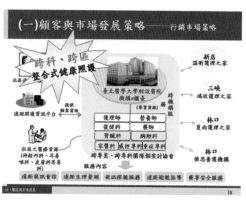

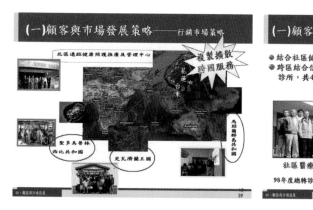

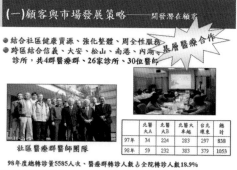

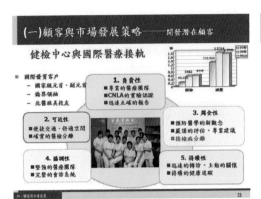

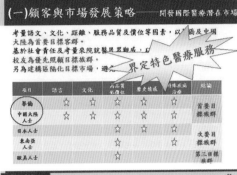

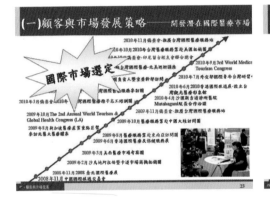

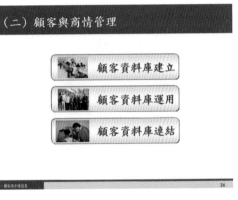

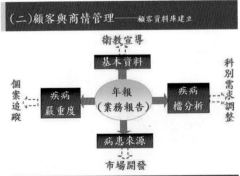

## (二)顧客與商情管理──顧客資料庫運用(疾病別)

**98年住院前十大疾病別統計**

- 子宮良性腫瘤
- 子宮內膜異位
- 泌尿道結石、感染
- 眩暈及流行性感冒
- 消化之急性腰痛
- 生產和妊娠、分娩
- 肝膽及膽道疾病
- 關於腎臟疾病
- 急性呼吸道感染
- 周產期之其他狀況

6.5% 6.4% 5.4% 4.9% 4.7% 4.1% 3.3% 2.4% 2.2% 2.1%

婦產科佔前二名

疾病名稱

27

## (二)顧客與商情管理──顧客資料庫運用(地域別)

**門診病人主要來源分析**

| 信義區 | 42.41% |
| 大安區 | 11.23% |
| 松山區 | 3.53% |
| 內湖區 | 2.36% |
| 南港區 | 2.55% |

台北市行政區劃

北投區　士林區　中山區　內湖區　大同區　松山區　中正區　萬華區　大安區　信義區　文山區

28

## (二)顧客與商情管理──顧客資料庫運用(地域別)

**門(急)診病人地域來源結構分析(96-98)**

72.6%
19.1%
8.3%

初診　49.7%　32.4%　18%　100.0%

台北市　台北縣　其他縣市　總計

- 96年
- 97年
- 98年

29

## (二)顧客與商情管理──顧客資料庫運用(競爭市場別)

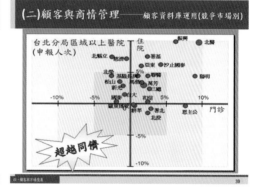

台北分局區域以上醫院 (申報人次)

住院　門診

超越同儕

39

## (二)顧客與商情管理──顧客資料庫連結

**選擇北醫附醫就診的資訊**

98年調查

| 項次 | 人次 | 填答率 |
|---|---|---|
| 親友介紹 | 545 | 48.4% |
| 其它 | 292 | 25.9% |
| 醫院醫訊 | 210 | 18.7% |
| 網路資訊 | 0 | 8.0% |
| 他院醫師 | | 7% |
| 報章媒體 | | 2.4% |
| 電視媒體 | 12 | 1.1% |

行銷口碑

註：以1126位填答者為母數

**選擇北醫附醫醫師的資訊**

| 項次 | 人次 | 填答率 |
|---|---|---|
| 親友介紹 | 406 | 36.1% |
| 醫院醫訊 | 201 | 17.9% |
| 醫院人員 | 193 | 17.1% |
| 其它 | 137 | 12.2% |
| 網路資訊 | 120 | 10.7% |
| 同院其它醫師介紹 | 68 | 6.0% |
| 他院醫師轉介 | 58 | 5.2% |
| 報章雜誌 | 25 | 2.2% |
| 電視媒體 | 9 | 0.8% |

31

## (二)顧客與商情管理──顧客資料庫連結

**市場行銷的運用-病人對醫師與醫院的信任指數分析**

| | 醫師 | 醫院 |
|---|---|---|
| 情感性信任(Affective Trust) | 80.0% | 76.0% |
| 商譽(reputation) | 67.4% | 75.8% |
| 親切(Likebility) | 84.6% | 80.6% |
| 認知性信任(Cognitive Trust) | 84.2% | 81.0% |
| 專業性(Expertise ) | 84.0% | 81.2% |
| 績效(Performance) | 80.6% | 79.0% |
| 滿意度 | 83.2% | 80.6% |
| 忠誠--推薦(Recommend) | 83.0% | 80.4% |
| 忠誠--再購(Patronage) | 83.0% | 80.0% |

32

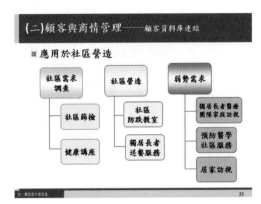

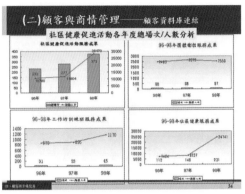

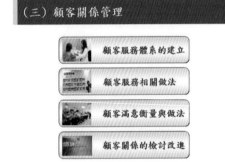

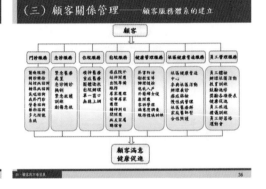

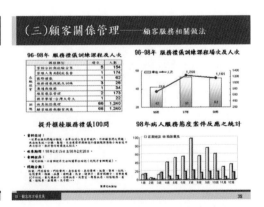

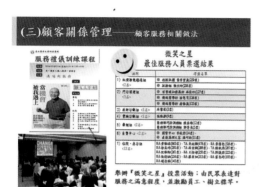

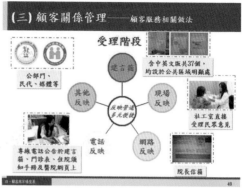

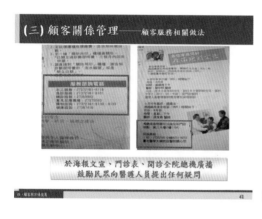

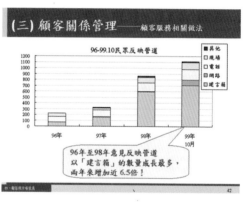

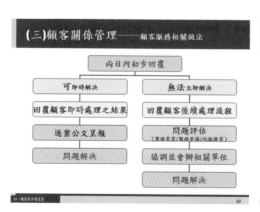

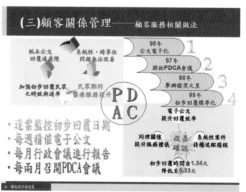

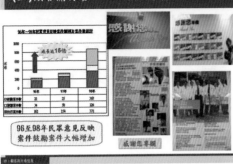

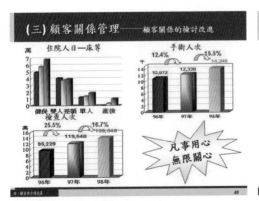

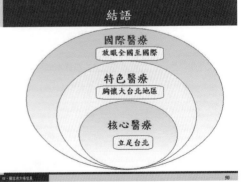

## 結語

積極投入社會服務，並承諾對社會責任永續經營，贏得口碑。

通過各項國際認證，且新大樓啟用、引進諸多世界級醫療設備，及優秀人才，達國際級標準，並發展特色醫療。

依四大服務構面，建立三方位市場策略與服務，不斷精進，落實在貼近市場，前瞻性發掘病人與顧客需求，提升病人的價值。

一直以領先全國創新藍海市場，開發潛在顧客。

*Thank you for your attention!*

感謝指教

# 第六節　人力資源與知識管理

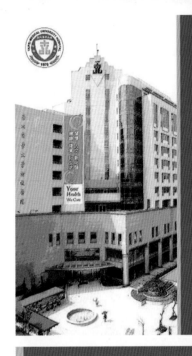

報告大綱

（一）人力資源規劃

（二）人力資源開發

（三）人力資源運用

（四）員工關係管理

（五）知識管理

## 報告大綱

（一）**人力資源規劃**

（二）人力資源開發

（三）人力資源運用

（四）員工關係管理

（五）知識管理

---

## (一)人力資源規劃——1.策略規劃與執行

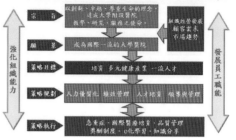

---

## (一)人力資源規劃——1.策略規劃與執行

| 營運發展目標與計劃 | 人力資源管理策略規劃與執行 | | 成果 |
|---|---|---|---|

**●服務**
以病人為中心
急重症癌症醫學
個人化醫療服務

**●教學、研究**
發展全人醫學教育
教育訓練標竿醫院
專科教學示範中心
發展臨床研究中心
院際、國際研究合作

**●社區**
社區營造、長期照護
醫療照護標竿醫院
醫療服務國際化

**●人才培育**
員工基本能力
技能培育與認證規劃
組織文化、核心價值
員工職涯計畫
菁英計畫
國際醫療培訓與代訓
e化學習
知識管理

**●績效管理**
年度績效考核獎懲
獎酬金辦法
輪調與晉升

**●領導與管理**
領導與國際
生涯規劃
國際醫療
教職導入計畫
員工關係管理
員工安全與健康管理
e化人力資源管理

**●人力優質化**
人力評估典計劃
員工檔案
訓練與選修
人力成本管理
總收入與人力成本比

**成果**
技能培育
員工滿意度
病患滿意度
績效

**回應與改善**
落差分析
改善活動

---

## (一)人力資源規劃——2.人力結構(人力與素質分析)

### 員工學養俱優，並持續增聘專業人才

編制專任人力成長趨勢

員工學歷素質分析

全院員工69% 大學以上

主治醫師41%具 碩博士學位

---

## (一)人力資源規劃——2.人力結構（組織功能分析）

### 穩定專業人力·提升醫療照護品質

專業人力結構分析

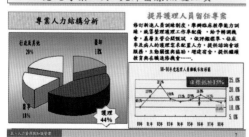

提昇護理人員留任專案

修訂新進人員訓練制度，舉辦臨床教學能力訓練，統籌整理護理工作卓配備，給予特訓機會；易得主管公開領談，依評鑑標準、依床率及病人的護理需求配置人力，提供諮詢會諮服務，主動關懷與協助，增建宿舍，提供繼續教育與在職進修機會……

目標低於15%

---

## 報告大綱

（一）人力資源規劃

（二）**人力資源開發**

（三）人力資源運用

（四）員工關係管理

（五）知識管理

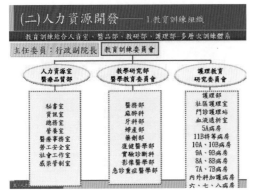

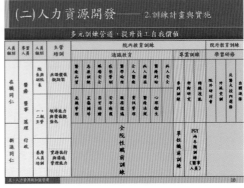

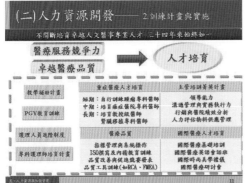

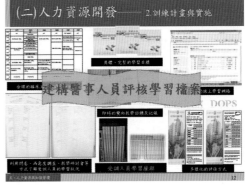

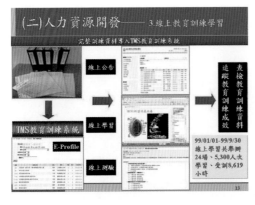

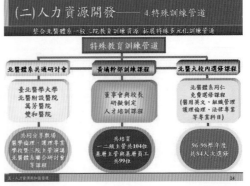

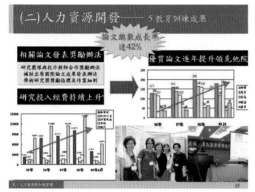

### (二)人力資源開發──5.教育訓練成果

訓練結合獎勵並改善各項臨床指標

整體醫療品質 → 各專業訓練 → 每年舉辦專案改善競賽 → 訓練成果

| 單位 | 99年度主題 | 改善前 | 改善後 | 獎勵 | 獎金(元) |
|---|---|---|---|---|---|
| 麻醉科 | 全身麻醉手術病人之皮膚鬆脫損傷改善專案 | 3.36% | 1.08% | 金獎 | 15,000 |
| 血液透析室 | 降低血液透析病人血磷值之改善專案 | 26.4% | 19.4% | 銀獎 | 12,000 |
| 感管室 | 扎傷及血液體液暴觸事件防治改善專案 | 0.36% | 0.33% | 銅獎 | 12,000 |
| 志工室 | 志工新制管理 | 40% | 5% | 銅獎 | 10,000 |
| 護理部/感管室 | 降低加護病房呼吸器相關肺炎之改善專案 | 6.9% | 3.64% | 銅獎 | 10,000 |
| 社區護理 | 提升DPS通報率之改善專案 | 11.4% | 95.4% | 佳作 | 5,000 |
| 門診護理 | 提升門診初診病歷書寫完整率 | 82.3% | 93.7% | 佳作 | 5,000 |
| 護理部/採購小組 | 降低評估表記錄完整之改善專案 | 92.1% | 96.2% | 潛力獎 | 2,000 |
| 醫事室 | 降低批價刷驗等候時間 | 5.1分鐘 | 2.5分鐘 | 潛力獎 | 2,000 |
| 泌尿科 | 泌尿科病患自解尿評估及追蹤之檢討 | 94.6% | 95.8% | 潛力獎 | 2,000 |
|  | 加護病房MRSA感染率 | 2.44 | 1.05 |  |  |

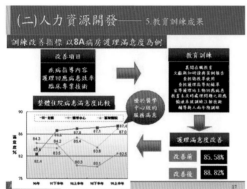

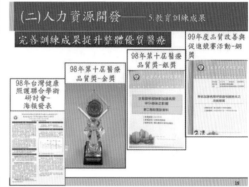

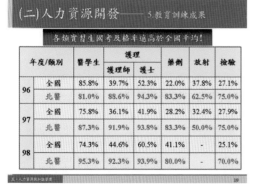

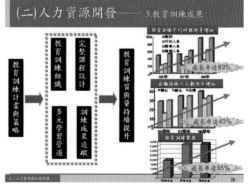

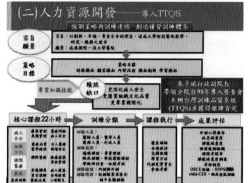

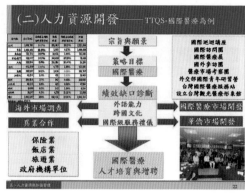

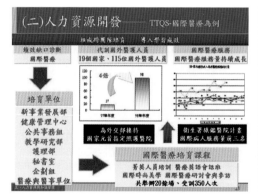

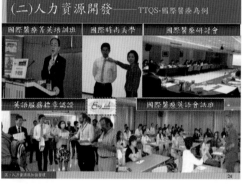

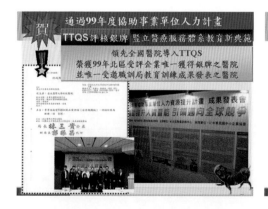

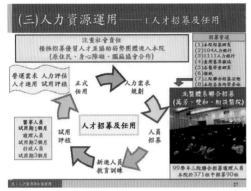

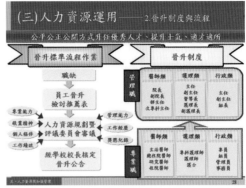

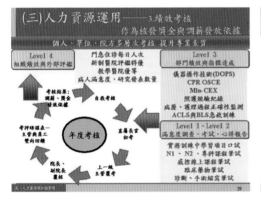

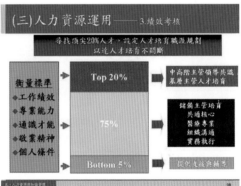

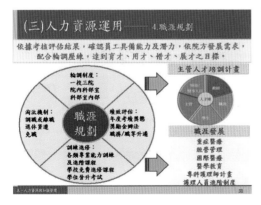

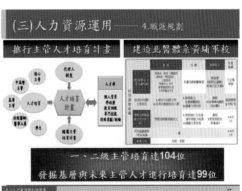

報告大綱

（一）人力資源規劃
（二）人力資源開發
（三）人力資源運用
（四）員工關係管理
（五）知識管理

（四）員工關係管理──1.激勵制度

多元獎勵、激發潛能

資深人員公開表揚　　年度目標績效獎金　　論文、期刊發表獎勵
院內外進修補助　　　　　　　　　　　　　提案制度獎勵
公費公假在職進修　　員工獎勵　　　　　學術研究獎勵
員工旅遊獎勵
國內旅遊4,000元　　　　　　　　　　　品質改善獎勵
國外旅遊15,000元
每學期免費選修一課程　　　　褒獎獎金、即時獎勵　　智慧財產權申請獎勵

（四）員工關係管理──2.員工福利

校院資源、多元福利，提升生活品質

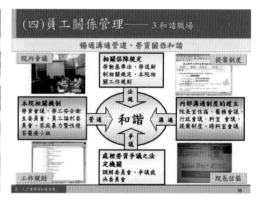

快樂員工

（四）員工關係管理──3.和諧職場

暢通溝通管道、勞資關係和諧

和諧

（四）員工關係管理──3.和諧職場

重視員工意見，視為最重要資產

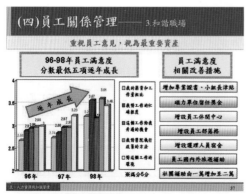

96-98年員工滿意度
分數最低五項逐年成長

員工滿意度
相關改善措施

增加專業證書、小組長津貼
磁力單位留任獎金
增設員工休閒中心
增設員工部落格
增設護理人員宿舍
員工國內外旅遊補助
社團補助由一萬增加至二萬

※滿分為5分

（四）員工關係管理──3.和諧職場

重視員工健康、推展健康飲食新生活

98年1月-5月員工餐廳滿意度調查

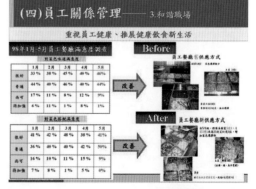

Before

改善

After

改善

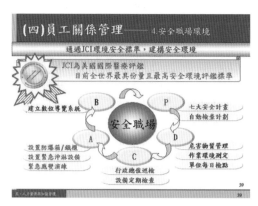

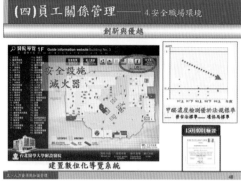

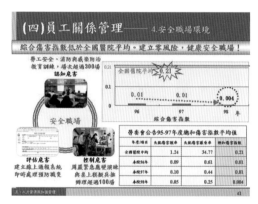

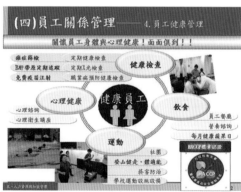

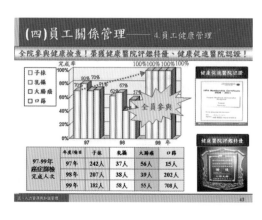

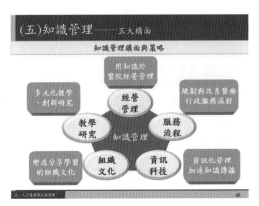

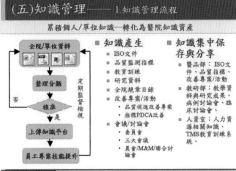

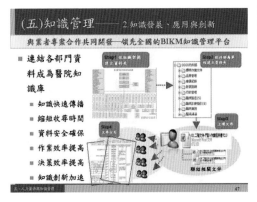

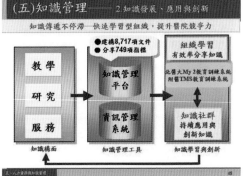

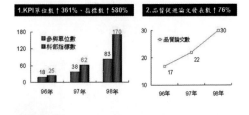

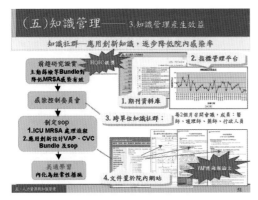

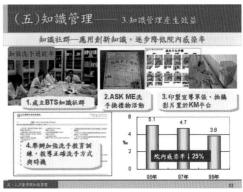

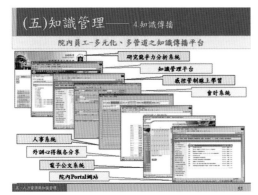

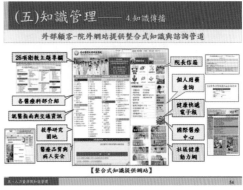

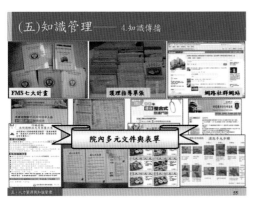

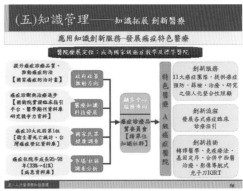

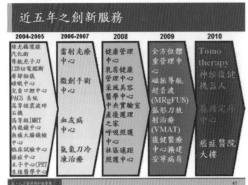

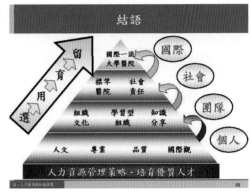

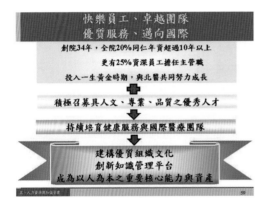

# 第七節 資訊策略、應用與管理

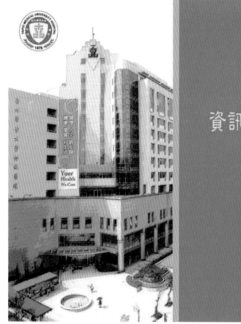

資訊策略、應用與管理

1

報告大綱

（一）資訊策略規劃

（二）網路應用

（三）資訊分析與應用

## 報告大綱

(一) 資訊策略規劃
(二) 網路應用
(三) 資訊分析與應用

---

## (一)資訊策略規劃——
### 1.資訊策略的形成(SWOT分析)

| 優勢(Strengths) | 劣勢(Weaknesses) |
|---|---|
| ・有台北醫學大學及醫質所為後援<br>・一校三院共同開發相關系統，有助成本降低及資源整合<br>・掌握醫療資訊於臨床、研究、管理趨勢<br>・長期策略性發展資訊基礎建設 | ・健保環境不佳資源取得不易<br>・系統發展較熟試誤學習空間<br>・學校對於資訊系統的投資有限 |

| 機會(Opportunities) | 威脅(Threat) |
|---|---|
| ・一校三院資訊人力及資源融合<br>・遠距醫療成為趨勢本院為領導地位<br>・已應用雲端技術發展出新一代系統<br>・為國際醫療資訊品質及電子病歷標竿醫院<br>・具教學研究、產學合作之資訊創新平台 | ・鄰近市立醫院，資訊系統已整合<br>・資訊技術汰淘汰快速，人員設備面臨<br>・多所教學醫院財力雄厚，感起直追 |

---

## (一)資訊策略規劃——
### 1.資訊策略的形成

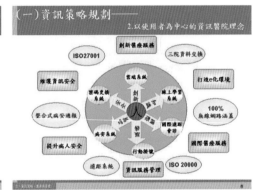

---

## (一)資訊策略規劃——
### 2.以使用者為中心的資訊醫院理念

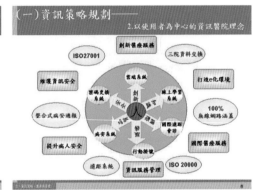

---

## (一)資訊策略規劃——3.資訊的品質

◆導入國際驗證-ISO9001品質系統, ISO27001資訊安全管理系統

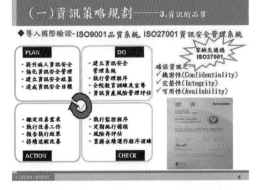

---

## (一)資訊策略規劃——3.資訊的服務

◆導入國際驗證- 2011.04 率先通過國際驗證ISO/IEC 20000:2011資訊服務管理系統

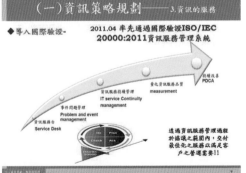

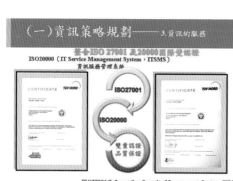

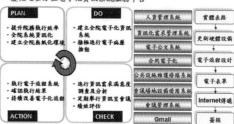

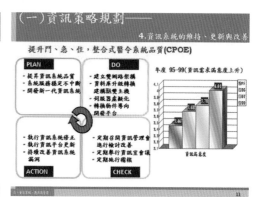

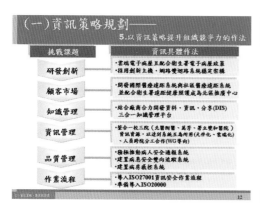

**(二)網路應用────網路運用的層面與廣度**

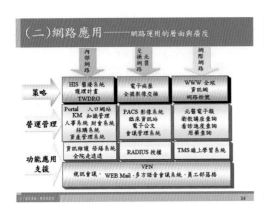

| | 內部網路 | 交換北醫網路 | 國際網路 |
|---|---|---|---|
| 策略 | HIS 醫療系統 理理計畫 TWDRG | 電子病歷 全國影像交換 | WWW 全球資訊 網路掛號 |
| 營運管理 | Portal 入口網站 KM 知識管理 人事系統 財會系統 採購系統 資產管理系統 | PACS 影像系統 臨床資訊站 電子公文 會議管理系統 | 北醫電子報 衛教講座查詢 看診進度查詢 用藥查詢 |
| 功能應用支援 | 資訊維護 停損系統 全院走透透 | RADIUS 授權 | TMS 線上學習系統 |
| | VPN 視訊會議、WEB Mail、多方語音會議系統、員工部落格 | | |

14

**(二)網路應用────1.虛擬主機系統**

全國最優化之網路資訊運用-虛擬主機；主機,網路雙迴路系統

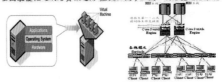

資訊運用的安全性
- 門、急、住諮資訊系統服務不停機
- 改善組織資源與應用程式效率與效能
- 減少故障所造成的損失與成本

資訊運用的環保性
- 節省50-70%的整體 IT 成本
- 電力節省30%
- 硬體主機設備採購下降50%

15

**(二)網路應用────2.資料外洩防護系統**

台灣醫界唯一採用資料外洩防護架構- Data Loss Prevention(DLP)

| DLP EndPoint | DLP Network | DLP DataCenter |
|---|---|---|
| 發現 Windows 2000 SP4 或更高版本作業系統的筆記型電腦和PC 電腦 | 監控 所有郵件 (SMTP、IMAP)、HTTP/S、FTP、P2P、即時通/聊天等 | 發現 檔案共用、共用點、資料庫、SAN/NAS |
| 執行 複製、列印、寄檔、USB、燒錄等等 | 執行 阻擋、通知、含警、加密 | 執行 刪除、隔離、移動 |

其他 執行控制

採用目前安全係數等級最高的 DLP (Data Loss Prevention)資料外洩防護架構

16

**(二)網路應用────3.國際醫療遠距系統**

運用最多元遠距醫療及會議系統-衛生署遠距健康照護北區推廣中心

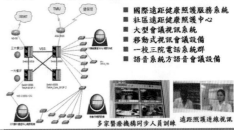

- 國際遠距健康照護服務系統
- 社區遠距健康照護中心
- 大型會議視訊系統
- 移動式視訊會議設備
- 一校三院電話系統群
- 語音系統方語音會議設備

多家醫療機構同步人員訓練　遠距照護遠端視訊

17

**(二)網路應用────3.國際醫療遠距系統**

加值運用遠距醫療整合群組-國際遠距醫療衛星系統
中華電信國際網路專線
北醫附設醫院國際遠距醫療系統

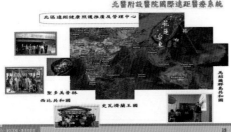

北區遠距健康照護推廣及管理中心

18

**(二)網路應用────4.線上電子系統**

**Universal - Safety** 線上電子系統- 行動辦公室、教室、會議室

| 電子公文系統 | Portal | 知識管理平台 | 資訊化需求管理系統 | TMS學習系統 |
|---|---|---|---|---|
| Gmail | 公共設施修繕系統 | 會議場地借用系統 | 電子合約系統 | 人資差勤管理系統 |

- 每年近40萬張表單，每年就可以造1.5座大安森林公園
- 使用線上簽核，間接式簽核流程效率提升約50%以上
- 完整性資料保存並具安全性

19

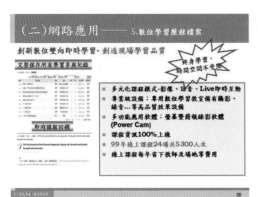

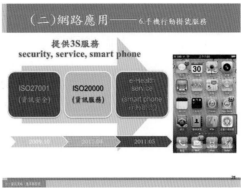

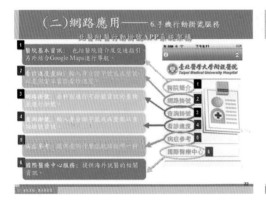

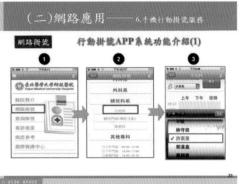

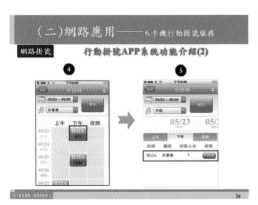

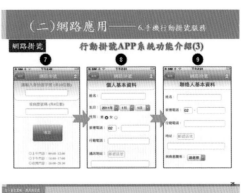

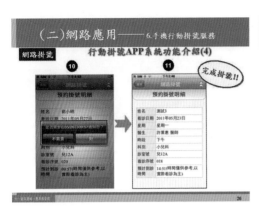

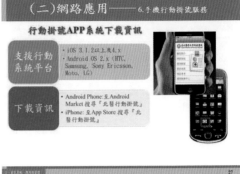

報告大綱

(一) 資訊策略規劃

(二) 網路應用

**(三) 資訊分析與應用**

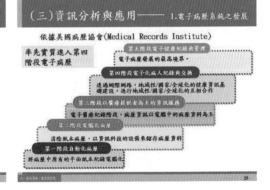

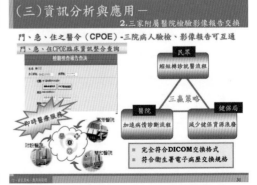

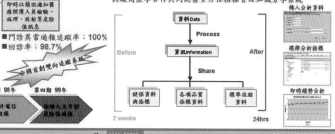

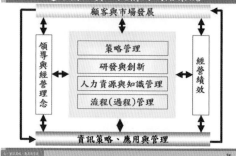

結語

資訊系統對於台灣醫療服務體系已成為不可或缺之一環。政府積極推動電子病歷使之更邁向全球領先的層次。

為國內唯一醫療資訊研究所之附設醫院,將以前瞻領先的技術,建構優質資訊服務平台來支援醫療服務、教研創新、品質提升等重大課題。

透過資訊流之連結國家品質獎八大構面,提昇本院資訊管理,邁向世界一流大學附設醫院之願景與使命。

# 第八節　流程（過程）管理

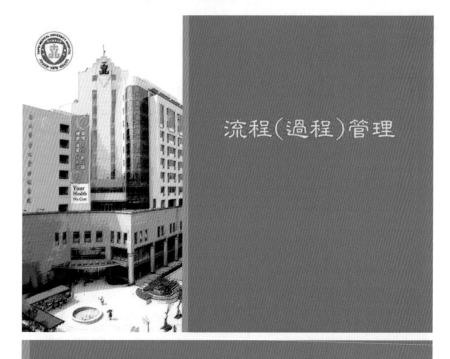

一、服務流程管理

二、支援性活動管理

三、跨組織關係管理

四、結語

## 一、服務流程管理

**（一）醫療服務開發流程設計**
（二）服務作業與傳遞流程
（三）品質管制流程
（四）作業與傳遞流程的檢討改進

七、流程（過程）管理　　3

## 一、醫療服務流程管理架構

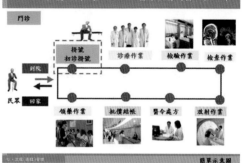

七、流程（過程）管理　　4

## 一、服務流程管理──醫療服務開發流程設計

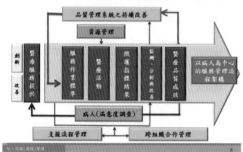

七、流程（過程）管理　　5

## 一、服務流程管理──醫療服務開發流程設計

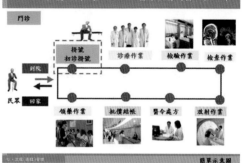

七、流程（過程）管理　　簡單示意圖

## 一、服務流程管理──醫療服務開發流程設計(例)

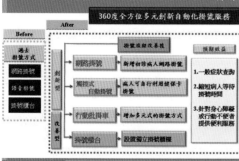

七、流程（過程）管理　　7

## 一、服務流程管理──醫療服務開發流程設計(例)

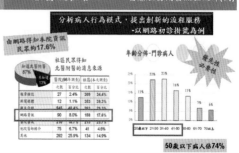

七、流程（過程）管理　　8

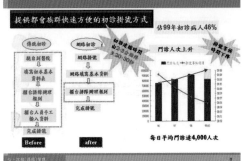

**一、服務流程管理**

（一）醫療服務開發流程設計

**（二）服務作業與傳遞流程**

（三）品質管制流程

（四）作業與傳遞流程的檢討改進

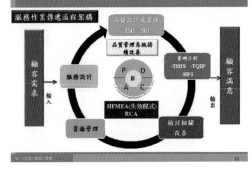

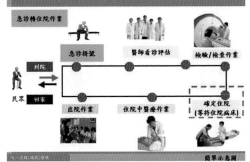

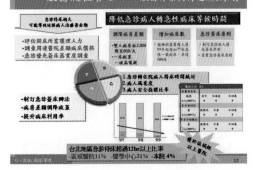

**一、服務流程管理**

（一）醫療服務開發流程設計

（二）服務作業與傳遞流程

**（三）品質管制流程**

（四）作業與傳遞流程的檢討改進

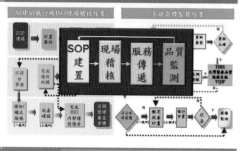

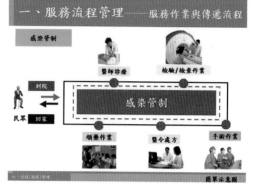

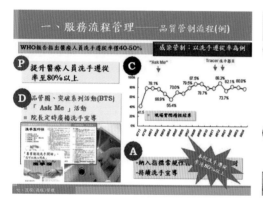

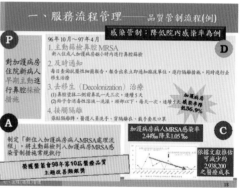

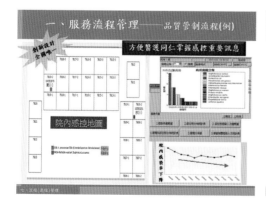

一、服務流程管理

（一）醫療服務開發流程設計

（二）服務作業與傳遞流程

（三）品質管制流程

**（四）作業與傳遞流程的檢討改進**

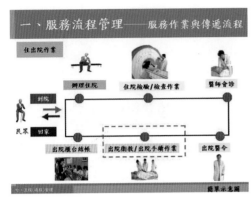

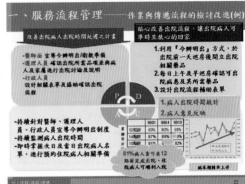

## 二、支援性活動管理

**（一）支援性活動之設計**

（二）支援性活動流程營運過程的改善

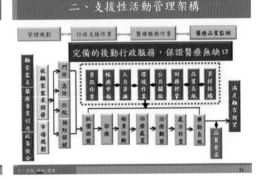

## 二、支援性活動管理——支援性活動之設計

| 支援性活動內部品質工具 | 支援性活動外部品質工具 |
|---|---|
| － 品質指標監測與改善 | － 滿意度調查 |
| － 企劃專案執行 | － 問卷調查 |
| － 資訊系統 | － 民眾意見反應 |
| － 會計指標監測 | － 院長室信箱 |
| － 標竿學習 | － 外包廠商合作與教育訓練 |
| － HFMEA | － 外部稽核 |
| － 員工提案制度 | － 外部督考 |
| － 5S活動等 | |

## 二、支援性活動管理

（一）支援性活動之設計

**（二）支援性活動流程營運過程的改善**

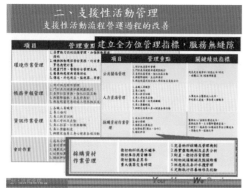

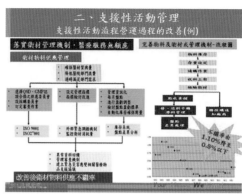

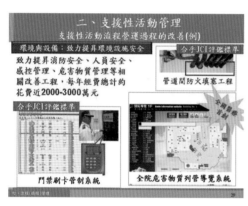

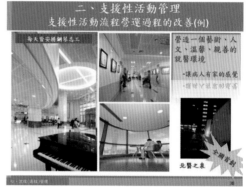

## 三、跨組織管理

**（一）外部合作的產品或服務**

（二）評估制度的設計

（三）提升績效制度的設計

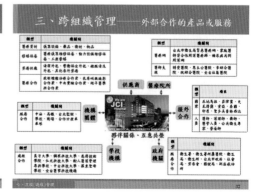

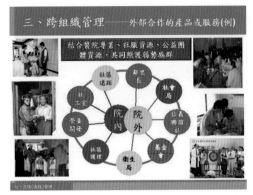

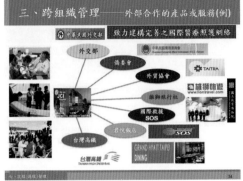

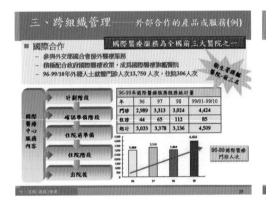

三、跨組織管理

(一) 外部合作的產品或服務

**(二) 評估制度的設計**

(三) 提升績效制度的設計

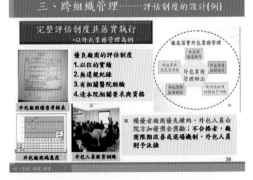

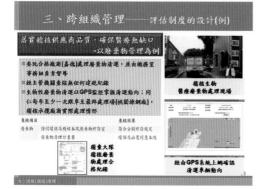

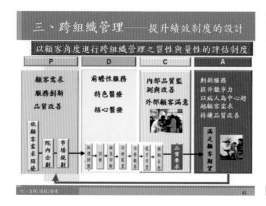

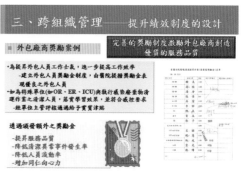

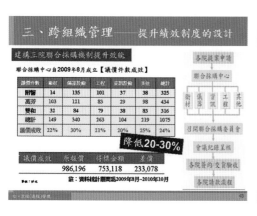

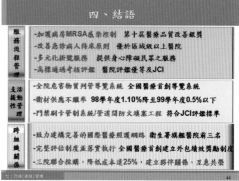

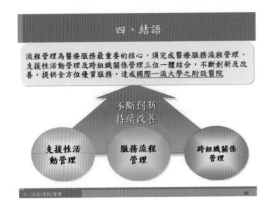

# 第六章 《國家品質獎評審詢答》 ——臺北醫學大學附設醫院精要與實例

## 第一節 評審委員提問方向與準備重點

國家品質獎評審架構分為「領導與經營理念」、「策略管理」、「研發與創新」、「顧客與市場發展」、「人力資源與知識管理」、「流程管理」、「資訊策略、應用與管理」、「經營績效」等八大構面,加上「全面品管推動經過」,共計有九大資料類項。由於現場評審時間有限,因此在資料準備時,若能掌握符合邏輯架構的重點陳述,輔以量化的具體客觀數據佐證,相信必能讓評審委員在最短時間內了解受評機構過往的努力成果。以下僅就評審過程中,評審委員書面或口頭提問內容,依九大資料類項加以歸納整理重點原則,僅供參考。

## 一、全面品質管理推動經過

㈠評審委員多建議受評單位應主動提出在服務文化之塑造上令人感動之處,以形塑相關故事或其他說明之方式陳述品管具體成效,其說服力會更佳。

㈡另在各類品管工具或制度推動過程,委員審視的重點方向大致有三:

1. 目標訂定、成效與同儕比較

解釋品管推動成效的同時必須與目標(對照)值比較,目標值的訂定與數據的表達則要有合理、客觀、足以令人信服的解釋,如官方或學會

等公布的參考同儕值。委員可能會要求舉一實例說明如何結合（或整合）「data」、「information」到獲得「knowledge」？而此一目標值是否連結年度品質計畫成果之表現，與標竿機構進行評比，若能舉證標竿學習等案件事蹟會更佳。

## 2.執行的過程、結果與人才培育的方式

評審委員特別有興趣的重點在於橫向部門之間的聯繫溝通方式，包括：由誰啓動？由誰負責協調權責分配？由上向下施令或由下往上分層負責？經由何管道接收訊息？後續如何處理？最好能準備幾個實例，並以PDCAB 的架構說明。

## 3.不同品管工具之間的整合銜接

通常同一機構不只推動一項品管措施，評審委員會追問不同品管制度之間的整合與銜接問題，如：QCC、QIP 之間的整合銜接、QIT 與 QCC推動的過程有何相關配合、THIS 與 TQIP 如何整合相關之項目。

## 4.以病人（顧客）爲中心的服務訴求

包括透過何種管道了解病人（顧客）之需求？此點在任一個章節都是委員不會忘記關心的重點。

# 二、領導與經營理念

## ㈠願景與策略須輔以實例說明

除了一般性交待機構的願景與目標外，評審委員會進一步要求補充更明確的操作型定義（如：國際化？優質醫療？）、短、中、長期的具體可量化目標與具體執行發展重點。由於此類資料本身容易淪於官式語言，因此準備簡報等資料時要盡量以數量化或實例說明爲佳。

## ㈡營運決策與財務績效

組織分工特別是高階領導階層的分工或互補機制，因涉及營運模式與

成效，委員可能會有興趣提問。另財務績效的表現除絕對值陳述外，針對設備及人力資源投入的分配決策須加以補充說明，甚至被詢及與機構願景及目標的關聯。

### 🉂 具體成效描述

為爭取評審委員的好印象，通常會將機構過去的得獎紀錄或豐功偉業列示一番，唯針對「第一」、「首例」、「唯一」等特定性描述字眼應事先備好客觀的佐證比較數據或相關文件。優質業務執行具體事證則包括：團隊訓練、品質傳遞、業務承接的品質精進機制、任何相關的 SOP 流程或專屬文案、歸檔或建置相關的學習平臺、成為外部標竿學習對象，以及定時檢討分析改善機制等。

### 🉃 執行策略應與經營理念、目標具備一致性

在所有其他構面中，凡所陳述的分類策略與執行方案（含人力或財務投入），應與全院宗旨、願景，以及短、中、長程目標一致，評審委員會不斷地回溯與第一構面的經營理念比對，因此在準備資料時務必要記得時時檢視構面之間與單一構面內，其陳述內容是否合乎邏輯，以免有前後矛盾之虞。


## 三、策略管理

### ㈠ 具體的願景展開實施策略

敘述邏輯由機構願景漸次展開說明，分為短、中、長期不同階段，擬定出具體的量化目標，並依規劃策略原則訂定每年年度目標。策略擬定通常會依自身特色與優勢修正，因此須詳加說明機構的「特色」為何？透過與所在市場其他同質性機構相比較，競爭對手的哪些特色值得學習？除國內，國外標竿學習的對象為何？它們好在哪裡？如何校準兩方的差距？迎頭趕上有無時程表？有無編列預算挹助？有無展開的短、中、長期目標？

若能以各部門工作執行的實例作爲佐證說明，並具體列出將每年投入的資源則可強化說服力。

## (二)策略運作的機制說明

一般在策略管理中都會整理機構在整體市場中的優劣勢等分析，但實際策略與優劣勢分析結果之間的關聯度或對應關係應注意須有合理解釋。同時要注意策略與分析結果是否「名實相符」，並具體說明機構內資源策略運作模式，包括：專業群策略規劃如何執行？採常態或專案式組織？運作成效如何評核？

資源整合是策略執行過程常見的瓶頸，因此評審委員會針對跨部門的整合流程進一步了解，包括：策略發展流程之共識如何產生？屬於跨部門的策略規劃在資源協助與資源整合之間如何運作？實務運作上有無發生矛盾或衝突？若曾經採用特殊手法或運作技巧可列爲加分項者，不妨加以詳細說明。

## 四、研發與創新

## (一)研究倫理與管理機制

在談研發創新之前，須先交待研究倫理的監測與管理機制，尤其在研究壓力下，醫院如何確保研究人員只能利用合乎醫療倫理之研究樣本，而不會違反醫療倫理？並提出具體執行之研究檢體採樣規範，與醫學倫理管控措施運作流程說明。

## (二)具體的研發與創新事證

創新是一種相對比較，因此在說明研發成果時應提出具體量化數據目標，以便合理解釋差距；目標的設定若能指出明確的標竿對象（或標準），並說明選定標竿的原因？相關投入的研發經費？占全機構年度經費比例？以及對醫療業務改善的貢獻（如：社區遠距照護、RFID 應用

等），則會更具說服力。

## 五、顧客與市場發展

### ㈠市場分析

　　由於評審委員多爲來自企業管理相關領域的專家，因此很重視市場策略分析，包括：透過何種管道了解病人的需求（以病人爲中心的需求）、曾使用何種統計分析方法了解顧客資料？是否分析出什麼以前不知道的「看法」或有用資訊？特別是與臺灣未來醫療環境變化趨勢的預測與潛在客源開發策略規劃（如：老年、失能人口的分析），若能在醫療客群或醫護資源看到相關資料的表達，會有助於提升委員評價。此外，不同於趨勢資訊蒐集，在掌握市場趨勢過程，若能進一步具體說明如何蒐集市場趨勢商情，現有顧客資料庫建立，則資料的敘述會更趨完整。

### ㈡顧客資料庫與意見調查

　　有關於顧客滿意度調查，除調查結果的彙整外，包括：調查方式？如抽樣方式？資料分析方法？均應備妥書面資料查核。不僅一般性滿意度調查，評審委員可能進一步詢問醫院在了解病人醫療與服務需求（如：病人安全、環境安全等）是否亦有常態性的監測追蹤機制。另所有自顧客取得的資訊（包括：顧客資料庫之內容、顧客主動回覆建言等不論任何管道），醫院的後續處理爲何？有無管考？CRM 分析結果如何利用於醫院經營決策？這些精益求精的功能，若能交待的更完整會有助於強化評審印象。

## 六、人力資源與知識管理

### ㈠人才培育策略與內部晉升舉才機制

　　1.國家品質獎重視組織永續經營與發展，延伸前項策略構面，機構

的人才培育策略是否與年度目標結合，長期人才培育目標為何？如：因應急重症發展或多元健康產業發展等，並加以說明人才培育與營運策略之間的關聯性。

2. 具體說明所引用之人才培育手法，如：前置「適才適性」的定性發展輔導、員工職能分析、中長期的接班人計畫……等，提供人力資源開發的相關晉升評估要件及晉升管道、機會等流程供委員參考，最好能具體佐證實際投入的資源與金額。

（二）人力發展策略與訓練如何連結

人力資源管理品質，也是委員們重視的部分，如：員工針對哪些議題曾做滿意度調查？員工對 HR 滿意度調查結果為何？是否推動「知識管理」，建立哪些「e 化學習內容」？輔導員工專業能力進修的政策？這些配合員工未來職能發展，從結構、過程到結果，最好能以 PDCABL 的模式，採取一致性的連貫說明。

## 七、資訊策略、應用與管理

（一）資訊安全與業務運作上的應用特色

資訊安全是委員會關心的焦點議題，針對資訊如何保全？如何預防資料的遺失？資料外洩與損壞時之備援機制？均應有詳細清楚說明，如：雲端電子檔病例與衛生署電子病歷之 compliance。另若有在與業務運作相關之結合研發、創新、資訊管理技術創新運用，如：RFID 運用在門禁管制、物料存貨管理、與醫療上之病人辨識等新技術之情形，均可列舉說明以爭取委員認同。

（二）資訊系統規劃

資訊系統的發展規劃應有明確定義與目標，除資訊策略短中長期計畫與策略管理結合的說明外，針對資訊之策略、應用，進而管理的規劃亦

應提出 SWOT 分析，分析結果與行動方案的契合度？與策略規劃的契合度？是否進行同儕機構比較？標準值設定或差距？是否據以展開之短、中、長期規劃；此外，預算編列的經費配合、人才之培育等，亦須提出佐證。

## 八、流程管理

### ㈠ 符合顧客需求的服務（以病人為中心）

資料準備時宜強調以病人為中心的服務管理，找出病人不便利與需求改善關鍵流程，簡化流程的設計方式與結果？病人抱怨降低或滿意度提升的數據佐證？關於服務效率改善，以醫院最常見問題，包括：改善門診病人住院待床時間、改善門診等候時間、急診之流程管理，特別是不同科別醫師之協調會診之流程做法等，可能都會被直接點名要求檢視以往績效。

雖說是以顧客需求基礎開發服務流程，但評審委員會更關心機構如何得知顧客的需求？由何單位執行？以及顧客意見蒐集後的後續所有處理流程，直到最後呈現的結果（可提供量化之具體數據或顧客主觀意見調查結果）。針對以上管理資訊的蒐集，解釋取得訊息的理由？統計數據的真實性？與標竿院所比較？若偏低，是否有提高的策略？是否進一步得到更細膩且有用的資訊？對院所的指教或贊同處？整體顧客回應對醫院的回饋與幫助？

### ㈡ 符合醫療安全的服務

醫療安全是醫療業務運作最重要且基本的要求，醫院可選取過往執行過的優質專案進行成效說明（如：感染率降低、領藥錯誤率降低、提升醫療廢棄物處理安全），評審委員可能會進一步詢問相關資料詳細定義（如：感染率降低換算成醫療成本，一般的估算依據或基礎），資料說明時務求邏輯清楚，特別是針對外部效益與效率部分。

## 九、經營績效

### ㈠ 挑選精華案例成果（找出亮點）

第八構面的經營績效主要重點在綜合前面所有構面的執行成果精華擇要報告，因此除了要兼顧營運、教研、財務等各面向的平衡外，所挑選出來的成果或案例，在量化數據的佐證效果要強，特別是標竿值或同儕值的標準設定，若能具備公正客觀的可比較性，說服力效果會更佳。

### ㈡ 知己知彼的 PDCABL 改善循環

選定的案例既是亮點，其成效應是受到肯定，但評審委員關心的並不僅只成長亮眼的絕對值，更重要的是其中與品質改善的相關性。因此資料準備時應一併檢附選定案例變化前後的因果分析（包括：如何發現問題？與同儕差距？檢討分析與對應策略？是否有介入措施？檢討過程是否運用統計方法？後續若有改善與介入之相關性？一系列的邏輯追蹤若能提供合理解釋，即顯示此一機構在管理效率與效益上有過人之處，必能獲得評審青睞。

## 第二節　評審委員詢答實例摘要

## 一、推行全面品質管理（TQM）

問題 1：醫院在醫療服務文化之塑造上，有無令人感動之故事？

回覆摘要：

〈案例一〉

蕭爺爺與蕭奶奶，77 歲，平常僅依靠每月六千元之老人津貼支付日常生活所需，今年 7 月蕭爺爺因腦中風造成右側癱瘓，原於他院治療，但因其住院期間正逢女兒進行職訓課程，無法到院協助照顧，住院期間皆由

年紀老邁的蕭奶奶獨自照顧其生活起居、移位等。由於長期協助蕭爺爺上下床、翻身、沐浴等動作，日積月累之下，蕭奶奶於今年 9 月時體力不堪負荷，造成脊椎損傷而進行手術，術後須穿戴背架且無法負重，但因家中經濟狀況無法聘請看護照顧，蕭奶奶仍只能依靠自己的力量照顧爺爺，今年 10 月蕭爺爺從他院轉至北醫附醫進行復健療程。

復健科康鈞蔚醫師發現了蕭奶奶照顧負荷量過大的情形，建議蕭奶奶白天聘請半天看護照顧，協助蕭爺爺積極的進行復健課程，並同時通報醫院社工前往協助，經社工評估案家經濟狀況確實入不敷出，且考量蕭奶奶年事已高及聘請看護有助於蕭爺爺進行復健之考量，將案主轉介至華榮基金會，該會補助其生活急難救助金 3 萬元，這協助案家聘請一名看護在白天協助案主進行復健療程、餵食及沐浴等，使蕭奶奶晚上可以較輕鬆的照顧案主，也讓她臉上逐漸出現許久不見的笑容。

11 月底在醫療團隊細心照顧之下順利的出院了，並經由社會局的協助，入住安養中心裡安養，女兒也經由職訓順利的找到工作，現正重新返回職場。蕭奶奶在出院的時候，不斷的感謝醫療團隊的協助，她笑著說：「雖然不希望再有住院的機會，但如果真的有這麼一天，那我一定會回來北醫附醫，接受醫療團隊的照顧。」

〈案例二〉

病人李○勳騎機車外出與小貨車發生擦撞，以致腦部外傷併顱內出血，病人入院後已呈現腦死狀態，李母及其家屬聞訊悲慟不已。李母回想病人生前所提器官捐贈之意願，李母忍痛同意完成病人遺願，實現大愛精神，捐出病人的心臟、肝臟、腎臟、肺臟，以及眼角膜，為七個家庭帶來新希望。

病人在腦死判定的過程中，醫療團隊持續予以家屬情緒支持，陪伴家

屬接受病人死亡之事實。案女僅爲 9 歲,面對病人因車禍外傷所改變的面容而心生恐懼,社工及志工陪伴案女與病人做最後道別,訴說對病人的關愛與不捨!

案妹面對案主意外事故突然往生,雖有不捨、但仍支持李母同意器捐之決定。社工及醫療團隊協助案妹處理案主入院就醫相關事宜,關懷案家因意外所引起之社會心理問題,並協助案家醫療與喪葬費用補助,減輕案家經濟負擔。

北醫附醫秉持生死兩相安之照顧理念,持續提供遺族關懷,並邀請家屬參與器捐家屬座談會,透過彼此經驗的分享與情感交流,協助家屬面對喪親悲傷,並重新調整人生規劃。案妹感謝醫療團隊對病人的盡心照顧,亦感謝北醫附醫社工持續關懷,並提供與其他器捐家屬交流機會,使得家屬承受喪失至親之痛後,仍備感溫暖。

〈案例三〉

永遠做北醫的志工

我自 1998 年 9 月進入北醫附醫志工大家庭,今年正邁入第 11 年度,回憶當年婆婆每每送醫皆到北醫附醫,受到醫師、護士百般呵護照顧,內心感激無法言語,雖抱感恩心情,但皆無以回報。那時,經常看到穿著粉紅色背心的姊姊們穿梭在大廳、門診間,幫忙指引病人或家屬,那優雅的身影成爲我眼中的焦點,真希望有一天我也可以。

有一回婆婆看完門診在大廳等候批價、拿藥,巧遇秀椿姊,她走進來問:「有需要服務嗎?」我鼓起勇氣自我推薦,希望也能來當志工,由於秀椿姊的引進,歡喜進入北醫附醫志工行列。擔任急診室與病房服務,在急診室看見無數的意外及重症病人,在那裡感受悲歡喜泣的氣氛,病房內生老病死種種,讓我體會健康是多麼珍貴,生命是那麼的短暫,更要好好

把握。

2007 年終參與長者送餐服務，一週五天，騎著機車穿梭在信義區的大街小巷，夏天的太陽或冬天的寒風，不管空氣是多麼的汙濁，雨是多麼的大，就算汗流浹背或是全身濕透，在長者接到熱騰騰的便當時，一句「謝謝妳」瞬間所有的辛苦皆化作下一位長者的動力。接受送餐的長者大部分是貧病獨居者，或是行動不便的，雖然不能三餐都送，但一頓中餐卻讓我和長者建立微妙的情感，每每短短幾分鐘，面對面接觸，總讓我內心滿滿的喜悅。

去年的 11 月 13 日中午送餐時，出了一個小意外，至此我先生謝○奕，每次皆陪同送餐，我騎車載他，他則替我爬樓梯送便當給長者，他體恤我的雙腳，希望我能早日康復。兩個多月來，當他談起每天和長者的互動，臉上總是充滿愉悅，而我內心也升起「有你真好」的感恩。

因為長者送餐服務及先生的體貼，讓我們夫妻每天多一、二小時相處對話，分享喜悅，我想佛說的「自利、利他」不就是這樣嗎？感謝北醫志功團隊，感恩北醫，我覺得好幸福喔！

志工　廖○鳳撰

問題 2：「病人參與洗手」，醫師、相關人員如何落實執行？

回覆摘要：

北醫附醫投注大量的人力及資金，採行多科、多型態及多策略之計畫，歸納洗手的策略有環境設施維護、教育訓練、活動宣導、評核制度及建立獎勵制度五大方向。以專案改善、品管圈、「ASK ME 提醒醫護人員──洗手換禮物」活動，以及積極參與行政院衛生署主辦的「醫院手部衛生認證計畫」來推動落實洗手政策。

## 1. 環境設施維護

各單位備有水槽，水槽標準配備有感應式水龍頭（含踏板式）、液態皂、消毒性洗手溶液及擦手紙，並於水槽邊張貼「標準洗手方法」及洗手五時機。積極參與行政院衛生署主辦的「醫院手部衛生認證計畫」，擬廣設乾洗手液，增加人員洗手便利性。每月查核水龍頭給水功能及乾洗手液功能以維護設備功能正常。

## 2. 教育訓練

採行多方式教育訓練，例如：針對新進人員每月 2 次辦理感染管制系列教育訓練，內容均包含洗手時機，正確洗手技術；在職員工則每月定期辦理繼續教育訓練。並由院長每天 2 次親自廣播，提醒工作人員及病人、家屬、訪客多洗手，亦透過電子郵件以「感染管制小叮嚀」方式提醒臨床單位多洗手。臨床單位透過晨會、病房會議時宣導洗手政策。

## 3. 活動宣導

2005～2006 年「推行醫療人員洗手專案計畫」推行洗手相關宣導、創意洗手海報及標語製作比賽、洗手相關改善提案及依洗手時機，實際監測洗手執行情形，並定期回饋並獎勵單位及個人。

2007 年推行品管圈活動，圈員以主觀評價方式確立真因為覺得自己的手不髒、沒有洗手的習慣、忘記洗手、不認為洗手很重要、宣導不足、缺乏獎懲制度六項。以「提升醫護人員洗手遵從率」為改善主題，執行手部菌落培養實驗，將實驗結果於海報宣導、洗手時機張貼各洗手臺、乾洗劑瓶提醒洗手、推行民眾主動參與洗手活動、擬定各式宣導方式（含問卷測驗、教育宣導會議宣導、海報宣導、配戴名牌夾宣導），以及訂定洗手活動獎勵辦法等措施。結果醫護人員洗手遵從率由改善前的 44.9% 提升為 92.7%（詳見〈提升醫護人員洗手遵從率——以北部某區域級醫院為例〉論文）。

⑴ 2008～2009 年參加 BTS（Breakthrough Series）活動推行「ASK ME 提醒醫護人員──洗手換禮物」活動，成果：醫護人員洗手遵從率提升至 80% 以上。

表 6-1　醫護人員洗手遵從率統計表

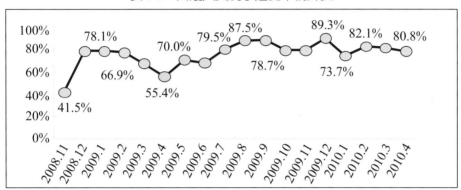

⑵ 「ASK ME 提醒醫護人員──洗手換禮物」活動，宣導病人及訪客向醫護人員詢問：「您洗手了嗎？」，藉由與病人良好的互動，進而提升洗手率。

⑶ 醫療照護相關感染率逐年下降，年度感染密度由 2007 年之平均 4.46‰ 降為 2009 年之平均 3.39‰。

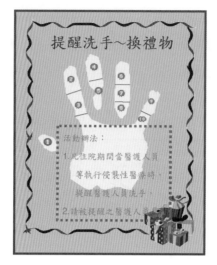

圖 6-1　「ASK ME 提醒醫護人員──洗手換禮物」活動文宣

表 6-2　2007～2009 年醫療照護相關感染率

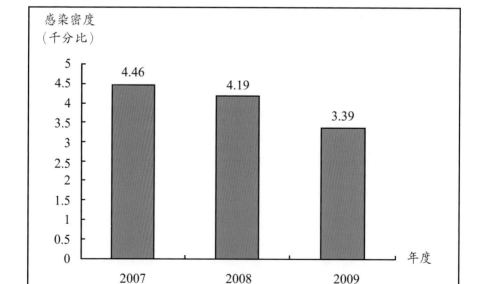

4. 評核制度

　　每月定期查核醫事人員洗手遵從率與正確率，並將查核結果回饋給被查單位，未達閾值單位要求單位應用 PDCA 流程改善，全院洗手遵從率持續進步。

表 6-3　2007～2010 年 5 月洗手監測統計圖

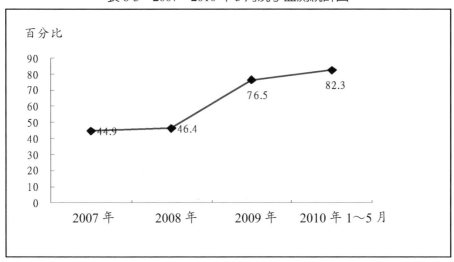

5. 建立獎勵制度

　　每年編列預算獎勵洗手相關措施優良單位，頒發獎狀及獎金，以2009 年度為例，共有 27 病房等 10 個單位獲獎。

6. 未來展望

　　醫院積極參與行政院衛生署主辦的「醫院手部衛生認證計畫」，持續辦理院內手部衛生教育訓練，包括：舉辦各類人員的教育訓練、應用數位學習網請全院員工上網學習及測試。運用 PDCA 流程改善推行專案改善計畫。辦理全院性醫護人員手部衛生推廣活動，包括：「北醫附醫洗手活動我參與」簽署、舉辦認證單位「落實手部衛生競賽」活動、洗手攝影比

賽及洗手達人比賽。

　　邀請民眾及訪客提醒醫護人員手部衛生的執行，包含：舉辦 ASK ME 洗手換禮物活動、舉辦團體衛教、執行病人滿意度調查，以及透過群體醫療群推廣社區民眾多洗手。院內規劃設置明顯之手部衛生提醒、宣導標示，包括：醫院外牆看板設計及公共區域海報、標語張貼。其他活動還包含：各單位洗手設備改良（增設乾、濕洗手設備）、拍攝「洗手讓生命更美好」洗手宣導短片。

　　期望未來一年醫院能通過手部衛生認證，善盡醫院的社會責任，當北醫附醫可以信心滿滿高呼自己是「洗手醫院」時，那將是醫院全體員工的一大榮譽。

問題 3：請說明 TTQS 推動結果與人才培育的過程。

回覆摘要：

　　北醫附醫於今年參與協助事業單位人力提升計畫之 TTQS 評鑑得到銀牌，未來北醫附醫在落實 PDDRO 須更加努力各階段的運作。以下簡述北醫附醫落實 TTQS 之 PDDRO 作法。

計畫（Plan）：

1. 北醫附醫每年制定營運計畫書，並對於醫療環境有明確之對外部環境評估，確立醫院短中長期發展目標與經營目標，並有海報、網路社群、隨身小卡、電子公文、醫院網頁等管道多種管道讓同仁知悉。

2. 在醫院發展策略之下，制定明確共通核心課程，而各類人員備有教學訓練程序書的 ISO 文件，並有明確之教育訓練政策，專業訓練，如：各專科住院醫師計畫書、PGY 教育訓練、內外科專科護理師培育計畫，醫院重點發展政策視察國內外醫療環境，並

診斷出績效缺口，進而補強，如更深化病人安全、組織文化與強化國際醫療發展，且擬訂出通識課程、主管培訓課程（接班人計畫）、重症人才培育、國際醫療人才培育。

3. 職能分析部分：

⑴ 北醫附醫設有員工遴選辦法與工作說明書規定各類人員須具備職能，若該職位負責職務之說明書所需職能不足，再以受訓、進修補足職能不足之處。

⑵ 北醫附醫「醫療人員執行醫療業務說明書」記載醫療人員可執行之臨床項目，並有「執行醫療項目授權委員會」審查醫療說明書所記載醫療業務執行之合理性做審核，以符合現階段之醫療職能。

⑶ 北醫附醫針對主治醫師職能部分以雷達圖分析教學、研究、臨床服務、社區服務、行政服務五大職能構面，針對各醫師構面結果提給院方在未來發展上做參考。

4. 北醫附醫設有健全教育訓練組織負責教育訓練之規劃與運作，包括全院教育訓練委員會由各教育主責單位成員組成；護理部設有護理教育研究委員會，委員成員資格將以部定教職身分與臨床專業經驗為主要參考遴選；教研部設有醫學教育委員會負責醫療與醫事人員教育訓練。

設計（Design）：

1. 訓練師資：北醫附醫由於為大學附設醫院，有豐富師資，包括部定教師資格與北醫體系設有師資發展中心，培育內部講師並增加北醫附醫教學訓練品質。

2. 各訓練計畫訂有完整教學流程與評核方式，例如：住院醫師訓練計畫。

執行（Do）：

1. 學員遴選部分明確區分，包括：急重症單位所需具備之訓練、各類人員專科訓練、醫院發展計畫之醫學技術專業訓練，如表 6-4，依據人員類別、專業、職階做區分。

### 表 6-4　學員遴選之類別、專業與職階

| 人員類別 | 專業人員 | 人員類別 | 主管培訓 | 院內教育訓練 | | | | | | | | | | | | 院外教育訓練 | | | |
| --- | --- | --- | --- | --- | --- | --- | --- | --- | --- | --- | --- | --- | --- | --- | --- | --- | --- | --- | --- |
| | | | | 通識教育 | | | | | | | | | 專業訓練 | | | 學習研修 | | | |
| | | | | 醫療品質 | 急救訓練 | 職場安全 | 感染管制 | 醫學倫理 | 全人醫療 | 病人權益 | 醫療糾紛 | 病人安全 | 專科訓練 | 學術研究 | 特殊技能 | 院外研討會 | 外派受訓 | 校內選修 | 出國進修 |
| 在職同仁 | 醫療　醫事　護理　行政 | 院長與副院長 | 共識價值觀凝聚 | 醫療品質 | 急救訓練 | 職場安全 | 感染管制 | 醫學倫理 | 全人醫療 | 病人權益 | 醫療糾紛 | 病人安全 | 專科訓練 | 學術研究 | 特殊技能 | 院外研討會 | 外派受訓 | 校內選修 | 出國進修 |
| | | 一、二級主管 | 領導能力與價值觀強化 | 危機管理 | 哀傷輔導 | 器官捐贈 | 安寧療護 | 服務禮儀 | 資訊管理 | 醫療法規 | 心理衛生 | | | | | | | | |
| 新進同仁 | | 基層人員培訓 | 實務執行與溝通管理能力 | 全院性職前訓練 | | | | | | | | | 單位職前訓練 | PGY 兩年期訓練（醫事人員） | | | | | |

2. 多元化訓練方式，包括：一校三院之演講、問答、團體討論、專業評核、視聽教學、研討會、臨床教學、個案研討、床邊教學、門診教學、遠距教學、標竿學習。

3. 受訓人員成果移轉：繳交受訓心得報告供同仁分享、修訂與製作院內相關表單、擔任相關訓練講師等成果移轉。

查核（Review）：

1. 相關場合如北醫大管理發展中心會議、院內行政會議、相關委員會會議、訓練主責單位會議（如：教研部）、各訓練單位會議檢視教育訓練執行現況、訓練相關辦法修訂與研擬。

2. 設有教學成果之雙向回饋與輔導機制。

成果（Outcomes）：

1. 北醫附醫使用多元化成果評估跨及 Level 1～Level4，例如：Level 1 有滿意度調查、Level 2 有受訓報告、課前後測驗、Level 3 有實作查核、Level 4 外部評鑑成果、整體病人滿意度、研究發表數等。

2. 受訓成果結合個人專業訓練測驗與年度考核制度。

3. 特殊績效：由於北醫附醫具有高教學訓練品質，因此代訓國外醫事人員有不錯的成果，2008～2009 年共代訓 115 位國外醫事人員，且各類實習生國考合格率超越全國各院平均標準、衛生署旗鑑醫院計畫國際病人服務量前三名。

4. 通過 2010 年教學醫院評鑑優等。

## 二、領導與經營理念

問題 1：醫院願景發展的重點具體執行。

回覆摘要：

北醫附醫對國際一流的定義如下：

標準：

1. 北醫附醫為臺北醫學大學之附設醫院，欲成為世界國際一流的大學，QS 排名需進入前 500 名。

2. 醫院須通過符合國際標準之 JCI 評鑑。

3. 教學研究及醫療服務特色具有符合國際水準及國際級聲望。

4. 醫學教育方面，採用符合國際醫學教育潮流之方法，如：OSCE、PBL、EBM 等。

5. 研究方面具有研究成果的發表，可刊登於世界知名 SCI 期刊，並與國際知名大學及研究單位有跨國性合作。

6. 某些醫療服務項目具有國際知名度，並有國際病人診治之業務。

7. 代訓跨國性學員。

8. 成為國際醫療業務的領導醫院，並有國際病人診治成效。

9. 採用之品質管理之方法、指標及成效符合當前國際潮流及水準。

北醫附醫目前已達成項目：

1. 學校正積極準備進入 QS 世界大學 500 大排名，北醫附醫在論文發表數上積極協助；短期進入 1,000 名，中期進入 750 名，長期目標入 QS 世界大學 500 大排名。

2. 通過符合國際標準之 JCI 評鑑。

3. 採用教學方法符合國際潮流，如：OSCE、PBL、EBM 教學。

4. SCI 論文發表數量逐年增加。

5. 在生殖醫學、體重管理、大腸癌、肝癌及神經外科的研究已具國際聲望，神經外科與美國 NIH 進行腦部外傷研究合作。

6. 採用的品質管理工具皆符合世界潮流。

7. 近年已代訓 19 國、58 位實習生。

8. 國際病人之服務量逐年增加，且承接友邦元首之醫療照護，已具成效，獲外交部肯定。

9. 以新加坡大學附設醫院為 benchmark，正在逐步努力成為國際一流大學。

問題 2：醫療廢棄物的處理是否達安全標準？

回覆摘要：

1. 北醫附醫生物醫療廢棄物係符合環保署相關法規訂定清運流程：

   ⑴ 各單位同仁依照廢棄物類別將廢棄物分類丟棄。生物醫療廢棄物丟至紅色專用感染垃圾袋，各單位清潔人員將單位內生物醫療廢棄物集中至護理站內之處理室。

   ⑵ 將護理站內廢棄物集中至各樓層垃圾處理室內之生物醫療廢棄物密閉式子車內。

   ⑶ 清運生物醫療廢棄物之清潔人原穿戴基本防護配備：戴口罩、戴檢診手套、攜帶簡易清潔包（乾洗手、手套、插手紙），將子車推至 B2 生物醫療廢棄物處理室。

   ⑷ 清潔人員於 B2 生物醫療廢棄物處理室先將子車推至待磅區。

   ⑸ 著裝（穿長圍裙、外披隔離衣、戴上雙層塑膠手套）。

   ⑹ 將生物醫療廢棄物磅秤並記錄。

   ⑺ 將磅秤完之廢棄物送至冰庫存放。

   ⑻ 清潔生物醫療廢棄物子車。

   ⑼ 將子車推回各樓層垃圾處理室。

2. 北醫附醫託政府許可廠商嘉德技術開發公司，該公司為政府核可之生物醫療廢棄物清運及處理廠商，該公司每週一至週六以密閉冷藏車清運至合法廢棄物處理廠焚化處理。

3. 北醫附醫廢棄物管理人員依規定上網申報網路三聯單，由廢棄物專責人員負責每日上網以 GPS 系統追蹤廢棄物清理過程、執行廢棄物追蹤狀況並以廢棄物妥善處理文件完成確認。

4. 北醫附醫廢棄物管理人員不定期於院內各單位進行廢棄物稽核，稽核單位同仁是否依照規定進行垃圾分類處理，並將稽核結果進行報告。

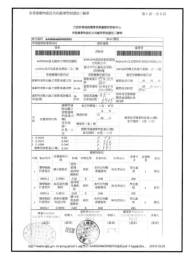

圖 6-2 生物醫療廢棄物申報三聯單

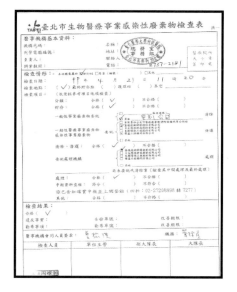

圖 6-3 上網用 GPS 監控生物醫療廢棄物清運過程

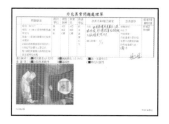

圖 6-4 院內稽核作業

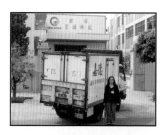

圖 6-5 稽核清運廠商

圖 6-6 環保局稽核紀錄

5. 北醫附醫不定期派員跟隨清運車至焚化處理廠，稽核是否依規定進行生物醫療廢棄物焚化處理。

6. 環保局人員不定期至北醫附醫稽核廢棄物處理，醫院皆無缺失。

7. 定期舉辦教育訓練教導同仁正確廢棄物分類與處理方式。

8. 每月彙整生物醫療廢棄物產出統計，並分析每月增減比之差異。

9. 管制圖監控廢棄物成長趨勢。

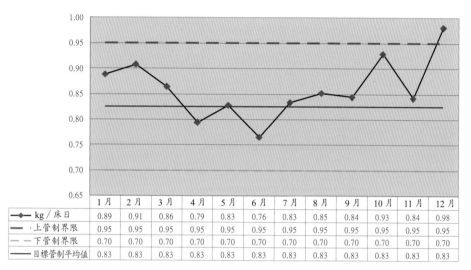

| | 1 月 | 2 月 | 3 月 | 4 月 | 5 月 | 6 月 | 7 月 | 8 月 | 9 月 | 10 月 | 11 月 | 12 月 |
|---|---|---|---|---|---|---|---|---|---|---|---|---|
| ◆ kg／床日 | 0.89 | 0.91 | 0.86 | 0.79 | 0.83 | 0.76 | 0.83 | 0.85 | 0.84 | 0.93 | 0.84 | 0.98 |
| 上管制界限 | 0.95 | 0.95 | 0.95 | 0.95 | 0.95 | 0.95 | 0.95 | 0.95 | 0.95 | 0.95 | 0.95 | 0.95 |
| 下管制界限 | 0.70 | 0.70 | 0.70 | 0.70 | 0.70 | 0.70 | 0.70 | 0.70 | 0.70 | 0.70 | 0.70 | 0.70 |
| 目標管制平均值 | 0.83 | 0.83 | 0.83 | 0.83 | 0.83 | 0.83 | 0.83 | 0.83 | 0.83 | 0.83 | 0.83 | 0.83 |

圖 6-7 2008 年生物醫療廢棄物管制圖（單位：kg／床日）

問題 3：醫院目標與校方目標如何結合？

回覆摘要：

1. 北醫附醫策略發展流程之共識與跨院策略規劃主要經由「學校共
識營」來凝聚一校三院於各年度之發展共識，達成共識與發展規
劃後，三院並於各自「醫院共識營」中依據當年度規劃視情況修
正醫院階段性發展計畫，及達成下年度發展目標共識。

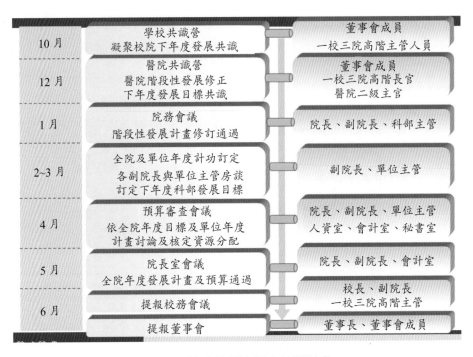

圖 6-8　策略發展流程之共識形成

2. 管發中心亦會制定三院共同的年度績效目標，並定期追蹤檢視成效。以 99 學年度為例，請參表 6-5。

表 6-5　管發中心制定之績效與目標

| 項次 | 績　效　指　標 | 99 學年度目標 |
|---|---|---|
| 1 | 全院總餘絀 | ≥ 1.4 億 |
| 2 | 住院總人次 | ↑15%<br>（約 27,654 人次） |
| 3 | 門急診平均單價（點／件） | ↑5%<br>（約 2,090 點／件） |
| 4 | 住院平均單價（點／件） | ↑10%<br>（約 56,228 點／件） |
| 5 | 初診率 | ≥ 5% |

（續）

| 6 | 近五年來專任主治醫師論文發表率 | $\geq 80\%$ |
| 7 | 急診總人次 | ↑15%<br>（約 49,427 人次） |
| 8 | 院內感染率 | $\leq 3.5‰$ |

## 三、策略管理

**問題 1：呈現願景落實到各科部具體工作執行的實例。**

**回覆摘要：**

　　北醫附醫之願景爲「成爲國際一流之大學醫院」，爲配合各項願景，各科部均擬訂短、中長、期計畫，以癌症醫院放射腫瘤科爲例：

1. 短期計畫 2007～2008 年
   - 人才培育：培育一名專科醫師、二名醫學物理師、二名放射技術師。
   - 專業技術：由一名專科醫師及一名醫學物理師至美國學習及引進導航式光子刀，並於 2008 年 7 月正式帥先國內使用。
   - 成果發表：2009 年發表導航式光子刀成效及論文，並分別受邀至國內各醫院及大陸、香港、泰國演講，北醫附醫經驗。

2. 中期計畫 2009～2010 年
   - 人才培育：邱副院長於 2009 年獲醫學博士學位，2010 年網羅二名資深優秀之專科醫師，另派一名主治醫師及一名醫學物理師碩士班在職進修。一派一組人員至德國及美國接受弧形刀 VMAT 技術。
   - 專業技術：2009 年 12 月 FDA 核准弧形刀 VMAT 之使用，該科人員 2010 年 2 月至德國及 4 月至美國學習該技術，並於同年 6

　　月啓用國內第一部弧形刀 VMAT。

- 成果發表：邱仲峯副院長之研究「標靶＋光子刀治療肝癌」獲得重大成就，並登上國際知名期刊封面。

2010 年 11 月 20 日北醫附醫舉辦國際放射治療技術及品質保證研討會共 170 人與會，團隊共發表 3 篇弧形刀報告。

3. 長期計畫 2011～2013 年

- 人才培育：引進博士後研究員發展癌症轉譯研究。

　擬派醫師至國外一流癌症中心進行 Fellow 訓練。

- 專業技術：2010 年 11 月引進螺旋刀設備與技術。

　率先國內與美國同步發展 SBRT（立體定位放射手術）。

　2011 年擬派人至日本及美國考察質子及重粒子治療設備與技術。

- 預期成效：成爲亞洲地區癌症放射治療重鎭。

　成爲大華人區域訓練單位。

　發表國際一流論文及創新治療技術。

**問題 2： 北醫附醫一直在強調一校三院，其優劣勢爲何？**

**回覆摘要：**

　　北醫附醫爲教學大學附設醫院，另兩院爲校方承攬經營的醫院，一校三院營運架構的優勢說明如下：

1. 資金流效應：由董事會統籌一校三院營運資金之分配與管理，除可降低對外融資的資金成本，另透過資金流的相互支援，亦可降低調度營運資金的財務風險。

2. 採購成本控管效應：透過校方聯合採購可增加對廠商的議價力，這有助降低資本投入之成本。

3. Know-how 分享效應：在此營運架構下，三院可「分開開發、彼

此分享」重要 Know-how，不必把資源投注在相同事務開發上，例如：服務系統的開發。另外，參與評鑑就是由萬芳醫院先開始，緊接著分享給雙和醫院，接著到北醫附醫大量參與評鑑來提升服務品質。

4. 三院不同市場服務策略的作法，將有助於加深醫療服務的深度，如北醫附醫以癌症醫院為定位，三院癌症病人的轉介，將有助提升北醫附醫癌症中心的營運績效，這些就是一校三院營運架構下所能提供的正面綜效，也是一校三院營運架構競爭優勢是最好例證。

劣勢在於：為支持三院的正常營運，營運資金的壓力相較之下會比他院來得大，但這是身為醫學大學的北醫無可逃避的問題，因為它肩負著醫學教育與培養醫療服務人力資源的重大任務。

**問題 3：在結合萬芳醫院與雙和醫院下，北醫附醫蓋了醫療大樓需 17 億資金，雙和醫院建院需 30 億資金，到底是優勢或是劣勢？**

回覆摘要：

若北醫醫療體系僅有附設醫院，以 2007 年未籌建第三醫療大樓前之服務規模計，北醫附醫只有 413 床，亦即整個北醫醫療體系能提供學生實習的場所只有 413 床，相較國內各大醫療體系，量體明顯不足與落後，如此規模之床數無法吸引、甚至容納該校實習生，在醫療產業競爭基礎上，規模及競爭力將明顯落後其他醫療體系。

萬芳醫院是臺北市政府 OT 之醫院，透過承接該院經營權來擴大服務規模之方式將使校方投入之建物成本相對較低，該院共計有 800 床；加上雙和是衛生署 BOT 之醫院，床數建置若能擴充到 1,500 床，三院總服務規模合計將達 3,000 床之譜，在經濟規模上，北醫醫療營運規模將足以與

其他醫療體系相互競衡，而營運規模的擴大也將使營運產生規模效益，爲該醫療體系帶來競爭力。

　　具體之綜效如資訊系統、各種藥品、儀器及設備之採購，三院均可聯合議價，減少成本，另外醫療人才資金亦可互補支援，所以與萬芳及雙和醫院組成的一校三院營運架構模式，對北醫附醫提供支援及互補的系統，是北醫醫療體系優於其他醫療體系的競爭優勢。

## 四、研發與創新

問題 1： 北醫附醫論文發表量，請與同儕醫院作比較。

回覆摘要：

　　1. 北醫附醫沒有財團支持，也非國立大學有較多的資源可供研發，茲以同質性同規模的醫院作比較，未來也將持續努力。

　　2. 所謂優質論文，多數研究學者認爲 Impact Factor > 5 的論文，可被視爲優質論文，因無法查閱其他醫院論文之 Impact Factor，僅與附屬醫院比較如下： （2010.11.25 自北醫圖書館競爭力系統查詢而得）

表 6-6　北醫附醫、萬芳及雙和三院之論文發表量統計表

| 年度 | 北醫附醫 | | | | 萬芳 | | | | 雙和 | | | |
|---|---|---|---|---|---|---|---|---|---|---|---|---|
| | 2007 | 2008 | 2009 | 2010.1~10 | 2007 | 2008 | 2009 | 2010.1~10 | 2007 | 2008 | 2009 | 2010.1~10 |
| 無 | 18 | 9 | 24 | 23 | 31 | 12 | 27 | 15 | 0 | 0 | 9 | 13 |
| 0 < IF < 5 | 100 | 128 | 155 | 141 | 92 | 113 | 127 | 94 | 0 | 6 | 51 | 94 |
| 5 ≤ IF < 8 | 7 | 16 | 19 | 16 | 0 | 10 | 10 | 7 | 0 | 0 | 4 | 9 |
| IF ≥ 8 | 2 | 6 | 2 | 9 | 3 | 3 | 1 | 2 | 0 | 0 | 1 | 2 |
| 合計 | 77 | | | | 36 | | | | 16 | | | |

**問題2：校方及院方都很重視研究成果，在此研究壓力下，醫院如何確保研究人員只能利用合乎醫療倫理之研究樣本，而不會違反醫療倫理？**

回覆摘要：

　　北醫附醫 1995 年成立人體試驗委員會（IRB），每年皆經衛生署評鑑通過。所有與人體相關之研究，包括：檢體的採集，均須提計畫書送 IRB 審查，唯有通過審查的計畫案，才可在醫院執行。並訂有期中報告、結案報告、實地訪查等標準作業流程；此外，亦嚴謹掌握追蹤計畫之進行，務使遵循醫療倫理之規範。

**問題3：哪些服務創新是北醫附醫的特色，值得其他醫院學習？**

回覆摘要：

　　北醫附醫之特色乃以發展具有全國及國際醫療能力與實力為目標，達成全國前五名的醫療能力，因此我們在流程、服務、技術、人才上積極強化「整合性」及「特殊性」，整合各專科聯合治療，整合跨部門醫療資源及服務，依疾病差異提供個人化照護服務，研發特殊治療提供多元服務，北醫附醫之特色醫療如下：

1. 生殖醫學中心：研發生殖新技術，成為造福不孕家庭的現代送子觀音。
2. 體重管理中心：從營養、運動、藥物控制及外科手術，以跨科部整合減重治療計畫，提供術後整合性 All In One 治療平台。
3. 全國首創神經復健全自動機器人步態行走訓練：以神經可塑性原理配合強化迴饋之功能性訓練讓中風、脊髓損傷、腦外傷、多發性硬化症、腦性麻痺及其他神經系統疾病病人改善日常活動能力。

4. ITB 幫浦投藥，幫助腦麻兒 18 年來終能躺平睡覺。

5. 血友病中心：整合多專科醫療團隊進行多科會診，提供最及時適切的醫療服務。

6. 愛滋病防治中心：個管案數爲北區第三大指定醫院，致力打造感染者一個安全不受歧視的就醫空間，並累積對愛滋感染者的照顧經驗，附醫駐史瓦濟蘭援外醫療團，成功地在當地推動愛滋病防治及治療。

7. 癌症醫院：

⑴ 整合性癌症篩檢中心。

⑵ 全國首創 e 化療——癌症病人化學治療用藥安全。

⑶ 全國首創基因定序中心：以個人化醫療爲基礎，針對不同體質的癌症病友，提供癌症用藥基因定序檢測，找出最佳療效的之化學藥物的最優化治療，打造個人化 SMART 智療。

⑷ 臺北市規模最大安寧病房。

8. 多元多國國際醫療：海外醫療團、友邦醫事人員代訓、外籍人士醫療服務量居衛生署旗艦醫院前三名。

## 五、顧客與市場發展

**問題 1：透過何種管道了解病人的需求（以病人爲中心的需求）？**

**回覆摘要：** 北醫附醫透過下列方式及管道瞭解病人的需求：

1. 設有專責部門負責處理民衆意見

由社工室專責處理病人或家屬意見、抱怨及申訴；院內各單位或員工均可轉介民衆意見反映至專責部門。社工師秉持專業服務態度、同理心與溝通技巧，積極傾聽民衆意見、同理病人等待不安或憤怒之情緒，非常重視每一位顧客之正、負向反映。

2. 設有多元民眾意見蒐集管道

　⑴ 建言箱：於民眾常活動之公共區域設置建言箱，收集民眾意見。2008 年 12 月爲符合國際化趨勢，並積極廣納民眾意見，重新設計活潑、明亮之雙語建言箱、意見反映單，並增設多處。目前全院共計設置中英文版建言箱共 37 個。

　⑵ 民眾意見反映專線：（02）2737-5593。

　　張貼於建言箱上，並公告於門診表、住院須知手冊，以及醫院的網頁上。

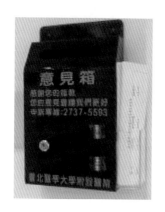 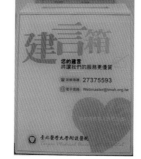 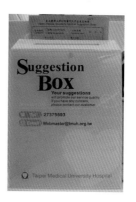

圖 6-9　2008.11 前的意見箱　　圖 6-10　2008.12 後改版之中英文版建言箱

　⑶ 院長信箱：（ppr@tmuh.org.tw）

　　位於北醫附醫官網首頁，民眾可直接點選表達意見。

　⑷ 現場反映：

　　民眾現場反映意見，社工協同相關單位處理，即時跨單位協調及處理抱怨事宜，並逐案以公文簽核至院長，每月製作統計報表於行政會議上報告。

編號NO.：

臺北醫學大學附設醫院民眾意見反映單
Taipei Medical University Hospital Suggestion Sheet

| | | | |
|---|---|---|---|
| 反映類別 Category | □鼓勵 Compliments □建議 Suggestions | 反映日期 Suggestion Date | 年 YYYY 月 MM 日 DD |
| | 發生時間 When did the event take place? | 發生地點 Where did the event take place? | |
| | 被反映人 Name of the person that this event is related to. | 被反映單位 The department that this event is related to. | |
| 具體反映內容摘要 Detailed account of the event. | | | |
| 當事人 Client 病歷號碼 Medical Record No. | | 聯絡方式 Contact TEL | |
| 反映人 Proposer | | 聯絡方式 Contact TEL | |
| 回覆與否 Reply | □需要回覆 YES! Please! □不需回覆 No, Thanks. | 回覆對象 Reply to | □當事人 Client □反映人 Proposer |

感謝您的支持與指教，您的建言將讓我們的服務更優質！書面方式如無法充分反映您的意見，亦可利用下列管道，我們將由專人為您服務，謝謝！
民眾意見反映專線(02)2737-5593 或 電子信箱：webmaster@tmuh.org.tw
Your suggestions will help to improve our service quality,
If you have more comments for us, please contact:
TEL：(02) 2737-5593 or E-MAIL：webmaster@tmuh.org.tw
F-E900-015 Our staff will contact you as soon as possible.

圖 6-11 民眾意見反映單

圖 6-12 建言箱

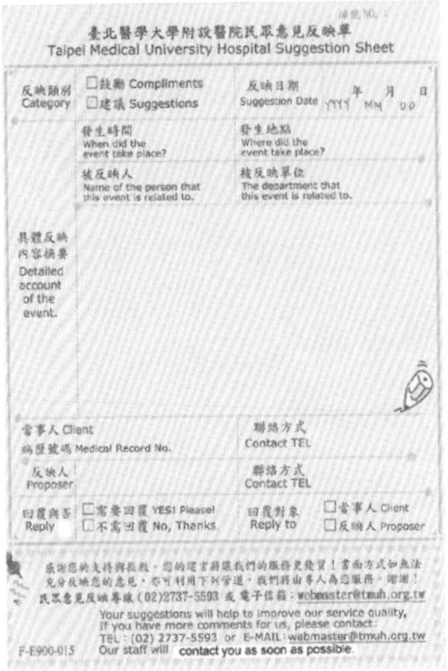

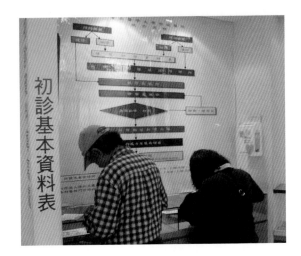

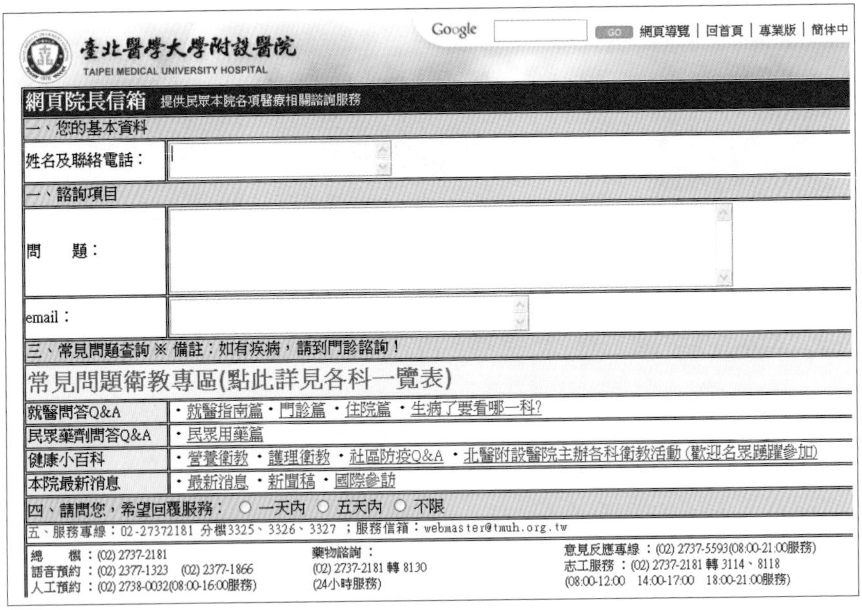

Google GO 網頁導覽 | 回首頁 | 專業版 | 簡体中

臺北醫學大學附設醫院
TAIPEI MEDICAL UNIVERSITY HOSPITAL

網頁院長信箱 提供民眾本院各項醫療相關諮詢服務

一、您的基本資料

| | |
|---|---|
| 姓名及聯絡電話： | |

一、諮詢項目

| | |
|---|---|
| 問　　題： | |
| email： | |

三、常見問題查詢 ※ 備註：如有疾病，請到門診諮詢！

常見問題衛教專區(點此詳見各科一覽表)

| | |
|---|---|
| 就醫問答Q&A | ・就醫指南篇・門診篇・住院篇・生病了要看哪一科? |
| 民眾藥劑問答Q&A | ・民眾用藥篇 |
| 健康小百科 | ・營養衛教・護理衛教・社區防疫Q&A・北醫附設醫院主辦各科衛教活動(歡迎名眾踴躍參加) |
| 本院最新消息 | ・最新消息・新聞稿・國際參訪 |

四、請問您，希望回覆服務： ○ 一天內 ○ 五天內 ○ 不限

五、服務專線：02-27372181 分機3325、3326、3327 ；服務信箱：webmaster@tmuh.org.tw

總　　機：(02) 2737-2181
語音預約：(02) 2377-1323　(02) 2377-1866
人工預約：(02) 2738-0032(08:00-16:00服務)

藥物諮詢：
(02) 2737-2181 轉 8130
(24小時服務)

意見反應專線：(02) 2737-5593(08:00-21:00服務)
志工服務：(02) 2737-2181 轉 3114、8118
(08:00-12:00　14:00-17:00　18:00-21:00服務)

圖 6-13 院長信箱

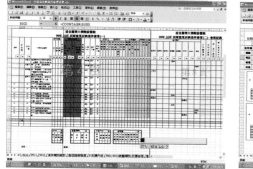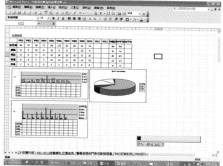

圖 6-14　民眾意見反映處理清單

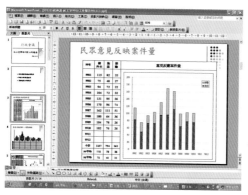

圖 6-15　民眾意見反映案件量

(5)其他：

①院內單位轉介：如志工服務臺、批價櫃臺、醫護人員、社區
護理等，皆可轉介民眾意見反映。

②外部單位轉介：如衛生局、健保局、醫師公會、民代、媒體
等，另由醫事室、企劃組等行政單位協助受理相關程序，以
廣納建言、虛心檢討的態度積極改善與提升院內之各項醫療
服務品質。

③設有多語言志工服務，如有外籍人士亦可進行意見反映。

④ 問卷調查：每半年一次以「顧客滿意度調查」針對門診、急診、住院病人進行調查，2007～2010 年 4 月問卷調查次數總計為五次。

a. 北醫附醫每半年一次進行之全院性（門診、急診與住院）顧客滿意度調查，且均依照醫院「顧客滿意度調查作業程序書 QP-J100-014」標準作業流程進行。

b. 北醫附醫顧客滿意度問卷內容，無論是針對「門診」、「急診」或「住院」病人，其調查內容均包含六大服務構面，包含「醫療服務」、「護理服務」、「檢驗檢查服務」、「藥事服務」、「行政服務」及「環境設施」，以全面瞭解目前提供服務是否滿足或符合病人需求。

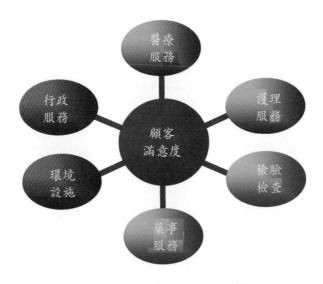

圖 6-16　顧客滿意度問卷調查構面

⑤ 出口民調：自 2010 年 3 月起，針對門診、急診、住院診療完成之病人進行電訪之問卷調查，即時掌握民眾對醫療服務之

感受。

3. 利用多種形式，使病人、員工及外包人員均能清楚知道意見反映
管道

⑴ 意見反映管道標示於建言箱、門診表、住院須知手冊及網站
等，資訊清楚易見。

⑵ 新進人員教育訓練：員工職前教育訓練安排民眾意見反映課
程，教育員工如何處理意見反映及介紹院內反映管道，2007～
2010 年 4 月新進人員教育訓練總場次爲 72 場。

⑶ 以院內網路公告院內各單位（含外包人員）知悉民眾意見反映
管道及處理。

⑷ 北醫附醫以 tracer 方式不定期進行單位追蹤訪查，詢問院內員
工是否熟悉病人權利義務及民眾反映意見管道。


問題 2：北醫附醫使用「統計分析」來了解顧客資料，請問曾使用過哪
些統計方法？曾經分析出什麼以前不知道的「看法」？

回覆摘要：

以急診專案改造爲例說明：

　　因北醫附醫醫療科別數量非常多，統計被反映之科別時較難看出統計
意義上的差異，但經每月行政會議報告統計資料時發現，急診 2010 年被
抱怨及建議之頻率最高，占總醫療科別之 4.8 %。統計總案件量後，甚至
超過 2009 年的一倍，加上內部醫護人員對於院方行政支援及轉床流程等
多有抱怨，故於 2010 年 7 月由院方主導進行急診專案改造，實施方案如
下：

表 6-7　急診專案改造案件統計表

| 年度 | 2007 年 | 2008 年 | 2009 年 | 2010 年 10 月 |
|---|---|---|---|---|
| 案件量 | 14 | 6 | 16 | 38 |
| 總案量 | 196 | 304 | 495 | 785 |
| 比例 | 7.1% | 2.0% | 3.2% | 4.8% |

1. 設立專責急診社工人員

   該名社工人員擁有護理證照及工作經驗，熟悉醫療團隊之作業流程與溝通模式，加上社工之專業知能與服務熱誠，最適合在急診的特殊醫療環境中服務，讓民眾因車禍、重大傷害、病況危急等進入急診時，能夠透過社工立即性的協助，化解病人與家屬等待時情緒之不安、焦慮及憤怒，增進醫病之間的溝通互動，亦協助醫護人員抒解臨床工作之急迫壓力。

2. 設立行政副主任一名

   針對院內跨單位、跨科別之行政流程協調，由副主任出面溝通協商，提升急診在轉床、轉院、待床等各項醫療政策能夠確實執行，保障醫療服務品質。

3. 動線規劃重新整合

   原本「批價掛號」櫃檯在急診中央，從入口約有 100 公尺之距離，病人需先入內刷健保卡後再往回走 1 公尺到「檢傷分類」櫃檯評估病情，不僅標示不清且動線不順暢，常造成初次就醫或病情緊張的民眾抱怨連連，亦徒增候診時間。但目前已將批價櫃檯向前移動至大門入口處右手邊 1 公尺處，通常民眾就會直接到櫃檯詢問，此時人員便能立即提供掛號服務，再往前走 5 公尺旁邊之檢傷分類櫃檯即有護理人員量血壓、問診等，動線非常順暢，也讓民眾感受到醫院的就醫服務。

4. 調整急診病人待健保床機制，全院健保滿床時，將雙人床等改爲
   健保床

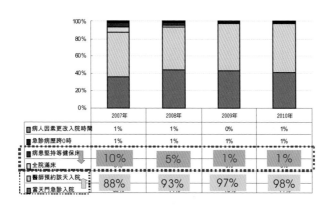

圖 6-17　病人待床分析圖（一般病床）

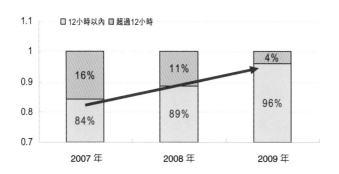

病床數增加、簽床機制調整及二大樓雙人病房差額調降

圖 6-18　急診住院病人於 12 小時內入住一般病房統計圖

　　改善結果：2010 年上半年度急診滿意度調查爲 99.4%，仍由院方持
續追蹤服務之滿意度，及醫療服務品質。

**問題 3：顧客滿意度調查，如何進行病人抽樣調查？請補充說明。**

回覆摘要：

1. 北醫附醫每半年一次進行之全院性（門診、急診與住院）顧客滿意度調查，且均依照北醫附醫「顧客滿意度調查作業程序書 QP-J100-014」標準作業流程進行。

2. 調查對象及受訪人數設定

   (1)門診滿意：以便利抽樣方式對門診已領藥、已完成門診診療之病人（或家屬）進行問卷調查，且北醫附醫訂定每次門診滿意度調查受訪者須達 250 人以上。

   (2)急診滿意度：以便利抽樣方式對急診已領藥或留觀病人（或家屬）進行調查。北醫附醫設定每次急診滿意度調查受訪者須達 200 人以上。

   (3)住院滿意度：針對調查期間所有出院病人（或家屬）進行問卷調查。北醫附醫訂定每次調查住院病人受訪者須達 250 人以上。

3. 問卷發放與回收

   (1)門診病人滿意度：由醫品部人員或社工室志工協助，至門診藥局前或門診區請受訪者現場自填問卷，若遇年紀較大長者無法清楚閱讀問卷者，則由調查人員以面訪方式完成問卷。並於受訪者填答完畢後立即收回問卷。

   (2)急診病人滿意度：由醫品部人員或社工室志工協助，至急診大廳、暫留觀察室發放問卷，請受訪者現場自填，若遇年紀較大長者無法清楚閱讀問卷者，則由調查人員以面訪方式完成問卷。並於填答完畢後立即收回或請受訪者將問卷投入急診藥局櫃臺前的問卷回收箱內，每日再由醫品部人員回收問卷。

⑶住院病人滿意度：由病房護理人員將問卷發放給調查當月將辦
理出院之病人（或家屬），由受訪者填寫完畢後交回護理站，
或投入病房顧客意見反應箱，或是於結帳時，將完成填答的問
卷投入放置在批價掛號櫃臺問卷回收箱內。每日再由醫品部人
員至各病房及回收箱內回收問卷。

4. 產後護理之家滿意度

對入住產婦於出住前一天會進行滿意度調查，以瞭解產婦的需要
及對服務品質滿意程度，評量工具為單位所研發出來具信效度的
「產後護理之家服務滿意度問卷」，分有形性、可靠性、反應
性、保證性及同理心五個構面，問卷內容包括：服裝儀容、住
房環境清潔、設備、門禁、產科兒科醫師能力、護理人員專業能
力、衛教、月子餐、就醫安排、整體服務等共計 25 題，問卷由護
理人員發放採不記名方式，產婦填寫後放置意見箱內，再由護理
人員定期回收每月分析統計作改善。

## 六、人力資源與知識管理

問題 1：請舉一實例說明醫院有關「強調策略與訓練連結」的做法。

回覆摘要：

〈以北醫附醫推動國際醫療人才為例：〉

依據醫院願景成為國際一流的大學醫院，因此在策略之一目標為「國
際醫療服務專業化」，所以依據 TTQS 架構之下，透過市場調查、國際醫
療市場開發，診斷出績效缺口，因此在發展國際化服務策略之下，須補足
國際醫療人才之能力，強化外語能力、跨國文化、國際化醫療服務，進而
舉辦英語會話課程、國際人才菁英培訓、時尚美學課程，以及國外醫療研
討會。

在訓練執行之下，北醫附醫在國際醫療有不錯的成果，如代訓國外醫事人員 2008～2009 年共代訓 115 位，成長四倍，而國際病人服務量爲衛生署旗健醫院計畫前三名，驗證北醫附醫國際醫療訓練的推展成效良好，並連結醫院國際醫療服務量專業化之策略目標。

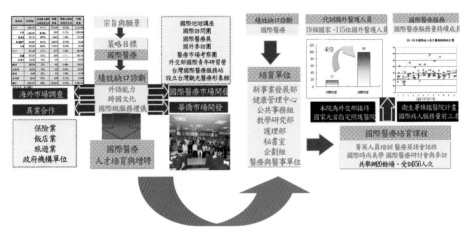

圖 6-19　國際醫療推展成效

問題2：「人才培育」有做前置「適才適性」的定性發展輔導嗎？

回覆摘要：

醫事人才在受訓前皆經由自我評估所學之專長，及未來規劃將發展之醫療技術或新知而提出進修計畫，經科室主管依科內規劃及個別專才予以評估推薦，並將進修計畫書及相關資料提交教研部，由教研部組成專案委員會依出國進修之目的、研修內容及期間、醫院針對國內概況與自我評估、前往進修機構之評估、該次進修對個人、科室及醫院之預期貢獻，及返院後工作計畫及時間表等六大構面做評估，例如外科部梁宏華與洪進昇醫師針對乳癌病人之修補手術的進修計畫，都可作爲「適才適性」的定性發展輔導之實例。

1. 北醫附醫新進員工均須接受新進員工職前訓練，有前後測，並針對前測中須加強部分，整體基本知識提供給該職類之所屬單位參考，並加以輔導。

2. 醫事類如實驗診斷科於新進學員到職日起會先給予相關測驗了解其所具備之能力，以提供接續訓練之參考。

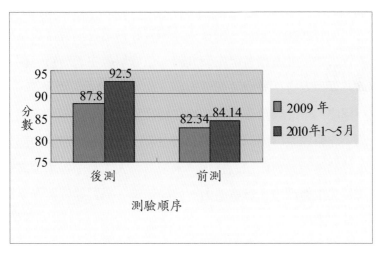

圖 6-20　2009 年與 2010 年新進人員職前訓練前後測驗比較圖

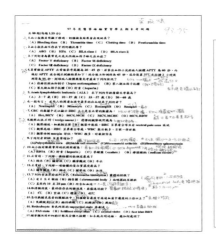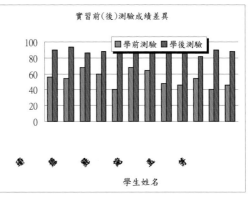

圖 6-21　實習測驗卷及測驗成績差異圖

問題 3：職能分析──未來接班人計畫，醫院如何作到人才培育的長期
　　　　計畫。

回覆摘要：

　　北醫附醫為達成成為國際一流醫學大學之願景，因此在北醫體系推動
人才培育計畫（北醫黃埔幹訓），且因應未來一校三院主管任期及輪調制
政策並鼓勵跨領域合作，提升團隊生產力。共同促進北醫體系創新運作，
擬推行三年期（2010～2012）主管人才培育計畫培育具備優良領導及管理
能力之主管人才，並凝聚各級主管共識。依據層級主管著重目標不同培訓
活動辦理及課程安排採分層系列性規劃。

　　執行程序：依北醫董事會與校長研擬指示展開推行一校三院主管人才
培育計劃，北醫體系附屬醫院一、二級主管主要補足管理能力部分，因此
課程著重於領導能力與價值觀強化，未來培育人才將由各單位之一級主管
依據基層員工工作績效、專業能力、敬業精神、學習態度與未來潛力指派
受訓同仁參與課程。

　　北醫附醫培訓對象：北醫附醫一、二級主管參與培訓共 104 位，基層
主管與基層員工培訓共 99 位。

　　培訓目標：北醫體系主管人才豐富化、專業能力全面化、領導共識宏
觀化。

表 6-8　2010 年舉辦課程之時程表

| | 2010.10 | 2010.11 | 2010.12 | 2011.1 |
|---|---|---|---|---|
| 校內最高層主管共識培訓 | 人才與忠誠 | | | |
| 校院二級主管培育 | | 組織行為學(1)<br>組織行為學(2) | 組織行為學(3)<br>組織行為學(4) | 行銷管理學(1)<br>行銷管理學(2) |
| 校院基層人員培訓 | 公文寫作 | 外語能力、管理能力、資訊運用、教育系列 | | |
| 共同通識課程 | | 性別平等 | | 醫學倫理講座 |
| 一校三院演講 | 1 | 1～2次 | 1～2次 | 1～2次 |

辦理形式：

表 6-9　培育課程結構表

| | | 對象 | 目標 | 辦理形式 | 年度規劃 |
|---|---|---|---|---|---|
| 培育課程結構 | 校／院核心主管共識培訓 | 董事長、校長、總顧問副校長、學院院長三院院長管發中心主任事業發展部主任 | 共識及價值觀凝聚 | 座談會（依特定議題／時事訂定主題） | 不定期舉辦 |
| | 校／院高階主管培訓 | 1.中高階主管2.各單位推派培育人選 | 1.領導能力及價值觀強化2.儲備主管培育 | 課程（以 EMBA 課程爲母體） | 隔週舉辦3 小時／堂 |
| | 校／院基層主管培訓（註） | 校／院基層員工 | 1.實務執行力及溝通管理能力培訓2.儲備主管培育 | 課程（著重實務及技術面） | 1～2 次／月 |
| | 共同通識課程／專家演講 | 一般 | | | 1～2 次／月 |
| | 新進人員 | 全校、全院 | | | |

## 七、資訊策略、應用與管理

**問題 1：請補充說明門禁、病房、開刀房、門診等，使用新的技術（結合研發創新、資訊管理，如：RFID）之情形，及避免開錯刀之措施。**

回覆摘要：

1. 產後護理之家結合 RFID 技術，使用主動式 RFID 平臺及護理站即時追蹤監控畫面，可即時確認嬰兒機構內的位置與安全，防止被報離照護區。並可運用追蹤監控畫面與親子同室資訊管理系統，可自動算出每位產婦及嬰兒親子同室時間。

2. 全院員工證皆使用 RFID 技術，可運用於上下班打卡、各部室門禁

與教育教與訓練時數統計。

3. 利用雲端技術讓北醫三家附屬醫院病人看診資料得以利用電子病歷交換方式進行相互分享，增加三院病人看診品質並能有效避免醫療資源浪費。

4. 遠端視訊醫療照護，將醫院醫療服務推至社區、全國甚至國外相關醫療團隊。

問題 2：雲端醫療服務的實務作法？涵蓋範圍？

回覆摘要：

1. 北醫附醫雲端電子病歷系統是運用雲端技術，將符合行政院衛生署規定的電子病歷資料儲存於雲端（北醫私有雲）。

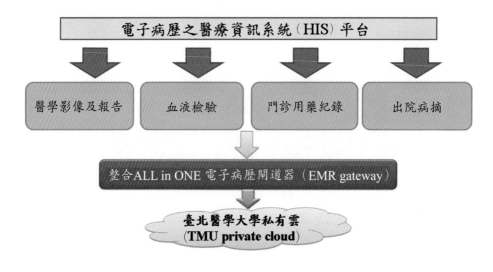

圖 6-22　雲端電子病歷流程架構圖

2. 病人的檢查報告及檢驗報告已運用雲端技術儲存於北醫私有雲，三院間（北醫附醫、萬芳醫院、雙和醫院）進行各項檢驗報告、

檢查報告交換，並於診間醫令、住院醫令中，快速且便利的查詢病人於三院內所做的檢驗及檢查報告，協助病人獲得最完善且快速之醫療處置，避免重複檢查造成浪費，達資源分享及持續性的醫療照護，增加民眾就醫方便性及滿意度。

問題 3：如何利用特殊技術如：DLP，來避免醫療錯誤如：開錯刀？

回覆摘要：

1. e 化療系統使用行動護理車，利用病人資料、化療藥品與醫護人員的三讀五對的給藥確認作業，避免癌症病人使用錯誤化療藥品的錯誤。

2. e 化療系統的及時監控作業，能有效預防化療藥品已過有效時間而未使用於病人身上。

3. 實診科讀取病人健保 IC 卡並自動完成檢驗檢查報到，大幅提升病人與所作檢驗項目間的正確性，並減少病人等候報到的時間。

## 八、流程（過程）管理

問題 1：由網路得知醫院資訊的民眾占了 17.6%。請問：醫院希望得知此訊息的理由為何？此數據是可接受的嗎？有標竿醫院可供比較嗎？若偏低，有提高的策略嗎？有進一步得到更細膩且有用資訊的結果嗎？（如點閱者的基本資料、對醫院的指教或贊同處……）

回覆摘要：

1. 掌握病人資訊來源，可針對區隔不同族群進行重點行銷

2. 近期調查由網路得知北醫附醫資訊利用率雖僅占 17.6%，但因北醫附醫病人年齡低及網路越來越普及化，推估網路利用率應會越來越高，因此網路成為醫院相當重視之資源，也成立網路管理委員

會，定期針對網路功能及訊息提供進行相關討論及檢討。

3. 爲有效提升網路利用率，北醫附醫對網路資源經營、使用安全性
等不斷檢討，例如網路掛號改版提供更人性化界面、網路查詢看
診進度查詢、網路預約領慢箋等。

4. 上述的功能及管理機制均希望能滿足顧客之需求及提供越來越多
網路族群之可近性。

5. 網路資源管理及提供功能

⑴ 2010 年部門計畫之一爲等待時間管理系統之建置，積極有效
縮短病人掛號等候時間，以此爲由，發展了行動批掛車、觸碰
式掛號機、掛號櫃檯分流等，其中以社區民眾病人資料初探，
發現一部分民眾由網路上得知醫院訊息，同時門診民眾年齡也
大多以年輕族群爲主，又現代網路平臺使用率日漸增多，網路
上的訊息是否隱藏著更強的潛力發展平臺，提供民眾更多的醫
療選擇，於是以此發展網路初診掛號，作爲網路平臺初探的評
估，施行後發現初診中有 46% 的病人都藉由網路初診掛號。由
於此爲初探，尚未與其他醫院作爲標竿比較。2010 年部門工作
計畫表，如圖 6-36。

⑵ 在目前的網路平臺上，民眾可以從北醫附醫首頁網路掛號進入
查詢當日當診看診進度，從網路上可以查詢當日看診人次與看
診號減少民眾等待就診時間。

⑶ 病人至臺北醫學大學附設醫院之網路掛號頁面，可以很清楚
的看到有當日看診進度查詢的連結，綠色方框爲看診進度
查詢連結（見圖 6-26）（http://www.tmuh.org.tw/index% 20
ma.html）。

# 九十九學年度部門工作計劃表

| 計劃編碼 | 工作計劃表名稱 |
|---|---|
| 3-1 | 提高業務效率類<br>■九十九學年計劃　　□跨年度計劃(期間：　　　　　) |

| 目標<br>(具體量化數據) | 批掛等候時間少於 3 分 |
|---|---|
| 預期效益 | 服務滿意度調查分數平均達 85 分 |
| 方法 | 1. 彈性化作業。2. 等待時間管理系統之建置。 |
| 步驟 | 1. 尖峰時段人力調整作業。<br>2. 掛號、批價作業之時間統計相關資料資訊化；將作業時間與作業人員相結合之量化統計分析資料與人員績效結合。 |
| 期程 | (請標示) |
| 進度 | |

## 【配合人力】

| 人員類別 | 職掌說明 | 需求人數 | | 預估經費<br>(增聘部分) | 預計<br>增聘時程 |
|---|---|---|---|---|---|
| | | 現有 | 增聘 | | |
| 單位全體人員 | 單位人員排班作業 | ✓ | | | |
| | | | | | |
| | | | | | |
| | | | | | |
| 經費(增聘)總計 | | | | | 元 |

## 【配合相關設備】

| 設備名稱 | 需求說明 | 需求狀況 | | 預估經費<br>(增購部分) | 預計<br>增購時程 |
|---|---|---|---|---|---|
| | | 現有 | 增購 | | |
| 無 | 無 | | | | |
| | | | | | |
| | | | | | |
| | | | | | |
| 經費(增購)總計 | | | | | 元 |

註一：增購金額包含現有設備升級或增加週邊配備，請於『需求說明』欄解釋。

圖 6-23　年度部門工作計畫表

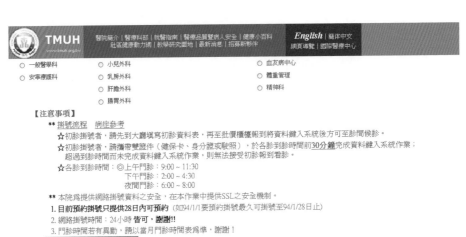

○ 一般醫學科　　○ 小兒外科　　　　　　　　　○ 血友病中心
○ 安寧療護科　　○ 乳房外科　　　　　　　　　● 體重管理
　　　　　　　　○ 肝膽外科　　　　　　　　　○ 精神科
　　　　　　　　○ 腸胃外科

【注意事項】
＊＊ 掛號流程　病症參考
　　☆初診掛號者，請先到大廳填寫初診資料表，再至批價櫃檯報到將資料鍵入系統後方可至診間候診。
　　☆初診掛號者，請攜帶雙證件（健保卡、身分證或駕照），於各診到診時間前**30分鐘**完成資料鍵入系統作業；
　　　超過到診時間而未完成資料鍵入系統作業，則無法接受初診報到看診。
　　☆各診到診時間：◎上午門診：9:00～11:30
　　　　　　　　　　　下午門診：2:00～4:30
　　　　　　　　　　　夜間門診：6:00～8:00
＊＊ 本院為提供網路掛號資料之安全，在本作業中提供SSL之安全機制。
　1. 目前預約掛號只提供28日內可預約（如94/1/1要預約掛號最久可掛號至94/1/28日止）
　2. 網路掛號時間：24小時 皆可，謝謝!!!
　3. 門診時間若有異動，請以當月門診時間表為準，謝謝！
　4. 當日當診看診進度查詢
　5. 若您同時段掛號二種科別以上，請先至號碼少的科別看診(例如：內科16號、外科8號，請先至外科看診)。
　6. 語音掛號醫師代碼，可至門診時間表查詢。
　7. 假日門診：只開【內科】【外科】【婦產科】【小兒科】，其餘門診休診。
　☆ 本院提供實歲滿30歲以上具健保身份且一年內未做過子宮頸抹片檢查的婦女，進行免費的子宮頸抹片檢查，不用掛號，請
　　持健保IC卡及身份證到二樓婦產門診接受檢查。

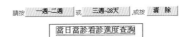

請按　一週-二週　或　三週-28天　，或按　清　除

當日當診看診進度查詢

**圖 6-24　北醫附醫網路掛號首頁**

① 點選連結後，僅需身分證字號或者病歷號選擇其一輸入至網頁中確認（見圖 6-27）。

② 確定後病人即可透過網頁資訊得知目前該診之看診序號。該系統最大特色為參考多家醫院模式，提供病人所需知就診訊息，且獨創彩色圖像序號呈現，清楚呈現目前看診狀況，藍色點為尚未看診的序號，黃色點為病人需要到其他單位檢驗或檢查，但會再回到門診完成該次的看診（見圖 6-28）。

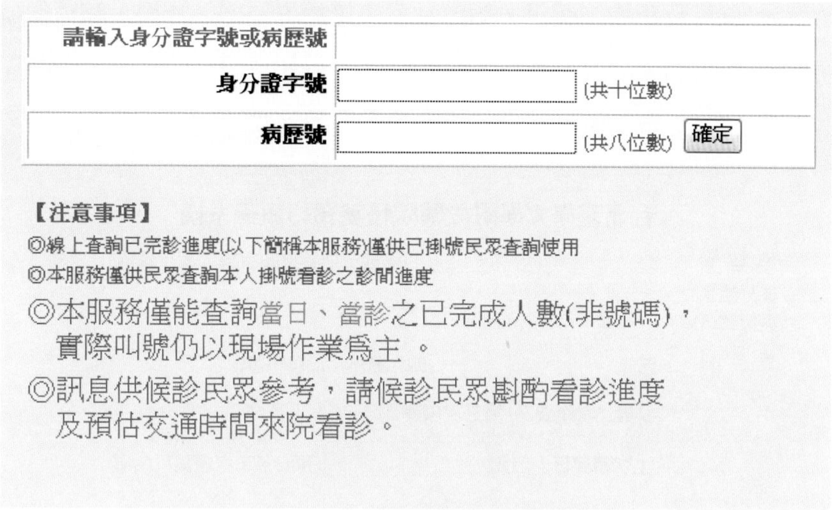

圖 6-25 看診進度查詢頁面

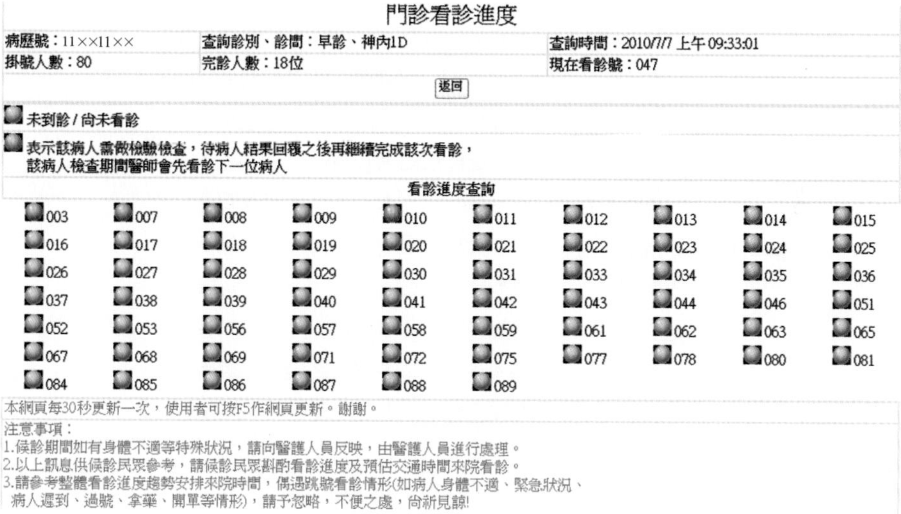

圖 6-26 門診看診進度頁面

③ 此系統提供便捷優化的查詢介面，病人輕鬆完成就診程序。

而在慢箋上網路預約領藥的功能，病人透過網路資料輸入相關

資料及預約領藥日，領藥當日直接於專屬慢箋櫃檯，縮短領藥等候時間。從以上可以了解到從網路得知資訊是一個重要的課題，它可以幫助民眾減少等待就診與領藥等候時間（見圖6-29）。

### 台北醫學大學附設醫院慢箋預約領藥系統

| | |
|---|---|
| 病 歷 號 | _____ (病歷號與身分證字號 二擇一輸入) |
| 身分證字<br>(護照號碼) | _____ |
| 看 診 日 | 西元 _____ (輸入範例：2010/01/01) |

○第二次領藥 ○第三次領藥

上次領藥日：西元 _____ (預約第二次領藥可免填)

**就診科別**

| | | | |
|---|---|---|---|
| ○不分科 | ○家醫科 | ○健檢 | ○預保健 |
| ○內科 | ○外科 | ○小兒科 | ○婦產科 |
| ○骨科 | ○神經外科 | ○泌尿科 | ○泌尿二 |
| ○耳鼻喉科 | ○眼科 | ○皮膚科 | ○神經內科 |
| ○精神科 | ○復健科 | ○復健一科 | ○復健二科 |
| ○營養室 | ○職醫科 | ○結核科 | ○洗腎 |
| ○牙科 | ○牙髓病科 | ○牙周病科 | ○膺復牙科 |
| ○齒顎矯正 | ○兒童牙科 | ○牙口外科 | ○家醫復形 |
| ○植牙科 | ○牙科共同 | ○睡眠 | ○中醫科 |
| ○麻醉科 | ○放射科 | ○病理科 | ○放射腫瘤 |
| ○核醫科 | ○核醫正子 | ○急診科 | ○美容醫 |
| ○乳健管 | ○體重管 | ○腸胃內科 | ○心臟內科 |
| ○胸腔內科 | ○腎臟內科 | ○風濕免疫 | ○血液腫瘤 |
| ○內分泌科 | ○成人感染 | ○直腸外 | ○心臟外科 |
| ○胸外科 | ○一般外科 | ○腸胃外 | ○乳房外 |
| ○肝膽外 | ○整型外科 | ○小兒外 | ○CRC |
| ○基因檢 | ○一般醫 | ○血友中 | ○安寧 |
| ○呼吸治 | ○器官移 | | |

星期日及國定例假日暫停服務

＊ 提醒您，慢性連續處方箋預約回領，最遲需於當日22時前完成領藥。請於3日內完成領藥。

圖6-27 慢箋上網預約領藥

問題 2：對協力供應商如何評核及考核。

回覆摘要：

1. 北醫附醫委外業務有清潔、傳送、警衛……等非屬醫療之業務，為監督及提升委外廠商之服務品質，制定有一套委外業務管理辦法，相關督導作業如下：

　　⑴ 所有委外業務合約均列管造冊，納入北醫附醫合約管理機制

　　⑵ 合約定期每半年進行其有效期確認

　　⑶ 定期評核委外合約廠商，透過下列方式：

　　　　① 使用單位主管意見評核。

　　　　② 定期滿意度調查。

　　　　③ 管理單位稽核紀錄。

　　　　④ 民眾相關投訴意見。

　　　　⑤ 服務缺失獎懲。

　　　　⑥ 委外同仁教育訓練執行狀況。

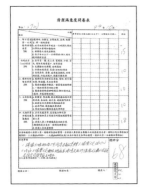

圖6-28　使用單位主管意見

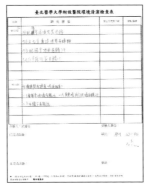

圖 6-29　管理單位稽核紀錄

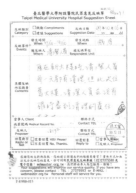

圖 6-30　民眾相關投訴意見

2. 單位及管理評核發現之問題或疏漏，將納入合約續約或重新招標之合約內容內。

3. 針對委外合作單位制訂有退場機制，以 2010 年更換傳送合約廠商為例：

　　⑴ 委外合作合約內雙方簽訂，合約執行一年後施作滿意度評分，經評分如未達標準，北醫附醫將有權提前終止合約。

　　⑵ 依照供應商管理作業程序第四點（如果合格供應商所提供之產品、服務發生缺失時，應由採購組將缺失情形記錄於「合格供應商缺失管制表」中，記錄滿五次者應由原評估單位重新考核）辦理。

　　⑶ 於 2009 年因全○傳送公司於 2009 年承攬北醫附醫傳送業務期間發生多項重大缺失，經單位滿意度評核未通過標準及多次會議協商請廠商改善，於 2009 年 12 月 31 日終止該公司合約，並列為不良廠商。

　　⑷ 管理單位事務組因應傳送業務合約終止，於 2009 年 10 月起進行另行招募傳送作業管理廠商之準備業務。採購中心於 2010 年 1 月進行傳送業務重新招標議價，由威○公司得標，隨即進行傳送業務移轉，於 2010 年 2 月 1 日終止全○公司進行傳送業務，威○公司順利於 2010 年 2 月 1 日接手服務北醫附醫。

# 參考文獻

## 一、中文部分

1. 2010 年亞太醫學教育年會暨新加坡大學參訪，《今日北醫》電子報，2010 年 3 月。

2. Porter, M.：國家競爭優勢（中文版），天下文化出版社，2006 年。

3. 王健全：〈打造臺灣國際醫療品牌會議——臺灣國際醫療之國際競爭力與願景〉簡報，台北世界貿易中心，2010 年 7 月 30 日。

4. 王健全：〈醫療服務國際化效益評估及退場機制初步分析〉簡報資料，2008 年 3 月 20 日。

5. 王健全：〈醫療公司化之優缺點分析〉，2011 年。

6. 王健全：〈醫療服務國際化與兩岸醫療旅遊發展契機〉，兩岸健康旅遊休閒旅遊發展趨勢研討會，2007 年。

7. 王健全、沈嘉琪：醫療服務國際化專區設立之可行性研究計畫，台北：中華經濟研究院，衛生署委託研究計畫，2009 年。

8. 中華民國國家品質獎網站 http://proj3. moeaidb. gov. tw/nqa/

9. 石川馨著、鍾朝嵩譯：《日本式品質管制》，1982 年。

10. 石崇良：〈國際醫療產業發展策略〉，醫療服務國際化發展公聽會，行政院衛生署，2008 年。

11. 朱敬一：〈醫療國際化發展策略〉簡報，中華經濟研究院，2010 年。

12. 行政院衛生署：〈臺灣醫療國際化發展現況與展望〉簡報，行政院衛生署，2010 年。

13. 吳坤晉：〈推行全面品質管理對股東財富的影響——以國家品質獎得主為例〉，靜宜大學碩士論文，2007 年。

14. 吳啓誠、邱文達等：臺灣保健旅遊國際行銷推廣策略研究案，交通部觀光局委託計畫，2006 年。

15. 吳森棋、孫嘉玲、陳詩婷、黃淑霞、蔡依芬、殷立潔、許思婷、李婉玫、邱仲峯：比較安寧病房中病患、主要照顧者及醫療相關人員之緩和療護品質差異，《安寧療護雜誌》（In press）。

16. 宋永魁，李茂盛，楊友仕，曾啓瑞，張明揚：《不孕症及生殖內分泌學》，中華民國不孕症暨生殖內分泌醫學會，合記圖書出版社，2003 年。

17. 李銘堂：國家品質獎與卓越經營，《品質月刊》，2002 年 1 月。

18. 私立醫療院所協會：醫療服務國際化推動計畫，行政院衛生署委託計畫，2008 年。

19. 私立醫療院所協會：醫療服務國際化推動計畫，行政院衛生署委託計畫，2009 年。

20. 私立醫療院所協會：醫療服務國際化推動計畫，行政院衛生署委託計畫，2010 年。

21. 林公孚：企業卓越模式與國家品質獎，《品質月刊》，36 卷 10 期，38-42，2000 年。

22. 林公孚：我國、美國及日本戴明獎之比較與建議，《品質月刊》，52-58，2003 年 2 月。

23. 林公孚：美國國家品質獎持續改進其品質的做法，《品質月刊》，37 卷 1 期，33-34，2001 年。

24. 林公孚：歐洲品質獎之探索，《品質月刊》，42 卷 5 期，50-55，2006 年 。

25. 林怡君：「2008 醫療旅遊研討會」（Medical Travel World Congress 2008），出國報告，2008 年。

26. 邱文達：〈如何擴展大陸及華人市場〉，臺灣醫療服務國際化企業模式及發展策略國際研討會，2008 年。

27. 邱文達、柯承恩等：發展臺灣醫療服務國際化策略規劃，行政院衛生署補助計畫，2006 年。

28. 邱文達主編：《醫院品質實務管理》，2003 年 1 月。

29. 邱文達總校閱、臺北醫學大學教育品質中心著：《教育品質——邁向頂尖之路》，五南出版社，2011 年 1 月。

30. 徐小波：〈臺灣創造高價值服務產業之限制與機會——醫療服務業〉簡報，財團法人義大醫院，2009 年 1 月 10 日。

31. 財團法人長庚紀念醫院：整合休閒、健康、養生及醫療之區域規劃及發展機制，行政院經濟建設委員會委託計畫，2007 年。

32. 財團法人高等教育評鑑中心基金會：美國西岸參訪——高等教育機構教學品質經驗及挑戰，《評鑑（雙月刊）》，2009 年 11 月。

33. 國家品質獎得獎者聯誼會：國家品質獎得獎者聯誼會——2006 新加坡交流研習團報告，2006 年 4 月。

34. 莊素玉等：創新管理——探索台灣企業的創新個案，2000 年 1 月。

35. 莊逸洲等：醫務管理學系列——財務、研究、品質暨設施管理，華杏出版社，2000 年。

36. 郭建良：「健康保健旅遊」，科技化服務業的新視界，工研院，2007 年。

37. 郭建良、徐佳豪：「觀光及運動休閒」，科技化服務業的大搜索，工研院，2007 年。

38. 陳琇玲譯：《向梅約學管理》。2008 年。

39. 曾啓瑞，生物科技─生殖科技篇，通識版生物技術，教育部生物技術科技教育改進計劃，155-173 頁，1998 年 10 月。

40. 曾啓瑞、常玉慧：《走過不孕》，時報出版公司，1986 年。

41. 曾啓瑞、常玉慧：《預約一個健康寶寶》，二魚文化，2009 年 8 月。

42. 曾啓瑞、陳庵君：〈生殖科技所面臨的倫理衝擊〉；戴正德、李明濱：〈醫學倫理導論〉，111-119 頁，教育部，2006 年 1 月。

43. 黃國晉：《肥胖症——原因、病理生理及治療》，臺灣肥胖醫學會，2008 年 9 月。

44. 黃喜玲：領導型態、組織文化、全面品質管理對組織績效之影響——以台糖公司各事業部爲例的實證研究，2007 年。

45. 黃焜璋：〈醫療服務國際化之策略與展望〉簡報，2009 年 1 月 8 日。

46. 黃焜璋、林水龍、鍾威昇、林慶豐：〈泰國及新加坡醫療旅遊參訪計畫報告書〉，行政院及所屬各機關出國報告，2008 年。

47. 楊志良、吳憲明、廖宏恩：〈健康醫療服務機構公司化之可行性研究——以民間興辦醫院爲例〉，行政院研考會委任研究計畫，2009 年。

48. 楊金福：《品管組織與標準化》，1995 年 3 月。

49. 經濟部：《第廿一屆國家品質獎頒獎典禮手冊》，2011 年 4 月 20 日。

50. 經濟部工業局：第廿一屆國家品質獎評審作業程序，2010 年。

51. 經濟部工業局：「日本能，美國爲什麼不能？」，《卓越經營》電子報，2011 年 4 月 13 日。

52. 廖人傑：ISO 9001：2000 品質管理八項原則與國家品質獎評審項目之相關性初探，《品質月刊》，2001 年 10 月。

53. 臺北醫學大學附設醫院：〈永續發展報告書——2009 年社會責任報告〉，2010 年 3 月。

54. 臺灣高等教育學會：《高等教育》，2008 年 1 月。

55. 臺灣檢驗科技股份有限公司（SGS）：北醫附醫通過企業社會責任 AA 1000：2008 暨 GRI G3 雙國際認證，《SGS 電子報》2010 年 6 月。

56. 蒲樹盛：北醫附設醫院全院成為全球率先通過 ISO 9001：2008 新版標準驗證的醫療單位，《BSI 台灣電子報》，2009 年 2 月。

57. 蔡素玲：「醫療服務國際化旗艦計畫──讓顧客走進來、醫療走出去」，《臺灣經濟論衡》，行政院經濟建設委員會，2007 年。

58. 蔡耀宗：美國國家品質獎醫療組織的首次頒獎，《品質月刊》，39 卷 6 期，24-25，2003 年。

59. 謝柏宏：「私立醫院經營 公司化時代來臨」，《經濟日報》A11 企業要聞版，2007 年。

60. 顏裕庭等：《全面醫療品質管理》，偉華出版社，1998 年。

61. 譚家偉等：從實證醫學到臨床應用──全腹膜外內視鏡腹股溝疝氣修補手術之人工網膜固定改善專案，《醫療品質雜誌》，2010 年 5 月。

62. 譚慶鼎、黃文興、李芳珊、鄧伊茜、李惠琪、戴君芳、陳麗淑：〈新加坡醫院國際醫療服務、電子病歷、病人安全參訪〉，出國報告，2008 年。

## 二、英文部分

1. Chang, I.C., H.-G. Hwang, D.C. Yen, and J.W. Lian, Critical factors for adopting PACS in Taiwan: Views of radiology department directors. Decision Support Systems, 2006. 42(2): p. 1042-1053.

2. Cheng-Jeng Tai, Shing-Chuan Shen, Woan-Ruoh Lee, Ching-Fong Liao, Win-Ping Deng, Hung-Yi Chiou, Cheng-I Hsieh, Jai-Nien Tung, Ching-Shyang Chen, Jeng-Fong Chiou, Li-Tzu Li, Chuang-Yu Lin, Chung-Huei Hsu, Ming-Chung Jiang. Increased cellular apoptosis susceptibility (CSE1L/

CAS) protein expression promotes protrusion extension and enhances migration of MCF-7 breast cancer cells. Experimental Cell Research. 316, (17):2707-3006 (2010).

3. Cid P., Kenneth B. J., Kelvin D. H., & Jose C. P. (2008). Obesity surgery principles and practice. United State.

4. Jeng-Fong Chiou, Alexander T.H Wu, Wei-Tin Wang, Tsu-Hsiang Kuo ,Juri G Gelovani, I-Hsin Lin, Chih-Hsiung Wu, Wen-Ta Chiu and Win-Ping Deng. A Preclinical Evaluation of Antrodia Camphorata Alcohol Extracts in the Treatment of Non-Small Cell Lung Cancer Using Non-Invasive Molecular Imaging. Evidence Based Complementary and Alternative Medicine. eCAM Advance Access published January 12, 2010.

5. Jeng-Fong Chiou, Yu-Huei Wang, Mei-Jie Jou, Tsan-Zon Liu and Chia-Yang Shiau. Verteporfin-photoinduced apoptosis in HepG2 cells is mediated by reactive oxygen species intermediate. Free Rad Res. 44(2):155-70 (2010).

6. Jia-Ling Sun, Jeng-Fong Chiou, and Chia-Chin Lin. Validation of the Taiwanese Version of the Athens Insomnia Scale and Assessment of Insomnia for Taiwanese Cancer Patients. Journal of pain and symptoms management {SCI}.41(5):904-914 (2011).

7. Jiana WS, Hsuc CY, Haod TH, Wen HC, Hsuc MH, Lee YL, Li YC,Chang Polun, Jiana WS. Hsuc CY, Haod TH. Building a portable data and information interoperability infrastructure-framework for a standard Taiwan Electronic Medical Record Template.

8. Jia-Nien Tung, Ya-Wen Cheng, Chung-Huei Hsu, Tsan-Zon Liu, Pei-Ying Hsieh, Lai-Lei Ting, Hui-Ling Ko, Yu-Jia Chang, Jeng-Fong Chiou*, and Alexander TH Wu* Normoxically Overexpressed Hypoxia Inducible

Factor 1-alpha is Involved in Arsenic Trioxide Resistance Acquisition in Hepatocellular Carcinoma. Annals of surgical Oncology. (corresponding) {SCI}.1-9 (2010)

9. Johns Hopkins Hospital (http://www.hopkinsmedicine.org/the_johns_hopkins_hospital/)

10. Joint Commission International, Joint Commission International Accreditation Standards For Hospital, 2011.

11. Lin CW, Choi WM, Chang WH, Lin CHs, Choy CS. Survival of a Patient With Blunt Traumatic Biatrial Rupture. J Exp Clin Med 2010;2(2):87–89.

12. Lin CW, Wang JT, Choy CS, Tung HH. Iatrogenic bullae following cupping therapy. J Altern Complement Med. 2009 Nov;15(11):1243-5.

13. Tam KW, Tsai LW, Wu CC,Wei Po-Li, Wei CF,Chen SC. Using vote cards to encourage active participation and to improve critical appraisal skills in evidence-based medicine. Journal of Evaluation in Clinical Practice. (2011 Jun 20, doi: 10.1111/j.1365-2753.2011.01711.x. [Epub ahead of print])

14. US News & World Report (http://www.usnews.com/)

15. Website of Account Ability (http://www.accountability.org/)

16. Website of Joint Commission International (http://www.jointcommissioninternational.org/)

國家圖書館出版品預行編目資料

醫療品質：邁向國家品質獎之路／臺北醫學大
學附設醫院著. －－初版. －－臺北市：五
南，2011.12
　面；　公分
ISBN 978-957-11-6453-3（平裝）
1.臺北醫學大學附設醫院　2.醫療服務　3.品
質管理
419.333　　　　　　　　　　100019533

5J38

# 醫療品質

作　　者 ― 臺北醫學大學附設醫院編輯小組（446.7）
發 行 人 ― 楊榮川
總 審 閱 ― 陳振文
總 編 輯 ― 朱子斌
主　　編 ― 張惠珠
編 輯 群 ― 丁于珊、方慧芬、王　偉、王明珠、王淑卿、
　　　　　　王震海、王憑憑、石英傑、吳佳霖、吳建志、
　　　　　　吳淑玲、吳雅真、呂慧貞、李青蓉、李思智、
　　　　　　李婉玫、李紫娟、李慧敏、沈孝梅、周佩瑩、
　　　　　　林秀真、林哲瑋、林時宜、林真如、邱仲峯、
　　　　　　施潔瑜、柯瑩蓮、孫國倫、徐儀君、徐麗貞、
　　　　　　翁瑄甫、高靖秋、張正恆、張志豐、張照文、
　　　　　　張維容、張慧文、曹玫芬、梁有志、許英娟、
　　　　　　陳必立、陳建華、陳清祥、陳楷明、陳葆真、
　　　　　　陳鈺培、陳興霖、曾啟瑞、黃雅姿、黃瓊芳、
　　　　　　楊素妹、楊勤熒、溫美芝、葉健全、葉斯華、
　　　　　　葉嘉雯、鄒沛峯、蔣霞雲、蔡欣達、蔡淑芬、
　　　　　　蔡蓓芬、蔡龍文、鄭信忠、蕭芳瑩、駱玉真、
　　　　　　戴承杰、謝惠閔、謝逸中、鍾春枝、簡淑真、
　　　　　　譚家偉、蘇秀悅（依姓名筆劃排序）
執行編輯 ― 黃馨華
出 版 者 ― 五南圖書出版股份有限公司
地　　址：106台北市大安區和平東路二段339號4樓
電　　話：(02)2705-5066　　傳　真：(02)2706-6100
網　　址：http://www.wunan.com.tw
電子郵件：wunan@wunan.com.tw
劃撥帳號：01068953
戶　　名：五南圖書出版股份有限公司
台中市駐區辦公室/台中市中區中山路6號
電　　話：(04)2223-0891　　傳　真：(04)2223-3549
高雄市駐區辦公室/高雄市新興區中山一路290號
電　　話：(07)2358-702　　傳　真：(07)2350-236
法律顧問　元貞聯合法律事務所　張澤平律師
出版日期　2011年12月初版一刷
定　　價　新臺幣550元

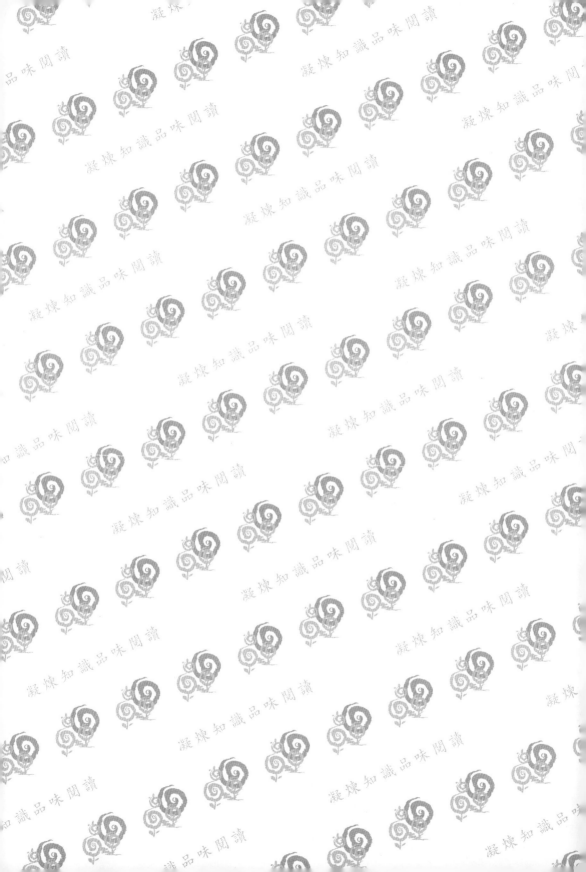